U0207431

# 肛肠外科疾病处置与并发症防治

陈雪清 等 主编

江西科学技术出版社

江西·南昌

**图书在版编目（CIP）数据**

肓肠外科疾病处置与并发症防治 / 陈雪清等主编
. -- 南昌：江西科学技术出版社，2020.10（2024.1 重印）
ISBN 978-7-5390-7570-9

Ⅰ.①肛… Ⅱ.①陈… Ⅲ.①肛门疾病 – 外科手术②
直肠疾病 – 外科手术③肛门疾病 – 外科手术 – 并发症 – 防
治④直肠疾病 – 外科手术 – 并发症 – 防治 Ⅳ.
① R657.1

中国版本图书馆 CIP 数据核字 (2020) 第 199762 号

选题序号：ZK2020107

责任编辑：王凯勋

## 肛肠外科疾病处置与并发症防治
GANGCHANG WAIKE JIBING CHUZHI YU BINGFAZHENG FANGZHI

陈雪清　等　主编

| | | |
|---|---|---|
| **出版发行** | 江西科学技术出版社 | |
| **社　　址** | 南昌市蓼洲街 2 号附 1 号 | |
| | 邮编：330009　电话：（0791）86623491　　86639342（传真） | |
| **经　　销** | 全国新华书店 | |
| **印　　刷** | 三河市华东印刷有限公司 | |
| **开　　本** | 880mm×1230mm　　1/16 | |
| **字　　数** | 287 千字 | |
| **印　　张** | 9.375 | |
| **版　　次** | 2020 年 10 月第 1 版　　2024年1月第1版第2次印刷 | |
| **书　　号** | ISBN 978-7-5390-7570-9 | |
| **定　　价** | 88.00 元 | |

赣版权登字：–03–2020–375

版权所有，侵权必究
（赣科版图书凡属印装错误，可向承印厂调换）

# 编　委　会

**主　编**　陈雪清　柳　霞　张小兵　赵纪波
　　　　　李　欢　叶　春　王华胜　刘世举

**副主编**　田明丽　郭　燕　罗　灿　刘　红
　　　　　王　宁　艾山江·乌买尔江

**编　委**　（按姓氏笔画排序）

　　　　王　宁　郑州市第二人民医院
　　　　王华胜　郑州人民医院
　　　　艾山江·乌买尔江　新疆医科大学第二附属医院
　　　　叶　春　北部战区总医院
　　　　田明丽　河南省中医药研究院附属医院
　　　　刘世举　河南中医药大学第三附属医院
　　　　刘　红　襄阳市中医医院（襄阳市中医药研究所）
　　　　李　欢　襄阳市中医医院（襄阳市中医药研究所）
　　　　张小兵　深圳市龙岗区人民医院
　　　　陈雪清　河北省中医院
　　　　罗　灿　孝感市中心医院（武汉科技大学附属孝感医院）
　　　　赵纪波　内蒙古科技大学包头医学院第一附属医院
　　　　柳　霞　广州医科大学附属中医医院（广州市中医医院）
　　　　郭　燕　河南省中医药研究院附属医院

获取临床医生的在线小助手

# 开拓医生视野
# 提升医学素养

微信扫码

**临床科研** > 介绍医学科研经验，提供专业理论。

**医学前沿** > 生物医学前沿知识，指明发展方向。

**临床资讯** > 整合临床医学资讯，展示医学动态。

**临床笔记** > 记录读者学习感悟，助力职业成长。

**医学交流圈** > 在线交流读书心得，精进提升自我。

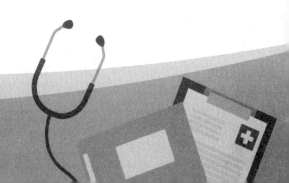

# 前　言

　　肛肠疾病是困扰人民健康的常见病和多发病。随着人们饮食结构和生活习惯的改变，肛肠疾病的发病率呈现显著上升趋势，严重影响我国人民的身心健康和生活质量。随着人们对肛肠疾病研究的不断深入，新理论、新技术不断涌现，新的医疗设备及治疗手段逐渐应用于临床，使肛肠疾病的临床诊断方法和治疗措施发生了翻天覆地的变化，这对临床一线的肛肠科医生提出了更高的要求。为此，我们特组织一批具有丰富临床经验的医师、专家们编写了此书。

　　本书首先介绍了肛肠疾病常见症状，肛肠疾病常用检查方法，直肠、肛门手术的术前准备及术后处理等基础知识；接着详细讲述了结直肠肛门损伤、结直肠炎性疾病、结肠癌、阑尾疾病、肛周脓肿、肛裂及慢性便秘的病因病理、临床表现、辅助检查、诊断原则及治疗方法。全书紧扣临床，简明实用，图表清晰，对于肛肠外科医务工作者处理相关问题具有一定的参考价值，也可作为各基层医生和医学院校学生学习之用。

　　参与本书编写的人员均来自临床一线，他们将自身多年的诊疗心得及实践经验跃然纸上，编纂、修改、审订，尽求完美。但受编写经验和时间等限制，书中恐存在疏漏或不足之处，敬请广大读者批评指正。

编　者

2020 年 10 月

# 目　录

第一章　肛肠疾病常见症状.............................................................................................1
　　第一节　便血.............................................................................................................1
　　第二节　肿痛.............................................................................................................3
　　第三节　流脓.............................................................................................................4
　　第四节　腹泻.............................................................................................................5
　　第五节　瘙痒.............................................................................................................9
　　第六节　分泌物.........................................................................................................11

第二章　肛肠疾病常用检查方法.....................................................................................13
　　第一节　一般检查...................................................................................................13
　　第二节　实验室检查...............................................................................................16
　　第三节　肛肠动力学检查.......................................................................................22

第三章　直肠、肛门手术的术前准备及术后处理.......................................................27
　　第一节　手术前评估及手术方案的准备...............................................................27
　　第二节　手术前并发症的处理...............................................................................28
　　第三节　肛门部手术前准备...................................................................................29
　　第四节　直肠手术的肠道准备...............................................................................30
　　第五节　直肠肛管疾病术后的一般处理...............................................................34

第四章　结直肠肛门损伤.................................................................................................35
　　第一节　结肠损伤...................................................................................................35
　　第二节　直肠肛管损伤...........................................................................................39
　　第三节　结直肠肛门异物.......................................................................................44

第五章　结直肠炎性疾病.................................................................................................47
　　第一节　溃疡性结肠炎...........................................................................................47
　　第二节　克罗恩病...................................................................................................55
　　第三节　肠结核.......................................................................................................63
　　第四节　伪膜性肠炎...............................................................................................65
　　第五节　缺血性肠炎...............................................................................................69

第六章　结肠癌.................................................................................................................74
　　第一节　结肠癌的临床表现...................................................................................74
　　第二节　结肠癌的辅助检查...................................................................................75

第三节 结肠癌的诊断与鉴别诊断 ...................................................... 78

第四节 结肠癌的外科治疗 ................................................................ 79

第七章 阑尾疾病 ................................................................................. 88

第一节 急性阑尾炎 ........................................................................... 88

第二节 慢性阑尾炎 ........................................................................... 94

第三节 特殊类型阑尾炎 .................................................................... 95

第四节 阑尾肿瘤 ............................................................................... 96

第八章 肛周脓肿 ................................................................................. 102

第一节 肛周脓肿概述 ........................................................................ 102

第二节 肛周脓肿的临床表现与诊断 .................................................. 104

第三节 肛周脓肿的治疗 .................................................................... 106

第九章 肛裂 ........................................................................................ 111

第一节 肛裂概述 ............................................................................... 111

第二节 肛裂的病因病理 .................................................................... 111

第三节 肛裂的临床表现与诊断 ......................................................... 113

第四节 肛裂的治疗及预后 ................................................................ 116

第十章 慢性便秘 ................................................................................. 120

第一节 便秘概述 ............................................................................... 120

第二节 便秘的分类 ........................................................................... 126

第三节 结肠慢传输型便秘 ................................................................ 126

第四节 慢性顽固性便秘 .................................................................... 132

第五节 习惯性便秘 ........................................................................... 135

第六节 出口处梗阻型便秘 ................................................................ 136

参考文献 ............................................................................................. 145

# 第一章
## 肛肠疾病常见症状

## 第一节 便血

血随大便而下，或血便夹杂，或先便后血，或单纯下血，均称便血（hematochezia）。便血又名血便、下血、泻血、结阴等，首见于《五十二病方》，云："牡痔……后而溃出血。""牡痔有空（孔）而栾，血出者。"宋代陈言《三因极一病证方论》中对便血有更为明确的描述："病者大便下血，或清或浊，或鲜或黑，或在便前或在便后，或与泄物并下……故曰便血。"后世医家又以血之清浊而立肠风、脏毒之说，且有"近血"与"远血"之分。与肛门直肠有关的便血，属"近血"范畴，以血出色鲜为诊断要点，是内痔、肛裂、息肉、直肠炎、直肠溃疡、直肠癌等病的共有症状。

### 一、病因病机

#### （一）中医

《证治汇补》曰："纯下清血者，风也；色如烟尘者，湿也；色黯者，寒也；色鲜红者，热也；糟粕相混者，食积也；遇劳频发者，内伤元气也。后重便减者，湿热蕴滞也。后重便增者，脾元下陷也。跌伤便黑者，瘀也。先吐后便者，顺也。"由此可见，外感毒邪，饮食不当，起居无时等均可引起肛门血络损伤，血液从肛门而出。

#### （二）西医

1. 发病因素

引起便血的病因较常见于下列疾病。

（1）消化道疾病：消化道肿瘤特别是大肠癌是便血的首要原因，其次是肠道息肉、肠道特异性炎症感染性疾病、非特异性炎症感染性疾病、肠道憩室病和憩室炎以及肠道血管疾病如肠系膜动脉栓塞、肠海绵状血管瘤、先天性毛细血管扩张症等均可引起便血。

（2）肛管直肠疾病：直肠肛管损伤、非特异性直肠炎、直肠息肉、直肠癌、痔、肛裂、肛瘘等。

（3）全身病变：白血病、血小板减少性紫癜、血友病、维生素缺乏症、肝脏疾病、流行性出血热、败血症等。

某些急性传染病、肠道寄生虫病也可影响消化道，引起便血。

2. 发病机制

根据便血的病因，其发生机制如下。

（1）肠道肿瘤：结肠癌、直肠癌、小肠恶性淋巴瘤等可因癌组织破溃或淋巴瘤组织破溃，而表现鲜红色血便或伴有黏液与脓液的血便。小肠良性肿瘤，如平滑肌瘤、腺瘤等出血较少，但瘤体较大可引起肠梗阻。小肠血管瘤感染、破裂可引起急性大出血。

（2）肠道炎症性疾病：如急性细菌性痢疾、急性出血坏死性肠炎、肠结核、溃疡性结肠炎等，均由不同病因所引起的不同部位肠黏膜的充血、水肿、糜烂、溃疡出血甚至坏死。表现为脓血便、血水便甚至鲜血便。

（3）肛管疾病：痔出血是由于排便时腹内压增高，导致痔内静脉丛压力增高，加上硬粪块的直接擦损使痔破裂所致。肛裂在儿童可见蛲虫感染引起肛周瘙痒，抓破感染而形成，排便时剧烈疼痛伴有便血，量少而鲜红。肛瘘最常继发于肛管直肠周围脓肿，少数继发于肠结核。

下消化道血管病变肠系膜动脉栓塞或肠系膜动静脉血栓形成、肠扭转、肠套叠等，因肠黏膜缺血、坏死、脱落，肠管发绀、水肿和大量浆液渗出，全层肠壁坏死，大量血性液体渗出，可出现腹泻，排出暗红色血便。

## 二、中医辨证

便血鲜红，多因风热所致，风多挟热，热伤肠络，迫血妄行，则血下溢，故见血出如箭；若伴有口渴、便结、尿赤、舌红、苔黄、脉数者，属风热肠燥；若便血，色红稍晦，挟有黄色脂水，且伴口渴不欲饮，大便溏泻，泻之不畅或肛门灼热，加之小便短赤，舌红苔黄腻者，属大肠湿热；便血色淡，日久量多，伴有头昏眼花，心悸，便结，面色苍白无华，舌质淡，脉细无力者，属血虚肠燥；便血色淡稍晦，量多，伴有纳呆，神疲懒倦，头晕目眩，便溏，面色萎黄，舌淡脉弱者，属脾气虚弱。

## 三、临床表现

凡便血多而无疼痛者多为内痔；出血而伴刀割样疼痛者，多为肛裂；小儿便血与黏液相混者，且大便次数与形状元明显改变者，多为直肠息肉；血与黏液相混，其色晦暗，肛门有重坠感者，有患直肠癌（锁肛痔）的可能。

## 四、伴随症状

（1）便血伴腹痛：见于急性出血性坏死性肠炎、肠套叠、肠系膜血栓形成或栓塞等。腹痛时排血便或脓血便，便后腹痛减轻者，见于溃疡性结肠炎、细菌性痢疾或阿米巴痢疾。排血便后腹痛不减轻者，常为小肠疾病。

（2）便血伴发热：见于急性传染病（如细菌性痢疾、败血症、流行性出血热、钩端螺旋体病）、急性出血性坏死性肠炎、炎症性肠病等。

（3）便血伴皮肤黏膜出血：可见于急性细菌性痢疾、流行性出血热、重症肝炎、败血症及某些血液疾病，如白血病、血小板减少性紫癜、过敏性紫癜、血友病等。

（4）便血伴肝掌与蜘蛛痣：可能与肝硬化门静脉高压有关。

（5）便血伴腹部肿块：应考虑为小肠恶性淋巴瘤、结肠癌、肠结核、肠套叠以及炎症性肠病等。

（6）便血伴里急后重、肛门坠胀排便不尽感：提示为肛门、直肠疾病，见于细菌性痢疾、直肠炎、直肠癌等。

（7）便血伴块物脱出及便后剧烈疼痛：多为痔、直肠脱垂及肛裂。

## 五、辅助检查

1. 大便常规

可有助于病因诊断，如大便镜检发现红细胞、白细胞、脓细胞及吞噬细胞时，提示为细菌性痢疾、鼠伤寒；有阿米巴滋养体时，提示为阿米巴痢疾；有钩虫卵时，提示为钩虫病；有血吸虫卵或粪便孵化后找到毛蚴，提示为血吸虫病；找到结核杆菌，提示为肠结核。

2. 血常规

血红蛋白及红细胞数下降，可反映失血量；白细胞数增高，且有中毒颗粒或空泡，提示有感染。如血小板计数降低，提示血小板减少性紫癜或溶血－尿毒综合征；全血细胞减少，提示再生障碍性贫血；出血时间、凝血时间及凝血酶原时间检查，可提示有无出血性疾病等。

3. 肝功能检查及黄疸指数

异常时可提示有肝脏疾患。

4. 尿常规

若蛋白阳性，镜检有红细胞或管型，则提示有溶血 – 尿毒综合征、尿毒症等。

5. 纤维内镜检查

必要时亦可行结肠镜、直肠镜或乙状结肠镜检查，可发现溃疡、息肉或其他占位性病变。肛门指诊有助于发现直肠病变。

6. 超声检查

可帮助发现肝脏、胆囊及脾脏等部位的病变，也可探查腹部包块。

7. 动脉造影检查

对反复便血而不能确定出血部位者或持续性出血者，血管造影有助于诊断，如选择性动脉造影等。

# 第二节　肿痛

肛周肿痛（swelling）是指肛门及其周围以疼痛、肿胀为主的一种症状，多由局部气血壅滞不通所致，多因局部经络阻塞，气血凝滞或渗出而形成。《奇效良方》记载："若夫肠头成块者，湿也。作痛者，风也。脓血溃出者，热盛血腐也。溃成黄水者，湿热风燥也。"本节主要讨论肛裂、肛窦炎、肛周脓肿和外痔、嵌顿痔等疾病的相关症状。

## 一、病因病机

### （一）中医

多因局部经络阻塞、气血凝滞或渗出而形成，其中有虚实之分和寒、热、脓、瘀、气之别。诸邪客于经络，使血行不畅，瘀阻不通，而发生气滞血瘀，肛门发生肿痛。

### （二）西医

1. 发病因素

（1）肛门直肠及其周围炎症：如肛窦炎、肛乳头炎、肛周脓肿、肛瘘、炎性外痔以及细菌性痢疾、阿米巴肠病、溃疡性结肠炎等，当其直肠病变较重时或其炎性渗出物经常刺激肛门局部均可引起肛门直肠疼痛。

（2）肛门直肠损伤刺激：如肛裂、肛周皮肤皲裂、肛门异物损伤，过量食入辣椒、烈酒等辛辣之品后，粪便中含有刺激成分，可使肛门疼痛不适。

（3）括约肌痉挛：如肛裂、内痔嵌顿等可引起括约肌痉挛使肛门产生剧烈疼痛。

（4）血栓形成：如血栓外痔、内痔血栓形成均可引起疼痛。

（5）肛门直肠手术后：如痔瘘术后均可引起不同程度的肿痛。

2. 发病机制

肛管齿线以下由体神经所支配，其对痛觉非常敏感。由于肛周手术后创缘循环障碍，使局部原有的静脉、淋巴循环通路被破坏；或者创面压迫过紧，局部循环受阻，组织液滞留，导致肿痛不适。其次术后过早地用力摒粪便，或粪便干燥难解，会加剧肿痛发生。局部的炎症刺激如术中消毒不严、术后引流不畅、创口局部感染，均可发生肿痛。

## 二、中医辨证

若只痛不肿，且痛如撕裂状者，多为肛裂；坠胀刺痛者属气滞血瘀型，多见于血栓性外痔、内痔嵌顿、肛周外伤；钝痛者，为肛门经络阻滞，可见于肛管狭窄、骶尾部畸胎瘤；重坠灼痛者，为热盛湿阻之阳证表现，可见于肛窦炎、直肠炎、外痔感染或炎性外痔；灼热胀痛，且肛周肿痛高突者，是为湿热下注、气血壅盛之象，可见于肛门直肠周围脓肿、肛瘘并发感染、肛门被异物刺伤而合并感染者，甚或会阴部坏死性筋膜炎；若灼热跳痛，是热盛肉腐成脓之象；若肛周酸胀少痛，伴有面赤颧红、低热、午后潮热盗汗者，属阴虚内热型，可见于结核性肛周脓肿；若肛周肿块坚硬如石，不痛或微痛，日久渐肿胀，时觉掣痛者，属气虚血瘀，多为肛管直肠癌的晚期之象；肛管直肠周围疾病术后1周内，因血液和淋巴液回流不畅，也会导致肛周肿胀，多属湿热或血瘀型。

### 三、临床表现

**1. 肿痛的时间**

疼痛与排便同时出现，排便后疼痛缓解，多见于肛裂、肛门狭窄、肛窦炎、混合痔外痔水肿或炎症等。

**2. 持续性肿痛**

多见于肛门周围脓肿、血栓性外痔、肛管癌、肛门直肠手术后并发感染，肛门外伤有异物嵌入肛门。

**3. 胀痛**

多见于肛门内嵌入异物而不能排出，直肠黏膜下脓肿。

**4. 阵发性疼痛**

见于直肠炎症、神经症、阴部神经证候群。

**5. 手术后的肿痛**

若疼痛发生于术后，往往由于手术创面神经末梢暴露，局部循环不畅，或受到外界刺激，如粪便、分泌物、药物刺激而引起剧烈疼痛。同时手术麻醉效果欠佳，术后肛内填塞敷料过多过紧，术后肛门水肿、血栓形成，或受到创口内异物刺激造成肛门括约肌痉挛性疼痛。有的患者创面愈合，但形成瘢痕压迫神经亦会导致疼痛。

### 四、伴随症状

**1. 发热**

为各种病原体感染或无菌性坏死物质的吸收所引起。

**2. 便血**

若为肛裂、混合痔常合并有便血症状。

**3. 流脓**

若为肛周脓肿，肛瘘常合并有流脓。

### 五、辅助检查

血常规、C- 反应蛋白、肝肾功能检查等有助于分辨肿痛的病因与诊断。

## 第三节　流脓

流脓多指肛门周围流脓，系肛周脓肿破溃或久溃不愈，脓水淋漓不尽的症状，也可以包括粪便伴随脓血的临床表现。正如《诸病源候论》中描述的牡痔候："肛边生鼠乳出在外者，时时出脓血者是也。"常见于肛周化脓性感染、肛周囊肿、炎性外痔、肛肠病手术后感染和癌性病变、肠道炎性疾病等。

### 一、病因病机

**（一）中医**

中医认为流脓多为外感风热、燥火、湿邪，郁于肠胃，下迫大肠、肛门，蕴结不散，久则化热，热盛肉腐而成脓。或因过食醇酒厚味，损伤脾胃，脾气亏虚，运化失常。或年老体弱，久病大病后素体虚弱，气血不足，邪气留恋。或素体阴虚，外邪不解，郁久化热，耗伤阴液，热毒蕴结，气血瘀滞，肉腐而为脓。

**（二）西医**

西医认为流脓系疖或（因受伤或疾病而引起的）身体上的类似损害破裂而排出脓性坏死物的过程，常见于以下几种病因。

**1. 感染**

肛门直肠周围脓肿、肛裂感染、痔感染、会阴部手术感染、痔注射或手术后感染、产后会阴缝合后感染、前列腺、尿道手术后感染、骶尾骨骨髓炎或骨结核等。

2. 肛门周围皮肤及性传播疾病

化脓性汗腺炎、毛囊炎、肛门腺炎、蜂窝组织炎、尖锐湿疣等。

3. 全身性疾病

结核病、溃疡性结肠炎、克罗恩病、糖尿病、白血病、再生障碍性贫血等并发肛周脓肿。

4. 肿瘤

肛管直肠癌破溃或波及深部、平滑肌瘤、血管瘤、脂肪瘤等感染，骶骨前畸胎瘤等。

5. 外伤

枪刀伤、直肠内异物损伤后感染。

## 二、中医辨证

脓水色黄稠厚量多臭秽为湿热邪毒蕴结；脓水清稀，色如粉浆，臭腥晦暗则为阴虚毒恋或脾虚湿阻。临证应根据不同情况区别辨之。

## 三、临床表现

观察局部脓液及皮肤状态。脓液稠黄量多，多为金黄色葡萄球菌感染所致的急性炎症。脓液色黄而臭，多属大肠埃希菌感染。脓液稀薄如米泔水样，多为结核杆菌感染或体质虚弱者。脓血相混，伴有黏冻样物，应考虑溃疡性结肠炎或肛周癌变可能。皮肤红、肿、热、痛明显是急性炎症的表现。皮肤色泽不变或偏暗，无明显热、痛，多属于慢性炎症。

## 四、辅助检查

1. 指诊

指诊检查对辨别脓肿的形态、性质、有无瘘管、瘘管走行以及波及肌肉层次等均有重要指导意义。

2. 探针检查、亚甲蓝着色、X线碘油造影

可确定肛瘘瘘管走行及内口位置。对于高位脓肿定位不准确，可先穿刺抽脓，然后向脓腔内注入碘剂等造影剂进行摄片，将有助了解脓肿的位置、深浅、大小、形状，以及扩散途径。

3. 内镜检查

伴随腹部症状或便次较多及带黏液者应行内镜检查，以明确肠道病变情况。

4. 超声检查

查明脓肿的位置、腔隙与肛门腺及肛门括约肌的关系。

5. 脓液细菌培养与药敏检查

了解脓液的病原菌种类、性质、药敏，为临床诊断、治疗及判断预后等提供依据。

6. 病理检查

取脓腔壁组织送检，可确定病变性质，尤其在怀疑病变性质为特异性感染或恶性肿瘤时，此项检查更有价值。

# 第四节 腹泻

腹泻（diarrhea）指粪便水分及大便次数异常增加，通常 24 h 内 3 次以上，排便量超过 200 g，大便的性状比次数更重要。大便质地稀薄，容量和重量增多，或大便合有脓血、黏液、不消化食物、脂肪，或者为黄色稀水，气味酸臭。常伴随有排便急迫感、肛门不适、失禁等症状。腹泻是肛肠外科疾病的常见症状，有时是一种保护性症状，可将肠道内有毒的和有刺激性物质排出体外。但是持续或（及）剧烈的腹泻可使机体丧失大量水分、电解质及营养物质，从而导致脱水、电解质紊乱、酸碱平衡失调，甚至营养不良和全身衰竭。

《内经》称本病症为"鹜溏""飧泄""濡泄""洞泄""注下""后泄"等，且对本病的病因病机有较全面的论述。如《素问·生气通天论篇》曰："因于露风，乃生寒热，是以春伤于风，邪气留连，乃为洞泄。"《素问·举痛论篇》曰："寒气客于小肠，小肠不得成聚，故后泄腹痛矣。"《素问·至真要大论篇》曰："诸呕吐酸，暴注下迫，皆属于热。"《素问·阴阳应象大论篇》曰："湿盛则濡泄。"说明风、寒、热、湿均可引起泄泻。《素问·太阴阳明论篇》指出："饮食不节，起居不时者，阴受之……阴受之则入五藏……入五藏则膜满闭塞，下为飧泄。"《素问·举痛论篇》指出："怒则气逆，甚则呕血及飧泄。"说明饮食、起居、情志失宜，亦可发生泄泻。此外，《素问·藏气法时论篇》曰："脾病者……虚则腹满肠鸣，飧泄食不化。"《素问·脉要精微论篇》曰："胃脉实则胀，虚则泄。"《素问·宣明五气篇》："大肠小肠为泄。"说明泄泻的病变脏腑与脾胃大小肠有关。《内经》关于泄泻的理论体系，为后世奠定了基础。

汉唐方书将此病包括在"下利"之内，《金匮要略·呕吐哕下利病脉证治》的"下利"包括泄泻和痢疾两病，而对泄泻的论述概括为实热与虚寒两大类，并提出实热泄泻用"通因通用"之法。《三因极一病证方论·泄泻叙论》从三因学说角度较全面地分析了泄泻的病因病机，认为不仅外邪可导致泄泻，情志失调亦可引起泄泻。《景岳全书·泄泻》曰："凡泄泻之病，多由水谷不分，故以利水为上策。"且分别列出了利水方剂。《医宗必读·泄泻》在总结前人治泻经验的基础上，提出了著名的治泻九法，即淡渗、升提、清凉、疏利、甘缓、酸收、燥脾、温肾、固涩，其论述系统而全面，是泄泻治疗学上的一大发展，其实用价值亦为临床所证实。

泄泻一病，《内经》以"泄"称之，汉唐书包括在"下利"之中，唐宋以后才统称"泄泻"。古有将大便溏薄而势缓者称为泄，大便清稀如水而势急下者称为泻，现临床一般统称泄泻。本病与西医腹泻的含义相同，可见于多种疾病，凡属消化器官发生功能或器质性病变导致的腹泻，如急慢性肠炎、肠结核、肠易激综合征、吸收不良综合征等。

泄泻以大便清稀为临床特征，或大便次数增多，粪质清稀；或便次不多，但粪质清稀，甚如水状；或大便稀薄，完谷不化。常兼有脘腹不适、食少纳呆、小便不利等症状，多由外感寒热湿邪、内伤饮食情志、脏腑失调等形成脾虚湿盛而致泻。暴泻多起病急，变化快，泻下急迫，泻下量多，多为外邪所致；久泻则起病缓，变化慢，泻下势缓，泻出量少，常有反复发作的趋势，常因饮食、情志、劳倦而诱发，多为脏腑功能失调而成。

## 一、病因病机

### （一）中医

1. 感受外邪

以暑、湿、寒、热较为常见，其中又以感受湿邪致泻者最多，因脾喜燥而恶湿，外来湿邪，最易困阻脾土，以致升降失职，清浊不分，水谷混杂而下发生泄泻，故有"湿多成五泄"之说。寒邪和暑热之邪，除了侵袭皮毛肺卫之外，亦能直接损伤脾胃，使脾胃功能障碍，引起泄泻，但多夹湿邪。暑湿、寒湿、湿热为患，即所谓"无湿不成泻"，故《杂病源流犀烛·泄泻源流》说："湿盛则飧泄，乃独由于湿耳。不知风寒热虚，虽皆能为病，苟脾强无湿，四者均不得而干之，何自成泄？是泄虽有风寒热虚之不同，要未有不原于湿者也。"

2. 饮食所伤

或饮食过量，停滞不化；或恣食肥甘，湿热内蕴；或过食生冷，寒邪伤中；或误食不洁，损伤脾胃，化生食滞、寒湿、湿热之邪，致运化失职，升降失调，而发生泄泻。正如《景岳全书·泄泻》所说："若饮食失节，起居不时，以致脾胃受伤，则水反为湿，谷反为滞，精华之气不能输化，乃致合污下降而泻痢作矣。"

3. 情志失调

烦恼郁怒，肝气不舒，横逆克脾，脾失健运，升降失调；或忧郁思虑，脾气不运，土虚木乘，升降失职；或素体脾虚，逢怒进食，更伤脾土，而成泄泻。正如《景岳全书·泄泻》曰："凡遇怒气便作泄泻者，必先以怒时夹食，致伤脾胃，故但有所犯，即随触而发，此肝脾二脏之病也。盖以肝木克土，脾气受伤而然。"

**4. 脾胃虚弱**

长期饮食不节，饥饱失调，或劳倦内伤，或久病体虚，或素体脾胃虚弱，不能受纳水谷、运化精微，聚水成湿，积谷为滞，湿滞内生，清浊不分，混杂而下，遂成泄泻。如《景岳全书·泄泻》曰："泄泻之本，无不由于脾胃。"

**5. 命门火衰**

或年老体弱，肾气不足；或久病之后，肾阳受损；或房室无度，命门火衰，脾失温煦，运化失职，水谷不化，而成泄泻。且肾为胃之关，主司二便，若肾气不足，关门不利，则大便下泄。如《景岳全书·泄泻》曰："肾为胃关，开窍于二阴，所以二便之开闭，皆肾脏之所主，今肾中阳气不足，则命门火衰，而阴寒独盛，故于子丑五更之后，当阳气未复，阴气盛极之时，即令人洞泄不止也。"

泄泻的病因是多方面的，外感风寒暑热湿等邪气，内伤饮食情志、脏腑失调皆可致泻。外邪之中湿邪最为重要，湿为阴邪，易困脾土，运化不利，升降失职，水湿清浊不分，混杂而下，而成泄泻，其他诸多邪气需与湿气兼夹，方易成泻。内伤中脾虚最为关键，脾主运化升清，脾气虚弱，清气不升，化生内湿，清气在下，则生泄泻。其他脏腑只有影响脾之运化，才可能致泻。此外，外邪与内伤，外湿与内湿之间常密不可分，外湿最易伤脾，脾虚又生内湿，均可形成脾虚湿盛，此乃泄泻发生的关键病机。泄泻的病位在肠，但关键病变脏腑在脾胃。若脾胃运化失司，则小肠无以分清泌浊，大肠无法传导变化，水反为湿，谷反为滞，合污而下，发生泄泻。然而脾气之升降又与肝气之疏泄有关，若肝郁气滞，横逆犯脾，则升降失职，清浊不分，发生泄泻；脾胃之运化又与肾阳之温煦有关，若肾阳不足，失于温煦，则脾失健运，水湿内停，而成泄泻。可见本病症的发生尚与肝、肾有密切关系。

### （二）西医

**1. 病因**

引起腹泻的病因有很多，常常可同时先后有几个病因存在，较常见于下列疾病。

（1）急性腹泻。

①细菌及肠毒素、病毒、真菌、原虫、蠕虫等。

②急性中毒：植物性；动物性；药物和化学毒物等。

③其他：a. 肠道疾病：溃疡性肠炎急性期、急性克罗恩病、放射状肠炎等。b. 变态反应性疾病：过敏性紫癜、变态反应性肠炎等。c. 内分泌疾病：甲状腺功能亢进危象等。d. 急性全身性感染：如败血症、伤寒、副伤寒、霍乱、流行性感冒、麻疹等。

（2）慢性腹泻。

①消化系统疾病：a. 肠原性：肠道感染、肠道肿瘤、肠管病变、功能性肠病等。b. 胃原性：慢性胃炎、胃大部切除术等。c. 胰原性：胰腺炎、胰腺癌、先天性胰酶缺乏症等。d. 肝胆原性：肝硬化、阻塞性黄疸、长期胆道梗阻等。

②全身性疾病：a. 内分泌代谢障碍性疾病：糖尿病、肥大细胞增多症、甲状腺髓样癌、肾上腺皮质功能减退症等。b. 过敏性：药物副作用、异种蛋白质的摄入等。c. 其他原因：尿毒症、系统性红斑狼疮、多发性动脉炎等。

**2. 发病机制**

正常人每24 h有大量液体和电解质进入小肠，来自饮食的约2 L，来自唾液腺、胃、肠、肝、胰分泌的约7 L，总计在9 L以上，主要由小肠吸收，每日通过回盲瓣进入结肠的液体约2 L，其中90%被结肠吸收，而随粪便排出体外的水分不到200 mL，这是水在胃肠道分泌和吸收过程中发生动态平衡的结果。如平衡失调，每日肠道内只要增加数百毫升水分就足以引起腹泻。常见发病机制如下。

（1）高渗性腹泻：在正常人，食糜经过十二指肠进入空肠后，其分解产物已被吸收或稀释，电解质渗透度已趋稳定，故空回肠内容物呈等渗状态，其渗透压主要由电解质构成。如果摄入的食物（主要是碳水化合物）或药物（主要是2价离子如 $Mg^{2+}$）是浓缩、高渗而又难消化和吸收的，则血浆和肠腔之间的渗透压差增大，血浆中的水分很快透过肠黏膜进入肠腔，直到肠内容物被稀释成等张为止。肠腔存留的大量液体可刺激肠运动而致腹泻。

（2）吸收不良性腹泻：许多疾病造成弥漫性肠黏膜损伤和功能改变，可导致消化酶或胆酸分泌不足或缺乏，使食物的分解消化发生障碍；使肠吸收时积滞减少，以及肠黏膜自身吸收功能障碍、细菌在小肠内过度生长、小肠黏膜病变、先天性选择吸收障碍等而导致腹泻。

（3）分泌性腹泻：肠道分泌主要是黏膜隐窝细胞的功能，吸收则靠肠绒毛腔面上皮细胞的作用。各种病原体感染、中毒、肿瘤及某些胃肠激素分泌增加，刺激或损伤肠黏膜，使其分泌大量的黏液，当分泌量超过吸收能力时可致腹泻。

（4）渗出性腹泻：炎性渗出物可增高肠内渗透压；如肠黏膜有大面积损伤，电解质、溶质和水的吸收可发生障碍；黏膜炎症可产生前列腺素，进而刺激分泌，增加肠的动力，引起腹泻。

（5）运动性腹泻：许多药物、疾病和胃肠道手术可改变肠道的正常运动功能，促使肠蠕动加速，以致肠内容物过快通过肠腔，与黏膜接触时间过短，因而影响消化与吸收，发生腹泻。

## 二、中医辨证

### 1. 辨轻重缓急

泄泻而饮食如常，说明脾胃未败，多为轻证，预后良好；泻而不能食，形体消瘦，或暑湿化火，暴泄无度，或久泄滑脱不禁，均属重证。急性泄泻发病急，病程短，常以湿盛为主；慢性泄泻发病缓，病程较长，易因饮食不当、劳倦过度即复发，常以脾虚为主。或病久及肾，导致命门火衰，脾肾同病而出现五更泄泻。

### 2. 辨寒热虚实

粪质清稀如水，腹痛喜温，完谷不化，多属寒证；粪便黄褐，味臭较重，泻下急迫，肛门灼热，多属热证；凡病势急骤，脘腹胀满，腹痛拒按，泻后痛减，小便不利者，多属实证；凡病程较长，腹痛不甚且喜按，小便利，口不渴，多属虚证。

### 3. 辨泻下之物

大便清稀，或如水样，气味腥秽者，多属寒湿之证；大便稀溏，其色黄褐，气味臭秽，多为湿热之证；大便溏垢，臭如败卵，完谷不化，多为伤食之证。

### 4. 辨久泻的特点

久泻迁延不愈，倦怠乏力，稍有饮食不当，或劳倦过度即复发，多以脾虚为主；泄泻反复不愈，每因情志不遂而复发，多为肝郁克脾之证；五更飧泄，完谷不化，腰酸肢冷，多为肾阳不足。

## 三、临床表现

健康人每日解成形便 1 次，粪便量不超过 200 ~ 300 g。腹泻指排便次数增多（每日 > 3 次），粪便量增加（每日 > 200 g），粪质稀薄（含水量 > 85%）。腹泻超过 3 ~ 6 周或反复发作，即为慢性腹泻（chronic diarrhea）。腹泻应与肠运动过快所致的排便次数增多和肛门括约肌松弛失禁区别。

## 四、分类

（1）临床根据病程将腹泻分为急性和慢性两大类，腹泻在 2 个月以上的为慢性腹泻。肛肠科常见的腹泻多为慢性腹泻，临证应结合患者年龄、起病和病程、粪便性质、腹泻时间及伴发症等相鉴别。急性腹泻：起病急骤，每日排便可达 10 次以上，粪便量多而稀薄；慢性腹泻起病缓慢或由起病急而转为慢性。

（2）起病和病程：急性食物中毒、急性痢疾、霍乱发病前有不洁饮食及饮水史，被污染的食物及水源进入人体后，潜伏期较短，很快发病。成人乳糜泻、肠道功能性腹泻常在一次急性腹泻后发病。间歇性腹泻伴有缓解期者常提示非特异性溃疡性结肠炎、克罗恩病、阿米巴结肠炎或糖尿病。结直肠癌患者多先有大便习惯性改变。

（3）粪便颜色、性状：急性细菌性痢疾多见先水样便后为脓血便，伴里急后重；食物中毒多见粪便稀薄如水样，无里急后重；阿米巴痢疾或肠套叠多见粪便暗红色、果酱色或血水样；急性出血坏死性肠炎的粪便带有恶臭、呈紫红色血便。如腹泻、呕吐物呈米泔水样、失水严重，应考虑霍乱或副霍乱；排便带鲜血伴疼痛，病变多在肛门；粪嵌塞时大便不能排出，便意频频，亦可下利少量稀粪，味臭。

### 五、伴随症状

引起腹泻的病症很多，症状与变化也较复杂，有必要进一步结合伴随症状相鉴别。

1. 腹痛

应首先仔细询问腹痛的性质、部位。痛在脐周，便后不得缓解，而在餐后可诱发者，常为小肠病变；病在脐以下，排便后缓解，常为结肠病变；直肠疾病常位于左下腹，肛门疾病多位于肛管及肛门周围。急性腹痛多考虑阑尾炎、部分肠梗阻、溃疡性肠炎；伴有呕吐，多见于食物中毒、肠变态反应性疾病；腹部隐痛多见于结肠癌、克罗恩病、功能性肠病等。

2. 发热

多考虑急性感染性疾病，如急性菌痢、伤寒、副伤寒等。

3. 里急后重

可见于急、慢性痢疾，直肠癌，溃疡性肠炎，性病淋巴肉芽肿等。

4. 贫血、体重减轻、腹部包块

多见于器质性病变，如消化系统肿瘤。

### 六、辅助检查

#### （一）实验室检查

（1）常规化验血常规和生化检查可了解有无贫血、白细胞增多、糖尿病以及电解质和酸碱平衡情况。粪便常规是诊断急、慢性腹泻病因的最重要步骤，可发现出血、脓细胞、原虫、虫卵、脂肪瘤、未消化食物等。隐血试验可检出不显性出血。粪培养可发现致病微生物。鉴别分泌性腹泻和高渗性腹泻有时需要检查粪电解质和渗透性。

（2）小肠吸收功能试验：粪脂测定、D–木糖吸收试验、维生素 $B_{12}$ 吸收试验、胰功能试验等。

#### （二）影像学检查

1. X 线检查

X 线钡餐、钡灌肠检查和腹部平片可显示胃肠道病变、运动功能状态、胆石、胰腺或淋巴结病变。选择性血管造影和 CT 或增强 CT 对诊断消化系统肿瘤尤有价值。MRI 对明确诊断具有重要作用。

2. 内镜检查

直肠镜、乙状结肠镜和活组织检查对相应肠段的癌肿有早期诊断价值。纤维结肠镜检查和活检可观察并诊断全结肠和末端回肠的病变。小肠镜可观察十二指肠和空肠近段病变并作活检。怀疑胆道和胰腺病变时，内镜逆行胰胆管造影（ERCP）有重要价值。

## 第五节　瘙痒

瘙痒又称肛门瘙痒，系指肛门及肛周皮肤因受刺激产生痒感，常需搔抓者。《五十二病方》称之为"朐痒"。又如《诸病源候论》云："风瘙痒者，是体虚受风，风入腠理，与血气相搏，而俱往来与皮肤之间，邪气微，不能冲击为痛，故但瘙痒也。"《医门补要》曰："肛门内生虫奇痒……热结脏腑之内……流入大肠，盘居肛门，奇痒异常。"临床常见于肛门瘙痒症、肛门湿疹、肛周尖锐湿疣、肛瘘等疾病。

### 一、病因病机

#### （一）中医

中医认为本病为风、湿相互为病，风邪浸淫肌肤，湿邪下注肛门，营卫不和，皮肤受损；又或肛周肌肤营卫空疏，肌表不固，营血不足，血虚生风，血分生热，则形成慢性病损。故有"血虚则生风，风聚则发痒"之说。

### （二）西医

西医认为瘙痒是一种自觉症状，其机制尚不明确，病因有全身性及局部性因素两个方面。

1. 全身性因素

（1）内分泌和代谢性疾病：糖尿病、甲状腺功能低下、痛风症、妇女及男性更年期等。

（2）肝肾疾病：梗阻性胆道疾病、胆汁性肝硬化、慢性肾盂肾炎及肾小球肾炎所致的慢性肾功能衰竭。

（3）血液病：缺铁型贫血、红细胞增多症等。

（4）胃肠疾病：慢性及急性腹泻、便秘、胃肠神经症等。

（5）恶性肿瘤：霍奇金淋巴瘤、胃癌、肠癌、白血病等。

（6）寄生虫：血吸虫病、钩虫病、蛔虫病，特别是蛲虫病。

（7）神经和精神疾病：神经衰弱、焦虑症等。

（8）药物：如可卡因、吗啡、砷剂，某些维生素、口服避孕药等。

（9）食物：对某些食物如鱼、虾、鸡蛋等的变态反应。酒类、辣椒、芥末、大蒜等对直肠黏膜及肛门皮肤的刺激。

（10）其他：某些原因不明的肛门发痒，可能与遗传或知觉异常敏感有关。

2. 局部性因素

（1）皮肤病变：肛门湿疹、皮炎、疣、癣、性病以及皮肤、汗腺、皮脂腺分泌的脂肪、蛋白质堆积，粪便留附肛周皮肤皱襞、接触异物（动物毛发、植物细毛、玻璃纤维、干硬纸张及油墨等）。出汗过多亦常致肛门发痒。

（2）肛门直肠及会阴疾病：痔、肛裂、肛瘘、肛窦炎、肛乳头肥大、直肠脱垂、直肠炎、息肉、直肠癌；阴道炎、阴道分泌物、女性尿道炎、前列腺炎等。

（3）环境因素：肛门经常摩擦，冬季因皮脂分泌减少而干燥皲裂；夏季高温多湿妨碍汗液发散，均可使肛门发痒。

（4）皮肤寄生虫及感染：疥螨、阴虱及霉菌、滴虫感染。

（5）手术后创面愈合期发痒：主要由于创面肉芽组织生长，创面内血管相互交通而致，一般属生理现象。

## 二、中医辨证

肛门瘙痒不外乎风，但有风热、风湿、血虚生风之别。临床辨证应分清虚实，虚者多为阴血亏虚，实者多为风、热、湿邪郁阻。他如虫蛀、痔、瘘等引起的肛门瘙痒，则应针对其致病原因进行治疗。

## 三、临床表现

病起短暂，肛门皮肤潮湿红润，有粟粒样丘疹，散在或密集成片，局部渗液，痒感较重者为肛门湿疹。病久皮肤肥厚粗糙，色素沉着，弹性减弱，或呈苔藓样改变，奇痒难忍，更有甚者搔抓揉搓不得解，为肛门瘙痒症。肛门作痒，夜间尤甚，有时可在肛周见细小白虫，为肛门蛲虫病。肛门脓水或分泌物刺激一般瘙痒较轻。

## 四、分类

肛门瘙痒一般可分为原发性瘙痒和继发性瘙痒两类。

1. 原发性瘙痒

不伴有原发性皮肤损害，以瘙痒为主要症状，典型病症有肛门瘙痒症、老年性瘙痒症、冬季瘙痒症，肝、肾、内分泌疾病的瘙痒症及精神性瘙痒症等。

2. 继发性瘙痒

产生于原发性疾病及各种皮肤病，伴有明显的特异性皮肤损害和原发病变，瘙痒常是原发病变的一个症状。痔、肛瘘、肛裂、直肠脱垂等肛门直肠病的肛门发痒，肛门湿疹、湿疣、神经性皮炎、肛门白斑症以及蛲虫、蛔虫等引起的肛门瘙痒均属此类。

### 五、辅助检查

由于目前尚无测量痒的性质和程度的客观方法，且各人对痒的感受程度存在个体差异，表述也有所不同，其受精神因素影响较大。因此，在诊断时不能单纯凭借问诊内容，而需进行全面体格检查及针对性的实验室检查，包括血、尿常规，粪及虫卵检查，肝、肾功能，血糖及糖耐量试验，甚至皮肤组织活检。

# 第六节 分泌物

分泌物系指肛管直肠周围瘘口溢出或肛周皮肤异常渗出。正如《医宗金鉴》云："破溃而出脓血，黄水浸淫。淋沥久不止者……"《疡科选粹》云："痔疮绵延不愈……涓涓流水如甘而稀。"临证应依据分泌物的性质、气味、颜色、量多少、时间长短、混杂物及排出位置全面考虑。常见于肛周感染性疾病、肛门皮肤病、Ⅲ期内痔、肛门失禁、直肠脱垂、痔瘘术后等。

### 一、病因病机

#### （一）中医

中医认为分泌物过多为湿热邪毒蕴积，下注大肠，气血壅遏，脓成破溃流溢；风热湿邪侵袭，阻于肛周或脾虚湿阻，下注肛门，浸淫流滋而成。

#### （二）西医

西医认为肛门四周滋水淋沥，或伴有瘙痒、肿痛、溃破糜烂，可能与以下疾病有关。

（1）肛门周围皮肤及性传播疾病：化脓性汗腺炎、肛门湿疹、尖锐湿疣等。

（2）肛周脓肿破溃、肛瘘。

（3）内痔及直肠黏膜松弛、脱垂。

（4）痔瘘术后：分泌物稀薄色淡，分泌物量多色黄稠，可能存在局部感染因素。

（5）不完全性肛门失禁：久痢滑泄、小儿先天性疾病、老年粪嵌塞。

（6）肿瘤：肛管直肠恶性肿瘤，分泌物多混有黏液或脓液，有时在粪便中可见到脱落的坏死组织。

### 二、中医辨证

若滋水量多，质稠为实证，滋水清稀而绵绵不绝为虚证。热重于湿则皮肤潮红、水疱、糜烂、潮湿，边界弥漫，瘙痒剧烈；湿重于热则皮色不红，但滋水淋沥不断，瘙痒较甚，红或不红，水疱不多，却滋水浸淫。对肛瘘所致的肛周脓性分泌物，应辨别邪正的盛衰。一般来说，病程较短，疼痛剧烈，脓水较多，为邪实；若病程较久，经常有脓水溢出，污染内裤，伴有神疲乏力或心烦口干者，多为正虚。

### 三、临床表现

1. 部位

分泌物由肛内排出，为直肠和肛管病变，如痔、肛窦炎等。肛周皮肤病变，局部渗液，甚或糜烂，如肛门湿疹、接触性皮炎等。肛瘘、窦道排出之脓水多浸及瘘口周围皮肤。

2. 量、色、质、味

分泌物黄稠厚量多，多是金黄色葡萄球菌等所致的急性感染；黄白相兼稠厚而臭，多是大肠埃希菌感染，混合绿色脓液，应考虑铜绿假单胞菌感染。肛周皮肤病、术后创面渗液或肛内排出，分泌物稀薄色淡。

3. 位置

依据创口部位可出现局部分泌物（创面位置）和肛周分泌物（如肛门湿疹等）。

## 四、辅助检查

1. 分泌物细菌培养与药敏检查

了解分泌物的病原菌种类、性质、药敏为临床诊断、治疗及判断预后等提供依据。

2. 病理组织学检查

取分泌源组织送检，确定病变性质。

微信扫码
- 临床科研
- 医学前沿
- 临床资讯
- 临床笔记

# 第二章 肛肠疾病常用检查方法

## 第一节  一般检查

### 一、肛门直肠检查部位

肛门病发生的部位常用膀胱截石位表示，以时钟面十二等分标记法，将肛门分为十二个部位，前面（会阴）称12点，后面（尾骶）称6点，左面中央称3点，右面中央称9点，其余依次类推。内痔好发于肛门齿状线上3、7、11点位，亦称母痔区。赘皮外痔好发于6、12点位。环形多见于经产妇或久蹲者。血栓外痔好发于3、9点位。肛裂好发于6、12点位。肛瘘瘘管外口发生于3、9点前面（会阴处），其管道多直行；发生于3、9点后面的（尾骶部），其管道多弯曲，其内口多在6点位附近。马蹄形肛瘘内口常在6点位。

### 二、肛门直肠检查的体位

检查及治疗肛门直肠疾病时，应根据患者身体情况和检查具体要求选择以下不同的体位。

#### （一）侧卧位

是肛肠科检查及手术治疗时最为常用的体位。让患者向左或向右侧卧于检查床上，臀部靠近床边，上侧的髋膝关节各屈曲90°，向腹部靠近，下腿可伸直，使肛门及臀部充分暴露。此位适用于老年体弱及重病的患者（图2-1）。

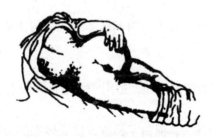

图2-1  侧卧位

#### （二）截石位

患者仰卧，两腿分开放在腿架上，将臀部移至手术台边缘，使肛门暴露充分。适用于肛门直肠手术和痔术后大出血的处理（图2-2）。

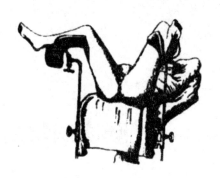

图 2-2　截石位

**（三）加强截石位**

患者仰卧在床上，两大腿向腹侧屈曲，两侧小腿下段近于踝关节的稍上方放在腿架上，臀部靠近床边，两大腿分开，适于肛门直肠手术，尤其肥胖者及女性更为适宜。

**（四）胸膝位**

是外科疾病中最常用的检查方法，特别对乙状结肠镜检查最为方便。但由于此体位不能持久，因此对年老体弱及重患者，应酌情采用。患者跪俯检查床上，两肘和胸部紧贴床铺，两膝屈起，臀部高举，使肛门充分暴露。适用于检查直肠下部及直肠前部的病变（图 2-3）。

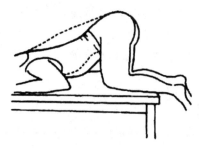

图 2-3　胸膝位

**（五）倒置位**

患者俯卧在特制的检查床上，髋关节弯曲，两膝跪于床端，臀部抬高，头部稍低，这种体位患者舒适，手术操作方便。适用于肛门直肠的检查及小手术。

**（六）俯卧位**

患者俯卧于手术床上，小腹部置一枕头，两侧臀部用胶布粘住牵引拉开。此种体位舒适，适用于肛门部疾病手术。

**（七）蹲位**

患者蹲下做解大便的姿势，用力增加腹压，适用于检查直肠脱垂、三期内痔和直肠下段息肉。

**（八）蹲位照镜法**

蹲法检查是一种简便而实用的方法，但由于检查方法受体态的限制，医务人员视触都极不方便，因此在蹲位检查方法的基础上，采用蹲位照镜检查，即蹲位时在肛门的垂直方向置一普通镜子，利用镜面的反射便能看到病变全部情况，病员自己也可以拿着镜子观看病变。此法极为简便、实用，是一种有效的检查方法。检查时应注意采光。

**（九）弯腰扶椅位**

患者向前弯腰，双手扶椅，露出臀部，此种体位方便，不需特殊设备，适用于团体检查。

**（十）屈膝仰卧位**

患者仰卧床上，屈膝弯腿，双手紧托膝部或膝窝，此法可以增加腹压，使乙状结肠和直肠降至盆底，便于检查。

### （十一）膝直立位

在胸膝位的基础上，改变检查体位，让患者头胸部抬高，臀部稍低下，使乙状结肠和直肠降低，使肿瘤下移，可扪及较深部的直肠肿瘤。

## 三、肛门直肠检查方法

### （一）肛门视诊

首先应查看肛门周围有无血、脓、粪便、黏液、肿块及瘘管外口等，以便判断病变性质。如肛门周围有无内痔、息肉脱出，有无外痔、瘘管外口及湿疹等。然后嘱患者像解大便一样下挣，医生用双手的示、中指将肛门轻轻地自然向两边分开，使肛门外翻，观察有无病变，如内痔位置、数目、大小、色泽、有无出血点、有无肛裂等情况，或用陈氏痔疮负压数码检查仪将内痔吸出检查。这种视诊对诊断肛裂及环状痔，有时比肛门镜检查更为确切。

### （二）肛门触诊

首先要触摸肛门周围皮肤温度、弹性是否正常。在病变情况下，如肛痈可触到肛门周围肿胀，皮肤灼热，肿块呈漫肿，并判断平坦或软陷、质地硬度以及中央是否有应指感等；如肛瘘则要注意是否可触及条索状硬结，外口距肛门长度，内口距肛缘深度等。

### （三）直肠指诊

直肠指诊是肛门直肠疾病检查方法中最简便、最有效的方法之一。通过直肠指诊检查往往可及早发现肛门直肠的早期病变。据国内统计，有80%的直肠癌就是通过直肠指诊被发现的。因此，在临床上对初诊患者及可疑患者都应做直肠指诊检查，决不可忽视这一重要的检查方法，以免延误直肠癌肿等重要疾病的早期诊断及手术时机。

1. 检查方法

患者取左侧卧位，嘱患者放松肛门，医生将戴有指套或手套的右手示指涂上润滑油，轻轻插入肛门，进行触诊检查。

（1）检查肛管及直肠下端有无异常改变，如皮肤变硬、乳头肥大、硬结、狭窄、肛门括约肌收缩强弱，前方可触及膀胱、前列腺（男性）和子宫颈（女性），两侧可以触及坐骨直肠窝、骨盆侧壁，其后方可以触到骶骨和尾骨。

（2）肛管、直肠环检查，此环由内外括约肌的上缘和耻骨直肠肌下端共同构成，围绕肛管和直肠交界处。内外括约肌呈环状，而耻骨直肠肌在后面及两侧存在。检查时在肛管后方及两侧易触到，而肛管前部不易触到。

（3）检查肛管直肠前后壁及其周围有无触痛、搏动、肿块及狭窄，并应注意肿块大小、硬度、活动性及狭窄程度。对高位的肿块可改胸膝位为膝直立位或截石位，使肿瘤下移。

2. 常见肛管直肠病变直肠指诊的主要表现

（1）直肠癌：在肠壁上可摸到高低不平的硬块，不活动，基底广泛，肠腔常狭窄，指套上染有脓血及黏液分泌物或脱落的坏死组织。

（2）直肠息肉：可摸到质软而可推动的肿块，基底部大小不一，边缘清楚，指套上沾有血渍。

（3）内痔：一般内痔柔软而不易摸到，但纤维化的内痔可触及硬块，如有血栓形成则可触到光滑的硬结，触痛明显。

（4）肛瘘：可触及条索状物，有时在齿线及齿线上方可触及小硬结（即肛瘘的内口）。

（5）肛门直肠周围脓肿：肛管直肠深部脓肿，可在直肠内摸到压痛性肿块。

3. 直肠指诊注意事项

（1）示指应全部插入。

（2）环形扪诊。

（3）必要时做蹲位检查（膝直立位）。

（4）注意指套上有无血渍及血渍的颜色性质。

# 第二节　实验室检查

## 一、粪便的实验室检查

粪便是由未消化的食物、经消化后未吸收的食物残渣与消化系统分泌物、消化道黏膜脱落物，以及微生物、寄生虫等组成的混合物。进行粪检验可以获得被检者消化系统功能、病理变化以及微生物和寄生虫感染等广泛的信息，可以了解消化道及通向消化道的诸多脏器的病理生理状态。

### （一）粪便标本的留取

粪便标本应取蚕豆大小的一块送检，并注意选取有脓血或其他异常外观的部分送检。取标本时应注意粪便的颜色与外观，并应向医生叙述，住院患者必要时应留给医生观看粪便的形状、外观和颜色，因为这些内容对某些疾病的鉴别和诊断有一定价值。做粪便隐血试验要求 3 d 不食用瘦肉类、含动物血类、含铁剂的药物等，避免出现干扰；如果医院使用单克隆抗体法潜血实验则可不需要注意这些问题。所留取的标本应放在洁净的不吸水的蜡盒或塑料盒内送检，千万不要用纸张包裹，因为黏液和细胞等成分会被纸张吸收和破坏，不能得到准确的结果。如是用于做粪便细菌培养用的标本，一定应使用医院实验室提供的消毒专用标本盒，以避免其他细菌混入你的标本中。大便标本应在收集后 30 min 内送到实验室，除非是放置于培养瓶中。禁止冷冻。

### （二）粪便外观的观察

1. 正常粪便

正常人一般每天排便 1 次，粪便外观呈黄褐色，形状多为圆柱状、圆条状或软泥样；婴儿粪便呈黄色或金黄色。以细粮和肉食为主者粪便细腻而量少，食粗粮或蔬菜多者粪便含纤维多且量增多。

2. 临床意义

病理情况下，粪便的外观可呈现不同的改变。患者在解大便时，应该顺便观察一下粪便的颜色及形状。

（1）稀糊状或稀汁、稀水样便，多见于各种感染性或非感染性腹泻、肠炎。

（2）黄绿色稀水样便，并含有膜状物时可能为假膜性肠炎。

（3）米泔样粪便（白色淘米水样），内含黏液片块，常见于霍乱及副霍乱，此为烈性传染病，须及早隔离治疗。

（4）当粪便内含有肉眼可见的较多的黏液时，多为肠道炎症。

（5）粪便中含有肉眼可见的脓血时称为脓血便，常见于痢疾、溃疡性结肠炎、结肠或直肠癌、局限性肠炎等。

（6）鲜血便常见于痔疮或肛门裂所出的鲜血，多附着于秘结粪便的表面。

（7）黑色粪便也称柏油便，形如柏油，质软并富有光泽，多为各种原因所致的上消化道出血，其隐血试验为阳性；而服用药物所致的黑色便无光泽且隐血试验为阴性。

（8）胨状便，形如胶胨，表面似有一层膜，常见于肠易激综合征腹部绞痛后排出的粪便，也可见于慢性细菌性痢疾患者排出的粪便。

（9）钡剂造影术后粪便可暂时呈黄白色。新生儿粪便中排出黄白色乳凝块提示消化不良。

（10）细条状或扁条状便表明直肠狭窄，多见于直肠癌。

（11）干结便多呈硬球状或羊粪样，见于便秘者或老年排便无力者。

### （三）粪便的显微镜下检查

正常粪便显微镜检查一般没有红细胞或白细胞，或在高倍镜下偶见 1 ~ 2 个白细胞（写作 0 ~ 1/HPF 或 0 ~ 2/HPF）。无寄生虫卵及原虫。

临床意义：粪便显微镜检查如发现以下内容可能提示某些问题。

（1）白细胞增加：肠炎时白细胞数量一般少于 15/HPF、细菌性痢疾或阿米巴样痢疾时白细胞数量明显增加，过敏性肠炎、肠道寄生虫病时白细胞数量也会增加，并能查到较多的嗜酸性粒细胞。

（2）红细胞增加：常见于下消化道出血、肠道炎症、溃疡性结肠炎、结肠癌、直肠癌、直肠息肉、痔疮出血、细菌性痢疾和阿米巴痢疾等。阿米巴痢疾时粪便中红细胞数量明显多于白细胞，细菌性痢疾中红细胞数量往往少于白细胞。

（3）粪便中发现寄生虫卵、虫体或原虫，则可确定有相应的寄生虫或原虫感染，这是有关寄生虫感染直接最肯定的证据。

（4）其他发现：当粪便中有较多的淀粉颗粒或脂肪滴出现时，可能与腹泻、肠炎或慢性胰腺炎有关；如有夏科 – 雷登结晶出现，则可怀疑为阿米巴痢疾或钩虫病；如有大量的上皮细胞出现，说明肠壁有炎症，如坏死性肠炎、溃烂性肠癌等；溃疡性结肠炎或细菌性痢疾时可发现大量吞噬细胞。此外，在粪便检查中还可发现肿瘤细胞、脂肪小滴等。

### （四）粪便化学检查

#### 1. 粪便隐血试验

粪便隐血试验又称潜血试验，英文缩写 OB 试验，是用来检查粪便中隐藏的红细胞或血红蛋白的一项实验。这对检查消化道出血是一项非常有用的诊断指标。

（1）方法：①化学法：自 1864 年 Van deen 发明了愈创木脂法检测便隐血以来，人们又创立了匹拉米洞法、孔雀绿法、邻 – 联甲苯胺法等，这些方法均基于血红蛋白（Hb）中的亚铁血红素有过氧化物酶活性，可催化过氧化氢（$H_2O_2$）释放新生态氧，使上述色原显色，显色的深浅反映了血红蛋白的多少，即出血量的大小。敏感性较低。存在假阳性——外源性动物食品如含有血红蛋白、肌红蛋白，其含铁血红素的作用可使试验阳性；大量生食蔬菜，其中含有活性的植物过氧化物酶也可催化 $H_2O_2$ 分解出现阳性反应。存在假阴性——如化学试剂不稳定，久置后可使反应减弱；另外，血液如在肠道停留过久，血红蛋白被细菌降解，含铁血红素不复存在，则会使结果出现与病情不符的阴性结果；患者服用大量维生素 C 或其他具有还原作用的药物，在实验中可使过氧化物酶还原，不再能氧化色原物质，也可使隐血试验假阴性。②单克隆抗体法：胶体金单克隆抗体免疫法利用金标 Hb– 抗体与血红蛋白结合后，向上扩散分别与测试区的抗 –Hb 抗体及对照区的血红蛋白结合，此时胶体金的颗粒聚集呈颜色反应，它只特异地针对人抗 –Hb 抗原表位，基本排除了饮食及药物因素的干扰，被世界卫生组织（WHO）和世界胃肠镜检查协会推荐作为粪便隐血试验的一种较为确认的方法。其敏感性高，可以检测出 0.2 μg/mL 的血红蛋白（0.03 mg Hb/g 粪便），对胃肠道出血性疾病能做到早期诊断。

（2）临床意义（正常为阴性）：①消化道癌症早期，有 20% 的患者可出现隐血试验阳性，晚期患者的隐血阳性率可达到 90% 以上，并且可呈持续性阳性，因此粪便隐血检查可作为消化道肿瘤筛选的首选指标，目前多用于作为大规模人群大肠癌普查的初筛手段。②消化道出血、消化道溃疡患者粪便隐血试验多为阳性，或呈现间断性阳性。③可导致粪便中出现较多红细胞的疾病，如痢疾、直肠息肉、痔疮出血等也会导致隐血试验阳性反应。

#### 2. 胆红素及其衍生物检验

可用于严重腹泻、消化道菌群大量抑制、胆管梗阻，以及溶血性疾病的辅助诊断实验。

### （五）粪便苏丹Ⅲ染色检查

苏丹Ⅲ为一种脂肪染料，可将粪便中排出的中性脂肪染成珠红色，易于在显微镜下观察和辨认。

临床意义（正常为阴性）：人们每天食入各类食物包括脂肪，正常食入的中性脂肪经胰脂肪酶消化分解后被重新吸收，如粪便中出现过多的中性脂肪则提示胰腺的正常消化功能可能减退，或肠蠕动亢进，特别是在慢性胰腺炎和胰头癌时多见。此外，肝脏代偿功能失调、脂肪性痢疾、消化吸收不良综合征时也可出现阳性结果。

### （六）粪便寄生虫检查

#### 1. 镜检

常用的镜检方法有如下几种。

（1）直接涂片法：见图 2–4。

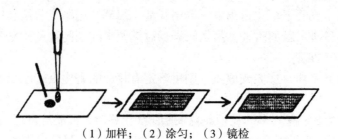

（1）加样；（2）涂匀；（3）镜检

图 2-4　直接涂片法

（2）饱和盐水浮卵法：见图 2-5。

（3）沉淀法：见图 2-6。

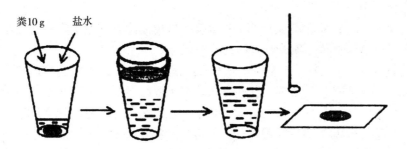

（1）加粪及盐水；（2）过滤；（3）静置 5 min；（4）取样镜检

图 2-5　饱和盐水浮卵法

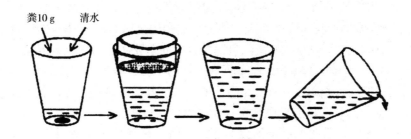

（1）加粪及水；（2）过滤；（3）静置 10 min；（4）去上清液；（5）重新加水→；（6）重复步骤（3）（4）二三次→；（7）吸沉渣镜检

图 2-6　沉淀法

　　检查寄生虫的大便标本应先在放大镜下观察颜色及外观（如成形、水样、有无黏液和血），同时应检测成虫或绦虫带片，在显微镜下找寄生虫（如虫卵、虫囊和幼虫）和大便白细胞。

　　肠道寄生虫病的诊断多依靠在粪便中找到虫卵、原虫滋养体和包囊，找到这些直接证据就可以明确诊断为相应的寄生虫病和寄生虫感染。但是由于虫卵和虫体在粪便中的分布高度不均一，使得目视检查和普通的涂片镜检结果重复性较差，在高度怀疑寄生虫感染的病例，应采用集卵法以及虫卵孵化实验等以提高检出率和重复性。

　　2. 参考值

　　正常人粪便中应无寄生虫卵、原虫、包囊、虫体。

　　3. 临床意义

　　（1）可在粪便中查到的寄生虫虫卵有：蛔虫卵、钩虫卵、鞭虫卵、蛲虫卵、曼氏血吸虫卵、日本血吸虫卵、东方毛圆形腺虫卵、粪类圆形腺虫卵、姜片虫卵、肝吸虫卵、牛肉绦虫卵、短小绦虫卵、猪肉绦虫卵、长膜壳绦虫卵等。

　　（2）可在粪便中查出的原虫滋养体和包囊有：结肠阿米巴、痢疾阿米巴、布氏阿米巴、嗜碘阿米巴、微小阿米巴、脆弱双核阿米巴等。

（3）可在粪便中查到的各种滴虫和鞭毛虫有：兰氏贾第鞭毛虫、人肠鞭毛虫、梅氏唇鞭毛虫、肠内滴虫、华内滴虫、结肠小袋纤毛虫等。

（4）可在粪便中查到的虫体和节片有：蛔虫、蛲虫、钩虫、猪肉绦虫、牛肉绦虫、阔头裂节绦虫等。

### （七）粪便菌群分析

肠道细菌与人体健康密切相关，正常健康人的粪便，其每克细菌数约 1 010 个；肠道菌群的数量与各菌种的比例发生较大幅度的变化，超出正常范围并由此产生了一系列的临床表现，称为肠道菌群失调症。

采用粪便直接涂片法，经染色可将观察到的细菌分为四类：革兰阳性（$G^+$）杆菌，革兰阴性（$G^-$）杆菌，革兰阳性（$G^+$）球菌，革兰阴性（$G^-$）球菌。通过标本中四类细菌的百分比、有无比例倒置与正常菌群平衡状态的正常百分比的比较，来评价受检者的菌群状态。

1. 细菌总数

观察菌群涂片首先要总览细菌总数（表 2-1）。了解涂片上细菌的数量是增多还是减少，有无优势菌或真菌。细菌总数过多的情况较少见或不易引起重视。菌群失调时细菌总数多在正常、减少或消失。

表 2-1　细菌总数评定标准

| 每油镜视野细菌数（数视野平均值） | 评价 |
| --- | --- |
| ＜ 10 | 显著减少 |
| 11 ～ 100 | 明显减少 |
| 101 ～ 500 | 略微减少 |
| 501 ～ 5 000 | 正常 |
| ＞ 5 000 | 增多 |

2. 观察革兰阳性、阴性杆菌及球菌的比率改变

该比率反映了粪便菌群的素质，它一般不受粪便稀释或浓缩的影响，所以较细菌总数有更大的意义，更能反映菌群的本质和预后。选定有代表性视野中的部分区域做细菌分类计数，需要数 100 ～ 200 个细菌以求得比例。不同年龄的人的比例都不一样，一般杆菌与球菌比例约为 75 ：25。

3. 菌群失调分度诊断的标准

分为Ⅰ、Ⅱ、Ⅲ度，见表 2-2。

表 2-2　菌群失调分度诊断

| 分度 | Ⅰ度菌群失调 | Ⅱ度菌群失调 | Ⅲ度菌群失调 |
| --- | --- | --- | --- |
| 临床表现 | 临床表现为潜伏型，临床症状不明显，是可逆的，即只要去除病因，不经治疗也能恢复 | 为局限型，通常是不可逆的，即不经治疗难以自然恢复。临床有慢性病的表现。如慢性结肠炎、痢疾、溃疡性结肠炎、肾盂肾炎等。仍只是数量上的变化，除慢性痢疾外多无外来菌侵入，系菌群的生理波动转为病理波动 | 为弥漫型，又称二重感染或菌交替症。主要表现急性腹泻，排便次数多，常见性状多呈稀液性和稀水性、脓血样便。病情重或凶险 |
| 粪便外观 | 粪便外观可以使正常成形软便，或不成形软便或稀便 | 多为程度不等的稀便，也可为黏液便、水样便、脓血便或柏油样便 | 多为程度不等的稀便，也可为黏液便，常呈黄绿色或黑色 |

续 表

| 分度 | Ⅰ度菌群失调 | Ⅱ度菌群失调 | Ⅲ度菌群失调 |
| --- | --- | --- | --- |
| 涂片所见 | 细菌总数在正常范围，正常低值或略有减少；革兰阳性杆菌在正常低值；革兰阴性杆菌多有增加；革兰阳性球菌在正常高值或增加；类酵母样菌、梭菌常有增加；总之，仅是数量和比例轻度改变 | 细菌总数明显减少或无明显改变，偶见部分病例细菌显著减少；革兰阳性杆菌明显减少；革兰阴性杆菌明显增多，有时达90%以上；有的病例革兰阳性球菌增多（常见有葡萄球菌、链球菌）、杆菌和球菌比例倒置（正常值为75：25）。类酵母菌或梭菌呈明显增多，总之，粪便菌群已有明确改变，Ⅱ度菌群失调应补做粪便细菌分离培养和鉴定 | 细菌总数呈显著减少，粪便中原来的菌群大部成员被抑制，只有一种细菌或真菌占绝对优势，最常见有葡萄球菌、白色念珠菌、致病性大肠埃希菌，艰难梭菌、铜绿假单胞菌和肺炎克雷伯菌等。总之，原菌群中的某一种少数菌成为菌群的绝对优势是Ⅲ度菌群失调症的主要特点，应同时做粪便细菌的分离和鉴定 |

注：应根据年龄、粪便性状、病情表现、用药治疗情况，综合进行判断菌群失调。各度之间并没有一个明显的指标性的分界线，要严格的区分是困难的。检验者应根据患者年龄、粪便性状、病情表现、用药治疗等情况，综合进行判断菌群失调

### （八）粪便致病菌分离与培养

目前已认识到的能从粪便中发现的病原微生物达数十种之多，如沙门菌属、志贺菌属、酵母菌，以及致病性大肠杆菌和铜绿假单胞菌等。要从大便标本的大量菌群中分离出这几十种致病菌，检验科一般采用选择性培养基如 SS 琼脂、GN 增菌液、麦康凯琼脂等。因没有一种可用于所有致病菌的选择培养基，因此临床上往往采用多种培养基联用以提高检出率。

做便培养时将无菌的咽拭子插入标本，然后在几种培养基表面涂抹，培养基上含有不同的抑制性或非抑制性药物以允许肠道正常菌群和致病菌的生长，24 h 后检查凝胶片，将可疑的菌落接种在鉴别培养基上；如果发现有伤寒杆菌和志贺菌，则还应送去做血清分型或确诊。某些微生物是少见的，有时需要特殊方法或要求才能培养出来，包括真菌（一般仅做念珠菌）、分枝杆菌、致病弧菌（如霍乱）、弯曲菌和耶尔森菌等。发现特殊微生物应向当地政府卫生部门报告。

## 二、粪便脱落细胞学检查

脱落细胞学在胸腹水、痰液、尿液、支气管冲洗液及宫颈疾病的检查中具有重要意义，已得到广泛的应用和认可。肠道脱落细胞学检查却从未得到过广泛的认可，主要是因为既往人们认为脱落细胞进入粪便后会被肠道寄生菌降解，对粪便中是否可提取完整的脱落细胞存有疑虑，后来疑虑消除，但细胞提取方法烦琐，稳定性差，曾一度面临被淘汰的边缘。近年来，随着"分子粪便学"的兴起，该项检查又重新得到了重视。

### （一）脱落细胞的提取

结肠黏膜上皮不断脱落入肠腔随粪便排出，其更新周期约为每小时 1%，整个大肠黏膜 3～4 d 即可重新更换 1 次，而生长旺盛的肿瘤组织更新更快，粪便中存在大量可供研究应用的完整脱落细胞，它们是反映结直肠黏膜上皮增生分化的窗口。提取脱落细胞可采用自然粪便，也可采用清肠粪便。提取方法几经改进，目前比较可行的有：①淘洗法。②免疫磁珠法。细胞提取出后，或涂片固定染色或进一步提取 DNA，备后续检测用。

### （二）脱落细胞形态学检查

脱落细胞检查是一种病理诊断技术，为临床提供了直接病理学诊断依据，是目前诸多大肠癌筛检技术中特异性最高的一种。提取细胞后涂片，固定，HE 染色，镜下观察，寻找异型增生细胞、可疑癌细胞及癌细胞。该检查敏感性及特异性均很高，且操作简捷、无创、患者依从性好，有助于大肠癌的诊断及筛查，具有较好的临床应用价值。

### （三）脱落细胞 DNA 含量分析

大量研究结果表明，随正常黏膜经腺瘤向腺癌的发展，DNA 含量呈逐渐增加的趋势，恶性组织细胞 DNA 含量显著地高于正常组织，96% 的恶性肿瘤患者的肿瘤细胞为非整倍体或多倍体的 DNA 含量，

DNA 直方图的峰向右偏离 2C 值，一些肿瘤细胞的 DNA 值可达 6C 或 8C，因此，DNA 含量分析对肿瘤的早期诊断，具有重要意义。与形态学检查相比克服了 HE 染色光镜观察，主观判断成分较多的缺陷，且较形态学检查能发现更早期的恶性肿瘤；但是对腺瘤的诊断尚存在一定不足，主要原因是腺瘤脱落细胞的 DNA 含量变化小，核型图像分析敏感性差。

### （四）脱落细胞基因检测

随着分子生物学的发展，人们认识到肿瘤的发生发展归因于相关基因突变，而粪便中的脱落细胞包含着与大肠癌关系密切的突变基因，粪便中基因检测可望成为筛选诊断大肠癌的新方法。如能在早期检出基因突变信息，就可以获得细胞癌变的信号，从而对肿瘤的早期诊断和预防带来积极意义。

粪便 DNA 突变检测作为新近发展的技术，具有非常大的优势：①肿瘤特异性好，目标 DNA 突变只出现在大肠癌或癌前细胞中，特异性高，目标 DNA 的突变检测准确，灵敏度高，真正做到早期诊断。②易于取样，只需取一次粪便样品即可，不受时间限制。③无痛苦，对人体无损伤。因此，用粪便 DNA 诊断早期大肠癌已经成为临床诊断的研究热点之一。

大肠癌的发展是一个多阶段的过程，在这一过程中伴随着许多基因突变。85% 的大肠癌是由于染色体不稳定所致，伴随着日益增多的 APC、p53 等肿瘤抑制基因及 K-ras 癌基因突变。另外，15% 的大肠癌是由于微卫星不稳定（MSI）所致，主要表现在 TGFBR Ⅱ 及 BAX 基因突变。

与大肠癌相关的癌基因主要有 ras、c-myc、-erb2 等，与大肠癌相关的抑癌基因主要有 APC/MCC、DCC、p53 及 RB 等。在大肠癌形成过程中，ras、c-myc 癌基因和 APC、MCC 抑癌基因的改变是早期事件。Ras 基因改变主要发生在 12、13 或 16 密码子，大约 50% 的大肠癌和 50% 的大肠腺瘤（直径大于 1 cm）发现有 ras 基因突变。等位基因的丢失最常见于 17p 染色体等位基因的缺失。虽然这种缺失在大肠腺瘤的各个时期都很少见到，但有人发现 17p 等位基因丢失与腺瘤向癌转变有关。17p 染色体等位基因丢失的常见部位为 p53 基因，K-ras、p53 基因是人类癌症最常见的突变基因，两者的检出对大肠癌的诊断很有帮助。包含 APC 基因和 MCC 基因的 5q 等位基因的缺失占散发性大肠癌的 35%。这些基因的特异性改变可成为诊断肿瘤的标记。

虽然理论上讲检测粪便 DNA 分子是最适合于大肠癌普查筛选的方法，但该技术还存在不少问题，如：①检测灵敏度不够。②临床检验缺少足够的确切标志物。③粪便 DNA 提取步骤复杂等。因此，要使粪便 DNA 突变检测成为大肠癌普查筛选的手段，在基于免疫磁珠富集上皮细胞技术的基础上，必须在粪便样本的自动化处理、单分子克隆扩增技术等方面有进一步突破。相信随着生命科学技术的发展和仪器技术的进步，通过粪便 DNA 普查筛选大肠癌将成为现实。

另有，文献报道检测肠道脱落细胞中 COX-2（环氧化酶-2）的表达，是观察肠道炎症的一种有效、无创伤性的方法，对于炎性肠病（IBD）的诊断极有前景。

## 三、血清癌标志物检查

（1）CEA 是一种相对分子量为 20 万的糖蛋白，它不仅是胃肠道恶性肿瘤的特异性抗原，而且存在于其他一些器官的肿瘤中，癌细胞分泌产生的 CEA 进入血液循环，致使消化道等癌症患者血清、血浆及各种体液中 CEA 含量异常增高。CEA 诊断消化道肿瘤的灵敏度一般为 50% ~ 70%。

（2）CA19-9 是一种神经节苷脂样物质，在血清中以黏蛋白形式存在，在消化道肿瘤的诊断方面，是一种重要的肿瘤相关抗原。

（3）CA242 抗原是一种糖类肿瘤标志物，在恶性肿瘤患者血清中 CA242 都有较高的阳性检出率。但在良性疾病或正常对照组血清中几乎不产生或含量甚微。有研究报道，CA242 对胰腺癌和直肠癌是一种有价值的标志物。

（4）CA724 是胃肠道肿瘤和卵巢癌的标志物，结肠癌中含量较高。

以上血清标志物单独应用诊断结直肠癌的阳性率均不甚满意，对有条件的患者应行肿瘤标志物的联合检测，以提高肿瘤的阳性检出率。需要指出的是各种肿瘤标志物不是恶性肿瘤所特有，联合检测在提高恶性肿瘤检出率的同时，也增加了假阳性的概率。因此，应动态追踪观察和联合检测肿瘤标志物，并结合临床表现，才能有效提高肿瘤诊断的准确率，降低漏诊率。目前以上几种肿瘤标志物被广泛用于判断手术疗效，监测术后有无复发或转移，正常情况下术后标志物水平应大幅下降，并在随访过程中进一步下降或平稳，如出现明显上升则需高度怀疑肿瘤局部复发或远处转移。

由于目前所应用的标志物均存在明显的假阳性、假阴性率，临床实际中无法应用到肿瘤的早期诊断。研究者们正在努力寻找新的标志物。

# 第三节　肛肠动力学检查

肛肠动力学检查，是近 40 年来新兴起来的检查技术。是一门融力学、应用解剖学、神经生理学、生态学等多门学科为一体的研究肛肠功能及其相关疾病的一门学科。亦即所谓的肛管直肠功能检查法。是在运动状态下的功能进行定性、定量观察。指导临床诊断及治疗和评价手术前后肛管直肠功能常用的检测手段有肛管直肠压力测定、结肠传输试验检查、排粪造影、盆底肌电图、肛管内超生检查。有些检测仪器价值昂贵，一般医院没有这种设备，不能常规应用。但了解这些检查的机制、方法、注意事项及其临床意义对肛肠动力学改变性疾病的诊断有重要的参考价值。

## 一、肛门直肠压力测定

### （一）机制

肛管内外括约肌是构成肛管压力的基础。在静息状态下，80% 的肛管压力是由内括约肌张力形成的，20% 是由外括约肌张力形成的。在主动收缩肛门括约肌的情况下，肛管压力显著提高，其压力主要由外括约肌收缩形成。因此，在静息及收缩状态下测定肛管压力，可了解内外括约肌的功能。

肛管直肠压测定的仪器很多，但原理相同，均由测压、导管、压力换能器、前置放大器及记录仪四部分组成。测压导管分充液式和充气式，以小直径、充液式、多导、单气囊导管为常用。压力换能器是把测得的压力信号转换为电信号。因换能器输出的电信号较小，要通过前置放大器进行放大，并通过计算机显示数字及分析处理。

### （二）检查前准备

排净大小便，以免肠中有便影响检查。不要进行指诊、镜检及灌肠，以免干扰括约肌功能及直肠黏膜影响检查结果。事先调试好仪器、准备消毒手套、注射器、液状石蜡、卫生纸等。

### （三）操作方法

1. 肛管静息压、肛管收缩压及肛管高压区长度测定

患者左侧卧位，将带气体的测压导管用液状石蜡滑润后，从肛管测压孔进入达 6 cm，采用控制法测定，每隔 1 cm 分别测定距肛缘 1 ~ 6 cm 各点的压力。肛管静息压为受检者在安静状态下测得的肛管内各点压力的最大值。肛管收缩压为尽力收缩肛门时所测得的肛管内各点压力。静息下的各点压力中，与邻近数值相比、压力增加达 50% 以上的区域为肛管高压区，其长度即为肛管高压区长度。

2. 直肠肛管抑制反射（RAIR）

指扩张直肠时，内括约肌反射性松弛，导致内压力迅速下降。正常情况下，向连接气体的导管快速注入空气 50 ~ 60 mL，出现短暂的压力升高后，肛管压力明显下降，呈陡峭状，然后缓慢回升至原水平。出现上述变化称为直肠肛管抑制反射存在。

3. 直肠感觉容量、最大容量及顺应性测定

向气体内缓慢注入生理盐水，当患者出现直肠内有异样感觉时，注入液体量即为直肠感觉容量（Vs），同时记录下此时直肠内压（P1）。继续向气体内缓慢注入液体，当患者出现便意急迫不能耐受时，注入液体量即为直肠最大容量（$V_{max}$），同样此时的直肠记录下内压（P2）。直肠顺应性是指在单位压力作用下直肠顺应扩张的能力，故直肠顺应性（C）可按以下公式计算：

$$C = \triangle V / \triangle P = V_{max} - Vs/P2 - P1$$

### （四）肛管直肠压力测定的正常参考值及临床意义

1. 正常参考值

由于目前国际上尚缺乏统一的肛管直肠测压仪器设备及方法，故各单位参考值有所不同，同时还应根据患者具体情况综合分析，不能孤立地根据数值去判断，肛管直肠压各正常参考值见表2-3。

表2-3　肛管直肠测压正常参考值

| 检查指标 | 正常参考值 |
| --- | --- |
| 肛管静息压 | 6.7 ~ 9.3 kPa |
| 肛管收缩压 | 13.3 ~ 24.0 kPa |
| 直肠肛管抑制反射 | 存在 |
| 直肠顺应性 | 2 ~ 6 mL/cmH$_2$O |
| 直肠感觉容量 | 10 ~ 30 mL |
| 直肠最大容量 | 100 ~ 300 mL |
| 肛管高压区长度 | 女性 2.0 ~ 3.0 cm<br>男性 2.5 ~ 3.5 cm |

2. 肛管直肠测压的临床意义

（1）先天性巨结肠症：测量时直肠肛管抑制反射消失，据此可诊断该病。

（2）肛门失禁：肛管静息压和收缩压显著下降，肛管高压区长度变短或消失。直肠肛管抑制反射消失者，可致大便失禁。若仍有直肠肛管抑制反射者，不会引起失禁。对肛门失禁者行括约肌修补术或成形术者，手术前后做肛管测压，可观察术后肛管压力回升及高压区恢复情况，为判定疗效提供客观依据。

（3）习惯性便秘：可见直肠肛管抑制反射的阈值增大，敏感性降低。引起肛管及直肠静息压增高，肛管变长，耻骨直肠肌紧张。

（4）痔：桥本等报道Ⅰ期、Ⅱ期内痔肛管静息压与正常人无明显差别，Ⅲ期内痔肛管静息压明显下降，可平均下降 2 196 Pa（22.4 cmH$_2$O），手术后可基本恢复正常。

（5）肛裂：Hancock 报道肛裂患者肛管静息压明显高于正常人，肛裂为（130±43）cmH$_2$O/（12 949 ± 4 217）Pa，正常人为（88 ± 34）cmH$_2$O/（8 630 ± 3 334）Pa，高差 42 cmH$_2$O/4 119 Pa，同时肛管收缩波可有明显增强，治愈后可恢复正常。如术前肛管测压、对静息压明显升高者行内括约肌切断术，疗效较好，否则效果不佳。

（6）肛瘘：原宏介报道肛瘘术前压力与正常人无明显差别，手术切断内、外括约肌及耻骨直肠肌后可见肛管收缩压降低，直肠肛管抑制反射减弱，肛门失禁。

（7）其他：肛管直肠周围有刺激性病变，如括约肌间脓肿等可引起肛管静息压升高；直肠脱垂者该反射可缺乏或迟钝，巨直肠者直肠感觉容量、最大容量及顺应性显著增加，直肠炎症、放疗后的组织纤维化均可引起直肠顺应性下降。肛管直肠测压还对术前病情及术后肛管直肠括约肌功能评价提供客观指标。

## 二、肛管腔内超声检查（AES）

肛管腔内超声检查时近年来用于肛肠科的新技术，传统的直肠腔内超声能清晰地显示直肠壁的各层结构、主要用于直肠恶性肿瘤的诊断，而肛管腔部超声与之不同，它能清晰地显示肛管周围复杂的解剖结构，具有无创伤、操作简便、价格低廉的优点，对肛肠动力学改变的疾病中，特别是肛周脓肿、肛门失禁的诊断中有着重要的参考价值。

### （一）仪器与设备

由超声探头、扫描显示仪、记录仪组成。超声探头直径约 1.7 cm，内装有频率为 7 MHz 的超声发生器，其焦距长度为 2 ~ 4.5 cm，为显示肛周结构，检查时探头通常置于带水的球体中。扫描显示仪能将图像清晰的显示与屏幕上，并进行储存，记录仪可将图像打印在纸上，供临床医师参考。

## （二）检查方法

助患者排空粪便，调试好仪器后，取左侧卧位。先做指诊了解括约肌张力及润滑肛管；将已润滑带水体的探头轻柔的深入肛内，同时打开显示仪。肛管的上、中、下三部分在 B 超下显示不同的组织结构特点。肛管上部可显示耻骨直肠肌内括约肌和外括约肌深部；肛管中部主要显示内括约肌及外括约肌浅部，肛管下部主要显示外括约肌及肛尾韧带。检查时一般按上、中、下三个平面的顺序进行。

## （三）临床意义

各种原因造成的括约肌损伤致肛门失禁者，在肛管的中、下平面 B 超图像中，可表现为回声不一的缺损区。括约肌间小脓肿、瘘管亦可在 B 超下得到显示。对内括约肌、耻骨直肠肌肥厚所致的便秘，肛管腔内超声检查也有一定的参考价值。特别是通常方法难以确诊，而一次手术失败率较高的高位脓肿诊断尤准。超声显像脓肿多表现肛周软组织内低回声或液性暗区，为圆形或椭圆形，亦有不规则形，边界模糊不清，后壁回声较强。其中不均匀低回声型为脓肿早期。软组织充血水肿，尚未形成脓肿。显示不均匀液性暗区，为脓肿中期，软组织为蜂窝织炎伴部分液化，显示均匀性液性暗区，为脓肿晚期，软组织坏死明显，大量脓液形成，显示强回声与低回声混合型，因脓肿迁延时间长，部分软组织机化，纤维组织增生多是瘘管形成所致。杨光等根据手术记录与超声检查对照，结果显示对肛周脓肿位置、范围、深度及与肛管直肠、括约肌之关系判断准确率为 100%，对地位脓肿内口准确率为 93.9%，高位脓肿内口位置准确率为 95.8%。

## 三、结肠传输实验

结肠传输实验是目前诊断结肠传输型便秘的重要方法，测定方法是：不透光标志物追踪法，简单、易行、廉价、无创性、安全、可靠，无须特殊设备等优点，得到广泛的应用。

## （一）机制

正常成人结肠顺行推进速度约为每小时 8 cm，逆行速度约为每小时 3 cm，每小时净推进距离约 5 cm。结肠推进速度可受诸多因素影响。如进餐后进餐速度可高达每小时 14 cm，但逆行速度不变；肌注某些拟副交感药物后，净推进速度可高达每小时 20 cm，而一些便秘者其净推进速度可慢至每小时 1 cm。不透光标志物追踪法，就是通过口服不透 X 射线的标志物，使其混合于肠内容物中，在比较接近生理的条件下，射片观察结肠运动情况。尽管结肠运输时间反映的是结肠壁神经肌肉功能状态，但一次口服 20 粒同时到达盲肠，标志物在结肠内的运动不是以集团式推进，这是由于标志物从口到盲肠的运行时间受进餐时间、食物成分、胃排空功能及小肠运输等因素影响，只能了解结肠运动总体轮廓，不能完全反映结肠各段的功能状态。为保证结果的准确可靠，标志物不能过重，应与食糜或粪便比重相似，且显示清楚，不吸收、无毒、无刺激。目前，国内外已有商品化标志物供应。

## （二）检查方法

受试者检查前 3 d 起，禁服泻剂及其他影响消化道功能的药物，按一定标准给予饮食（每日含 14 g 左右纤维），保持正常生活习惯不作特殊改变。因检查期间不能用泻药，液不能灌肠，对那些已有多日未能排便，估计难以继续坚持完成检查者，待便后再按要求准备。因黄体期转运变慢，故育龄妇女应避开黄体期检查。检查日早餐后，吞服装有 20 粒不透 X 射线标志物的胶囊 1 粒，于服药后 24 h、48 h 和 72 h 各拍腹部 X 线片 1 张，计算标志物的排除率及其分布。读片法从胸椎棘突至第 5 腰椎棘突做连线，将大肠分为右侧结肠区，左侧结肠区、直肠乙状结肠区 3 个区域，通过者 3 个区域来描述标志物位置。标志物影易与脊柱、髂骨重叠，须仔细寻找，有时结肠、肝、脾曲位置较高，未能全部显示在 X 线片上，应与注意。

## （三）正常参考值

正常成人在口服标志物后，8 h 内所有标志物即可进入右半结肠，然后潴留于右半结肠达 38 h，左半结肠 37 h，直乙状结肠 34 h，正常参考值是口服标志物后 72 h 至少排出标志物的 80%（16 粒）。

## （四）临床意义

结肠传输试验时诊断结肠慢传输型（结肠无力型）便秘的首选方法，可鉴别结肠慢传输型和出口梗阻型便秘。前者不能手术，后者应根据排粪造影结果选择适宜的手术方式。除标志物通过时间延长外，根据标志物分布特点便秘可分4型。①结肠慢传输型：标志物弥漫性分布于全结肠。②出口梗阻型：标志物聚集在直肠乙状结肠交界处。此型多见，常见于巨结肠、直肠感觉功能下降及盆底失迟缓综合征。③左结肠缓慢型：标志物聚集在左结肠乙状结肠区，可能为左结肠推进无力或继发于出口梗阻。④右结肠缓慢型：标志物聚集于右结肠，此型少见。

## 四、排粪造影

通过向患者直肠内注入造影剂，对患者"排便"时肛管进行动、静态结合观察的检查方法，能显示肛管直肠的功能性和器质性病变，为便秘的诊断、治疗提供依据。此法先由 Broden（1986）用于小儿巨结肠和直肠脱垂的研究。20世纪70年代后期才应用于临床。我国于20世纪80年代中期由卢任华等开始临床应用研究，并制定了相应的标准。

### （一）机制

向直肠注入造影剂，观察静坐、提肛、力排、排空后直肠肛管形态及黏膜相变化，借以了解排粪过程中直肠肛管等排便出口处有无功能和器质性病变。

### （二）检查方法

检查前8 h冲服番泻叶9～15 g清除积粪。检查时，先将导管在透视下插入肛门，注入钡液约50 mL，使之进入乙状结肠及降结肠远端，拔出导管，向肛门探入注射枪，注入糊状造影剂约500 g。嘱患者坐在座桶上，调整高度使左右股骨重合并显示耻骨联合。分别摄取静坐、提肛、力排、排空后直肠侧位片，必要时摄正位片，同时将整个过程录制下来。

测量项目：①肛直角：肛管轴线与近似直肠轴线的夹角。②肛上距：耻尾线尾耻骨联合与尾骨的连线，它基本相当于盆底位置。肛上距为肛管、直肠轴线交点至耻尾线的垂直距离。③耻骨直肠肌于肛直交界处后方压迹至耻骨距离。④直肠前突深度：前突顶端至开口上下缘连线的垂直距离。

### （三）测量项目正常参考值

见表2-4，值得注意的是排粪造影时一个动态检查过程，前后对比分析有时比孤立参照所谓"正常值"更重要。

表2-4 排粪造影测量数据正常参考值

| 测量项目 | 正常参考值 |
| --- | --- |
| 肛直角 | |
| 　静态 | 70°～140° |
| 　力排 | 110°～180° |
| 　提肛 | 75°～80° |
| 肛上距 | ＜3 cm |
| 耻骨直肠肌长度 | |
| 　静态 | 14～16 cm |
| 　力排 | 15～18 cm |
| 　提肛 | 12～15 cm |
| 直肠前突 | ＜3 cm，排空造影剂 |

### （四）临床意义

排粪造影是诊断出口梗阻型便秘的重要检查方法，几种常见功能性出口型便秘的造影如下。

1. 耻骨直肠肌失弛缓症

正常排便时耻骨直肌松弛肛直角变大，此病力排时肛直角增大不明显，仍保持90°左右或更小；耻骨直肠肌长度无明显增加，且多出现耻骨直肠肌压迹。

2. 耻骨直肠肌肥厚症

肛直角小，肛管变长，排钡很少或不排，且出现"搁架"征。该征是指肛管直肠结合部后上方在静坐、力排时均平直不变或少变，状如搁板。它对耻骨直肠肌肥厚症有重要的诊断价值。同时可作为与耻骨直肠肌失弛缓症的鉴别要点。

3. 直肠突变

为直肠壶腹部远端呈囊袋状向前（阴道）突出。该征象可出现无症状的志愿者中，故只有膨出大于3 cm才有意义。其实并不尽然，口部巨大且开口向下的重症直肠前突必须开口小，纵深，排粪终末钡滞留三大特征并指压阴道后壁方能排便的病史为重要的参考依据。

4. 直肠前壁黏膜脱垂及内套叠

增粗而松弛的直肠黏膜脱垂与肛管上部，造影时该部呈凹陷状，而直肠肛管结合部的后缘光滑连接。当增粗松弛的直肠黏膜脱垂在直肠内形成大于3 cm深的环状套叠时，即为直肠内套叠。

## 五、球囊逼出试验

将球囊置于受检者的直肠壶腹部，注入37℃温水50 mL，嘱受检者取习惯排便姿势尽快将球囊排出。正常在5 min内排出。有助于判断直肠及盆底肌的功能有无异常。

## 六、盆底肌电图

受检者取左侧卧位，可用针电极、柱状膜电极或丝状电极，分别描记耻骨直肠肌外括约肌的肌电活动，可判断有无肌源性和神经源性病变，此仪器价值昂贵，仅个别大医院有此设备，除特殊需要，一般不做此项检查。

微信扫码
◆ 临床科研
◆ 医学前沿
◆ 临床资讯
◆ 临床笔记

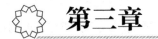

# 第三章
## 直肠、肛门手术的术前准备及术后处理

### 第一节　手术前评估及手术方案的准备

#### 一、手术前评估

疾病的治疗效果取决于诊断的正确与否，只有在正确诊断前提下，才有可能获得成功的治疗。对大肠、肛门外科疾病的患者来说，如果因诊断错误而进行了不恰当的手术治疗，不仅难以治愈疾病，还有可能造成新的损害，使病情复杂化，甚至终身残疾，增加了治疗的难度。因此，原发疾病的正确诊断对外科治疗至关重要。实践中，要求外科医师在决定治疗方案或手术方式之前，尽可能明确诊断。对于大肠、肛门手术前应对几方面进行评估：①患者是否能耐受某种手术，这种手术对患者可能会产生哪些损伤。②计划所施行的手术是否能适合患者的情况，这种手术能否取得预定的效果。③对于肿瘤手术，要考虑到在患者身上能否获得根治的效果。④对患者局部与全身情况应全面评估，避免术后产生各种不良影响。

对于疾病的诊断，总是依据有关的病史、体格检查和辅助检查(包括实验室及特殊检查)得出。临床上，大部分疾病（如阑尾炎）根据典型的症状和体征即可做出诊断。然而，有些临床表现不典型或比较复杂的疾病，需要通过对病情变化的观察，如要系统地询问，对以前的住院记录要详细查看，有时家族史也非常有启示，并做一些相关的辅助检查，而后将所得的资料加以科学的分析，才可做出正确的诊断。例如，对腹部肿块的诊断，往往需要在病史、体检的基础上，选择做腹部 B 超、X 线胃肠气钡双重造影、泌尿系造影、血管造影和 CT 扫描等检查，来鉴别肿块是位于腹壁、腹腔还是腹膜后，肿块属实质性还是囊性，起源于何种组织或哪个脏器，以推断出可能的诊断。也有些肿块的诊断最后还需要依靠剖腹探查及病理组织检查来明确。

Bulkey 报道，有诊断价值的信息，70% 来自病史，20% 来自体检，其余 10% 来自实验室和辅助检查。例如直肠癌，有经验的外科医师凭借详尽的病史询问及直肠指诊，90% 的患者可明确诊断。但目前仍有一些医师对可疑直肠癌患者不做这一常规检查，以致延误诊断和治疗，有人统计 50% 的患者延误诊治。实际上，这种诊断方法简单可行，经过直肠指检还可判断肿块的大小和浸润程度，是否固定，有无肠壁外、盆腔内种植性转移等。这表明绝大部分疾病的诊断要立足于病史采集和体检。但是，随着医学科学技术的发展，一些先进的辅诊检查不断问世。例如，放射免疫测定（radio immuno assay，RIA）法，它是一种将放射性核素分析的灵敏性和免疫反应的特异性相结合的测定方法，对肿瘤的诊断具有较高的价值。外科常用它来测定甲胎蛋白（AFP）和癌胚抗原（CEA），以诊断肝癌和胃肠道癌。又如，选择性血管造影、数字减影血管造影（digital subtraction angiography，DSA）、超声波成像、经内镜直肠摄影、放射性核素显影、计算机体层照相术（computed tomography，CT）、磁共振显像（magnetic resonance imaging，MRI）等已形成一门新的学科——医学影像学，使人们对许多疾病有了新的认识和发现。此外，直肠内超声显像检查是以探测直肠癌外侵和肿瘤对直肠壁的浸润程度为目的的一种新的诊断方法。直肠内超声显像检查能正确地诊断出肿瘤所侵犯的部位及大小，已愈来愈多地受到临床医师的重视和应用。

## 二、术前准备

**1. 一般准备**

当确定诊断并有手术适应证时，就应制定完善的手术方案，包括麻醉、切口、手术方案和时间的选择，术中可能发生的意外及保护措施等。如诊断把握性较大时，可按手术学常规切口进行手术。如把握性不大，可在腹痛部位最明显处做相应的探查切口（经右侧腹直肌或经左侧腹直肌），这样如遇到意想不到的病情时，可以向上、下延伸，扩大切口，便于处理病变。特别对大肠肛管肿瘤需行人工肛门手术的患者，应做好思想工作，以免患者拒绝接受手术。

**2. 手术时机选择**

手术时机的选择十分重要，尤其是大肠、肛门外科急症患者。例如，急性阑尾炎、消化道穿孔、肠扭转、肠系膜血管栓塞、肠梗阻、肛周脓肿等。一般来说，诊断确立后应立即进行手术。但临床上往往遇到一些特殊病例，症状与体征不典型，尤其是老年和儿童患者，因病情变化快，需要争分夺秒，采取果断措施进行手术治疗，以免延误手术时机，影响预后。对大肠肿瘤只要诊断明确，就应积极准备，不宜迟延过久，应该在近期内手术。

**3. 手术中的情况估计与对策**

大肠肛门外科的病种繁多，病情复杂，手术过程中可能遇到各种各样的情况。所以，术前应对术中可能发生的问题做到充分估计，并准备好对策。一般来说，对术中可能发生的情况估计得愈充分，术中遇到的困难与险情愈少，手术效果愈满意，患者预后更理想。特别需要指出的是，对60岁以上的老年人，在施行手术之前，应做好全面系统检查与充分准备，针对重要脏器做原发疾病的治疗，纠正和恢复功能。此后，根据全身状态确定老年人外科疾病的手术适应证，使其顺利渡过手术期。

手术方案的选择应根据患者的个体情况决定，如一低位直肠癌患者已属中晚期，若癌肿能切除，当然 Dixon 手术为佳，但切不干净时，则不应该做 Dixon 手术；但可考虑做 Miles 手术；若不能做根治性手术时，则可做 Hatman 手术；若患者已有肝转移时，为保证患者的生存的质量，也可考虑做 Dixon 手术。又如一患者患了乙状结肠癌或高位直肠癌合并完全性肠梗时，若患者全身情况差，不能耐受大手术时，则应做肿块近端的结肠双筒造口术，然后再考虑Ⅱ期手术；若肿块能切除，则切除肿瘤，关闭远端肠管，近端肠管造口，然后再考虑Ⅱ期关瘘术；若患者情况很好时，可考虑做大肠次全切除，回肠与直肠吻合，笔者曾做过4例，术后恢复顺利。

# 第二节　手术前并发症的处理

对于某些疾病的患者，如果不能正确估计和未能妥善处理手术前并发症，将大大增加手术危险性。

**（一）心脏病**

手术时可能因长时间麻醉而发生缺氧、二氧化碳潴留、酸中毒、血容量减少、周围血管阻力下降，均能抑制心脏功能，使有病的心脏更加不能耐受。手术时患者处于应激状态，儿茶酚胺大量分泌，而诱发心排出量下降，心肌供血不全，或诱发心律失常，使病情恶化。心脏病患者对术后并发症如肺不张、心肌缺血等的耐受性很低，易发生危险。因此术前必须充分估计。

**1. 高危患者**

（1）术前3个月内曾得心肌梗死者。

（2）严重主动脉瓣狭窄，患者可骤然死亡。

（3）高度房室传到阻滞，心房率70次/min，心室率仅30～40次/min者病死率极高。

（4）心力衰竭未加控制者不能耐受手术和麻醉。

**2. 术前准备**

（1）洋地黄的预防性应用：术前是否应用洋地黄类药物，取决于术前患者的心功能情况。此类药物的应用是期望术前心功能处于最佳状态，一般最好从小剂量开始，达到最佳维持量。

（2）心律失常的纠正：室性期前收缩频繁者可静脉滴注利多卡因，以2g利多卡因加于5%的葡萄糖内（1000 mL），以2 mg/min的速度滴入。术前开始，术中维持。

（3）伴有较严重的心脏病患者：术前、术中、术后最好请内科医生协助监护。

### （二）高血压病

高血压患者手术时容易出血，麻醉时血压波动不稳，术后可能骤然降低，容易发生脑血管意外。对于已有心脑肾损害者危险性极大，病死率很高。

高血压合并充血性心力衰竭者术前应积极处理：

（1）应用利尿剂。

（2）抗高血压药物、血管扩张剂、增强心肌收缩力的药物（如洋地黄）的应用。用抗高血压药物不宜过低的降压，最好合用利尿剂。原则是轻症者限制食盐，服利尿剂。无效时加用抗高血压药。如上述处理无效加用血管扩张剂。

（3）手术前应用利舍平者应于术前2周停用。如停用后血压又升，可用排出较快的降压药。严重高血压术前不能停用利舍平者，术中应防止血压下降。舒张压以控制在14 ~ 14.7 kPa（105 ~ 110 mmHg）为宜。

### （三）糖尿病

**1. 一般准备**

糖尿病患者在手术后期病情加剧，酮血症增加。这类患者极易发生感染。手术前应对病情进行控制。一般需要查血糖、尿糖外，还要做血清电解质、血化学检查、血尿素氮、血清肌酐等，必要时行血气分析。

**2. 血糖准备**

（1）血糖及尿糖须调整并保持在最佳水平，否则需要重新调整。

（2）术前须重查血糖及尿糖以核查病情，调整控制降糖药物的剂量。

（3）对口服降糖药或长效胰岛素者，于术前2 ~ 3 d改用正规胰岛素。已经使用正规胰岛素者，在手术日晨将日需量的皮下注入，随即开始输入10%葡萄糖液；或在静脉输液时将糖和胰岛素同时输入，其比例3 ~ 5 g糖：1 U胰岛素。术后仍然需要处理。

# 第三节　肛门部手术前准备

肛门部手术前准备包括肛门、肛管和直肠下部常见疾病一般手术的准备，如痔、肛瘘、肛裂、肥大乳头和息肉等手术的准备。

**1. 检查**

详细询问发病经过，做全身检查，尿常规检查，血常规检查，血沉、出血和凝血时间检查，X线胸部透视。高血压、糖尿病和严重营养不良应先治疗或得到控制，脱水和电解质紊乱应予矫正。直肠窥器检查确定病变情况和范围，有的需要做特殊检查。

**2. 饮食**

不常限制饮食，手术前日晚餐可给少渣饮食，或手术前8 h禁食。如在下午手术，早晨可给流质饮食。

**3. 灌肠**

手术前晚温水灌肠1次，以免直肠内存积粪便，妨碍手术；手术后第1次排便通畅，避免干硬粪块。有的排便正常患者，每日定时排便，手术前能自行排便，也可不用灌肠。常用以下几种灌肠方法：

（1）温水灌肠：是常用的灌肠方法。用约40℃的温水，如无温度计，可以手部试验，以不烫为度，不加药物。常用直肠管为14 ~ 16号软橡胶管，接连灌肠吊筒，筒内盛温水，胶管涂水溶性滑润剂，排出管内气体。患者平卧，将直肠管插入直肠，距肛门缘6 ~ 7 cm，抬起吊筒高于肛门30 ~ 90 cm，使水以缓慢均匀的速度流入直肠，一般流入500 ~ 700 mL后将管拔出。

（2）盐水灌肠：即用大量生理盐水，反复分次灌洗，直到排出的液体清亮无粪渣为止。生理盐水灌肠可避免引起水中毒和电解质丢失。

（3）碳酸氢钠灌肠：适用于肠内分泌物较多或直肠有刺激症状的患者。将碳酸氢钠 4 g 溶于 500 mL 水内灌肠，可减少肠内黏液，减轻里急后重。

（4）油剂或液状石蜡灌肠：常用温花生油或温液状石蜡 60 ~ 100 mL，缓慢注入直肠，做保留灌肠，可减轻里急后重。

（5）过氧化氢灌肠：直肠内粪便干硬，排出困难，可用 3% 过氧化氯溶液 60 mL 溶于 500 mL 水内灌肠，可使于硬粪块变软，容易排出，但有时可引起出血性直肠炎。

（6）磷酸二氢钠灌肠：磷酸二氢钠 16 g 和磷酸氢二钠 6 g 溶于 100 mL 水内灌肠，这种灌肠方法简单，作用也快，灌入后 5 ~ 10 min 即能排便。

（7）结肠灌洗：适用于粪便嵌塞，常用于肠功能不良，粪便排出不畅，结肠内存积大量粪便，发生肠梗阻症状，宜用结肠灌洗。将软橡胶管放入直肠接连三通管上，将盐水用低压缓慢灌入结肠，然后将盐水由三通管排出，再灌入盐水又排出。反复多次灌洗，使粪便逐渐排出，或过一段时间再反复灌洗可解除肠梗阻。

4. 皮肤准备

包括将肛门部、会阴部和骶尾部的毛完全剃去，会阴部和肛门部用肥皂水冲洗，有利于手术时消毒皮肤，便于手术后伤口的处理。肛门直肠脓肿疼痛的患者可在麻醉后或给止痛药后再准备皮肤。

5. 安眠药和镇痛药

手术前晚给安眠药 1 次，如地西泮 5 mg，或异戊巴比妥钠 0.2 g，使患者安睡，减少恐惧，手术前 2 h 再给 1 次。手术前 0.5 ~ 1 h 皮下注射哌替啶 50 ~ 100 mg 或吗啡 8 ~ 10 mL。

6. 抗生素

非化脓性疾病不给抗生素，慢性化脓性疾病如肛瘘等也不给抗生素，如有急性炎症和化脓的手术前应给抗生素。

7. 常用器械

一般手术刀和弯形刀、直剪和弯剪、海绵钳和皮肤镊、直止血钳和弯止血钳、粗细直探针、钩探针、槽探针、弯槽探针、直肠镜、两叶和三叶窥器、大小刮匙、弯缝针和粗细缝线，这些是必需的器械。

# 第四节　直肠手术的肠道准备

结、直肠癌根治术，肛门括约肌修补术和肛管直肠成形术等，以及肛门的各种手术均须做直肠、结肠肠道准备。肠道准备的目的是清除肠道内容物，减少肠内细菌数量，防止手术后感染发生并发症。大肠是人体内最大的细菌和毒素库，粪便中细菌的重量占粪便干重的三分之一。粪便中的细菌有 400 多种，含有大量的需氧菌和厌氧菌，而且这些细菌都是导致腹部感染的常见致病菌。厌氧无芽孢革兰阴性杆菌是结肠最常见的细菌，主要是拟杆菌，正常人每克粪便内有 $10^9$ ~ $11^9$；需氧菌主要是大肠杆菌属，正常人每克粪便内有 $10^4$ ~ $10^6$。其次是需氧乳杆菌、厌氧乳酸菌和链球菌。另外有少量变形杆菌、假单胞菌、梭状芽孢杆菌和葡萄球菌。结肠和直肠手术后感染因手术时沾染了肠内的拟杆菌、脆性拟杆菌、大肠杆菌和由皮肤来的葡萄球菌；葡萄球菌在感染开始时无大影响，但在肠内细菌引起感染中起重要协同作用。沾染范围按流出肠内容量数、细菌数量和局部组织抵抗力有所不同，所以在大肠手术前，如能将肠道中的细菌降至最低限度，就能减少和防止手术后的并发症的发生，保证手术的成功。

## 一、机械性肠道准备

大肠机械性清洁是大肠手术肠道准备的最重要方法之一，是手术前肠道准备最基本的措施。当大肠内充满成形的粪便时，不但手术污染腹腔的危险性增大，并且粪便团块本身就是细菌的最好滋生和保护环境，使口服抗生素无法发挥其作用。清洁的肠道可增加口服抗生素在胃肠道内及血浆中的浓度，提高抗生素的效力。目前，机械性肠道准备主要包括饮食调整、导泻和灌肠。

1. 饮食调整

（1）传统方法：术前第三天给予半流质食物，术前第二天给予流质食物，术前第一天禁食。术前三天的饮食调整能够有效地减少粪便中的食物残渣和粪便量，缺点是时间长，效果有时并不完全满意。

（2）要素饮食：最初要素饮食是为宇航员研制的一种无渣的饮食，其所有的成分都能被机体所吸收。要素饮食在医学上主要应用于肠内营养。要素饮食制剂近十几年来发展很快，营养素愈来愈齐全，而且各种营养素的比例更符合机体的需要。目前，临床应用最多的要素饮食制剂为安素（ensure）和能全素（nutrison）。安素和能全素都能配制成等渗溶液，口感好，易被患者接受。术前 5 ~ 7 d 口服，可最大程度地减少肠腔中粪便量，且患者无任何痛苦。

2. 导泻

（1）甘露醇：甘露醇是一种在肠腔中不被吸收的晶体溶液，进入肠腔中可以使肠腔消化液渗透压增高引起渗透性腹泻，将肠腔内容物排出体外，达到清洁肠道的作用。

如果患者排便次数每日超过 2 次或解稀便，一般口服甘露醇 500 mL 即可达到要求。若常有便秘或近几日粪便干结者，口服量可增加到 1 000 mL，必要时可再增加。绝大多数患者在服药后 30 min 后就出现腹泻，腹泻 2 ~ 4 次后，肠道基本清洁。由于甘露醇在肠腔中不吸收，形成高渗作用，其导泻作用较强，患者常有腹胀、腹痛或不适感，一般不需特殊处理。如有脱水，患者需加服生理盐水。

（2）番泻叶：番泻叶是一种中草药，其药理作用是在体内水解产生大黄素，大黄素刺激肠蠕动，从而引起腹泻。该药剂量大时，对肠壁的刺激作用很强，患者出现肠蠕动亢进，少数患者甚至出现较剧烈的疼痛。因此，番泻叶的剂量不宜过大，一般以 5 g 为宜，大多数患者服 5 g 番泻叶 4 ~ 7 h 后开始排便。番泻叶导泻的优点是价廉，护理简单，对患者影响小。

（3）果导：果导属于酚酞类药物，可将水分吸入肠腔，同时刺激肠蠕动。果导导泻的效果缓慢，从服药到首次排便需要 13 ~ 16 h。长期服用此药可产生耐药性，可加大剂量或 1 g 顿服。只有少数患者在服药后第三天才开始腹泻。

3. 灌肠

（1）温开水灌肠法：手术前晚或术前半日、术前 3 h，将 500 ~ 800 mL 温开水加入灌肠器，软质肛管外涂以润滑剂，插入肛门内 6 ~ 10 cm，使水缓慢灌入盲肠后将肛管拔出，等 20 min 之后进行排泄。

（2）盐水灌肠法：取 0.9% 生理盐水 500 mL 灌肠，方法同上。

4. 全消化道灌洗

传统的机械性肠道准备——饮食调整、结肠灌洗，虽然也能取得较高的肠道清洁度，但存在准备时间长、对全身状况影响大、患者不易耐受的缺点。一多年来人们一直在探索一种能够在短时间内就能使肠道清洁的方法。临床医师在用生理盐水进行全消化道灌洗治疗霍乱时，意外地发现全消化道灌洗可以清洁肠道，而且清洁肠道的效果要比传统的肠道准备方法好。

（1）生理盐水全消化道灌洗法：生理盐水是最初常用的肠道灌洗剂。将生理盐水加温至 37℃，以每小时 400 mL 的速度从胃管注入。一般在 1 h 后，粪便由成形变为液状。一直灌洗至从肛门排出的液体完全没有粪渣为止，整个过程大约需 4 h，生理盐水总量 10 ~ 12 L。与传统的肠道准备方法相比，生理盐水全消化道灌洗使准备时间大大缩短，肠道清洁度高。但是，生理盐水全消化道灌洗需要的液体量大，患者不易耐受，有过多的水钠吸收；同时有钾和碳酸氢盐的丢失，在老年人、心脏病和肾功能有障碍等患者，使用生理盐水全消化道灌洗有一定的危险性。

（2）聚乙二醇电解质灌洗液全消化道灌洗法：聚乙二醇电解质灌洗液（polyethylenelec-trolyte lavage solution，PEG-ELS）是一种等渗、平衡的电解质灌洗液。成分为：125 mmol 钠、10 mmol 钾、80 mmol 硫酸盐、35 mmol 氯、20 mmol 碳酸氢盐和 20 mmol 聚乙二醇。与生理盐水相比，增加了钾、碳酸氢盐和聚乙二醇。钾和碳酸氢盐能够有效地减少或阻止由于消化道灌洗所造成的钾和碳酸氢盐的丧失，硫酸盐可减少钠的吸收。在检查的前一天晚上，患者口服或通过胃管注入聚乙二醇电解质灌洗液，速度为 1 ~ 1.25 L/h，直到直肠排泄物变清为止。整个过程约需 5 h，液体 4 L。Eronstoff 曾对聚乙二醇电解质灌洗液用于全消化道灌洗进行了前瞻性研究，发现 PEG-ELS 全消化道灌洗肠道清洁效果非常好，肠道清洁度比传统方法要高。除少数患者有轻度的恶心外，无其他严重不适，患者耐受良好。肠道准备前后，患者的体重、生命体征、心电图及全血细胞计数等均无显著性变化。PEG-ELS 对机体无不良影响，患者使用非常方便，目前口服 PEG-ELS 已开始逐步取代传统的肠道准备方法。

（3）无硫电解质灌洗液全消化道灌洗法：无硫电解质灌洗液（sulfatefree electrolyte solution，SF-ELS）是一种新型等渗、平衡电解质溶液，是在 PEG-ELS 基础上的发展。和 PEG-ELS 相比，SF-ELS 主要是不含硫酸盐，钾、钠略有减少，PEG 含量略增加。由于 SF-ELS 不含硫，口感要比 PEG-ELS 好，具有更好耐受性。和 PEG-ELS 一样，SF-ELS 同样是非常好的肠道清洁剂，有很高的肠黏膜清洁度，它所需要的液体量少，准备时间短，无水钠潴留，对全身影响非常小，是一种非常有前途的全消化道灌洗液。

## 二、抗生素准备

细菌不仅存在于大肠粪便中，还存在于肠黏膜和黏液，机械清洗法只能去除大肠中的粪便，但对黏附于大肠黏膜和黏液上的细菌却作用甚微。因此，在大肠手术前的肠道准备中抗生素的应用是必不可少的。应选择对厌氧菌和需氧菌有高度杀菌效能，作用迅速，防止致病菌的发生和生长，局部和全身毒性低的抗生素。抗需氧菌的有氨基糖苷类，如硫酸新霉素和硫酸卡那霉素、多西环素、头孢菌素、庆大霉素和环己烯胺。抗厌氧菌的有红霉素、甲硝唑、甲氧噻吩头孢菌素和多西环素。抗拟抗杆菌特别是脆性拟杆菌的有甲硝唑、甲氧噻吩头孢菌素、克林霉素、红霉素和氯霉素。

1. 给药途径

①经肠道给药如口服或经结肠造口注入。②不经肠道的有静脉、肌内或皮下注射给药。③局部给药是直接滴入手术伤口。

（1）口服：常合用 2 种抗生素，如新霉素和红霉素，甲硝唑和卡那霉素，庆大霉素或新霉素。口服肠道不吸收或吸收不好的抗生素，只在肠内有效用，细菌沾染时组织内抗生素达不到有效浓度，虽能减少伤口感染率，但不可靠。口服能吸收的抗生素，伤口感染明显减少。口服抗生素可发生抗药菌株，重复感染和假膜性结肠炎，氨基糖苷类抗生素可在短时期内出现葡萄球菌和大肠杆菌的抗药菌株。

（2）肠外给药：当细菌沾染时组织内有抗生素，才能有预防感染效用。静脉或肌肉注射抗生素，血、组织和腹膜内抗生素浓度高，防止手术时菌血症，抵抗伤口感染。抗生素到尿内，减少尿路感染。比口服效用好，也安全。如与口服合用效果更好。

（3）局部给药：手术时伤口滴入抗生素，减少感染，但效果不好。常用于口服不吸收抗生素，如氨苄青霉素。

2. 给药时间和时期

给药时间应在沾染时组织内已有足够抗生素浓度，才能有最大效用。有 3 种给药方法。

（1）手术前给药：手术前 24 h 和 60 h 准备，结肠内需氧菌、厌氧菌和抗生素浓度无明显差别，因此，应在 24 h 或不到 24 h 短时间准备。给药时间愈长，出现抗药菌株和感染率愈高。手术前只用不吸收的抗生素，效果较差，口服能吸收的抗厌氧菌抗生素 24 h 准备是有效方法。

（2）手术期间给药：是手术开始前、手术中和手术完毕当日给药，即开始手术前注射 1 次，手术中注射 1 次，6～8 h 再注射 1 次。

（3）手术后给药：手术前和手术期间给药，手术完成后继续给药 24～48 h。如延长给药时期，不能改进效果。

3. 抗生素效用和用法

（1）新霉素：对多种革兰阳性和阴性菌有杀菌效能，能消除或减少需氧菌，也抑制厌氧菌。口服无毒性，少量由肠吸收。发生效用快，迅速抑制需氧菌，对厌氧菌效能较小。手术前口服，每次 1 g，每 4 h 一次，连续 24 h。负荷剂量手术前每小时 1 g，连续 4 次，然后 4～6 h 一次，每次 1 g，24 h。如延长给药，可出现抗药菌株。

（2）红霉素：对厌氧菌包括拟杆菌有明显抑制效能，常与新霉素合用。口服新霉素 1 g，红霉素 250～500 mg，每 4 h 一次，24 h 结肠内需氧菌和厌氧菌平均是 $10^3$～$10^4$，伤口感染率降至 3%。

（3）卡那霉素：效用与新霉素相似，但不能抑制厌氧菌及拟杆菌生长，对粪内常见需氧葡萄球菌有效。口服吸收很少，静脉比口服安全，效用更好。

（4）甲硝唑：对脆性拟杆菌有杀菌效能，对常见的厌氧菌也有效用，对需氧菌无效用。由胃肠道吸收，扩散到各种组织。可口服或静脉注射，安全无毒性，无明显副作用，患者耐受好，剂量较小。与抗需氧菌抗生素合用，不发生厌氧菌感染。手术前日服 2 d 甲硝唑 750 mg，每日 3 次；新霉素 1 g，每日 3 次，1 d，血内和结肠壁内浓度相同。或手术前日下午 5 时口服甲硝唑 2 g，手术后下午 1.5 g，每日 1 次，连续 5 d，无脆性拟杆菌感染。或手术前 1 h 甲硝唑 500 ～ 1 000 mg 溶于 1 000 mL 生理盐水静脉输注 20 ～ 30 min，然后间隔 8 h 500 mg 输注 2 次，静脉给药迅速排入肠腔，药量比口服高。

（5）克林霉素：在肠内分布和排泄期快，黏膜浓度比血清内高。对黏膜病治疗和预防效果较好，但可引起假膜性结肠炎。

（6）头孢菌素：为抗需氧菌和厌氧菌的广谱抗生素，对革兰阳性球菌、阴性需氧杆菌和大部分厌氧菌包括脆性拟杆菌有效。毒性低，副作用小，不出现耐药菌株。因半衰期短，应多次注射。可单独或与其他抗生素合用，短时间肠道准备，降低感染率，静脉注射比甲硝唑静脉注射效果好。

4. 目前国际上常用于肠道准备的口服抗生素和使用方法

（1）新霉素：每次 1.0 g，手术前一天，1：00PM、2：00PM 和 11：00PM 口服。

（2）红霉素：每次 1.0 g，手术前一天，1：00PM、2：00PM 和 11：00PM 口服。

（3）甲硝唑：每次 0.75 g，手术第三天起，每天 3 次，口服。

5. 快速肠道准备时抗生素的使用

在未做肠道准备而必须行大肠手术时，采用不吸收的抗生素（以头孢菌素为佳），稀释 1% ～ 2% 浓度，取 100 ～ 200 mL 注入所需准备的肠腔，钳夹 20 min 即可抑制或消灭肠腔内 90% 以上的细菌。

6. 肠外抗生素在大肠围手术期中的应用

（1）肠外抗生素的选择：应该从药理学、微生物学、临床经验和价格四个方面综合考虑围手术期肠外抗生素的选择。目前认为理想的围手术期肠外抗生素选择应符合以下标准：①高效杀菌力。②抗菌谱广。③高度的组织渗透力。④维持组织内有效浓度时间长。⑤不良反应少。⑥良好的价格/效益比。

抗生素预防感染的效果主要取决于组织内有效药物浓度，这一浓度必须高于大多数可能污染手术野细菌的最低抑菌浓度。因此，在选择抗生素时首先要考虑药物在组织中的渗透能力（渗透指数）。几乎所有高渗透指数的抗生素，其血清蛋白结合力均较低，即半衰期短。这一药理现象，使绝大多数抗生素的入选受到限制。我们应在那些渗透指数高，而半衰期又长的抗生素中寻找适合作为肠外预防性用药的抗生素。

第三代头孢菌素对围手术期可能导致感染的大多数革兰阴性和革兰阳性病原菌均有良好的杀灭作用，并且毒性低。第三代头孢菌素中的头孢曲松组织中渗透力强（渗透指数为 93%），半衰期长（超过 8 h），已经愈来愈多地用作围手术期主要的预防性用药。

（2）肠外抗生素的给药时间：围手术期抗生素用药时间是预防感染成功的关键，给药时间不当将使组织处于感染危险性最大时而不能维持有效的杀菌浓度。抗生素预防用药的时间应该在污染可能发生前就使患者有关的组织达到足够的药物浓度，以阻止嗣后的细菌生长繁殖。显然手术结束、患者回病房后才给药不是最好的预防方法。实验和临床应用结果显示，肠外预防性抗生素的首次给药时间应以术前 2 h 为宜，亦可在麻醉开始前或患者进入手术室前给药。

围手术期肠外抗生素的应用时间应尽可能缩短，能覆盖感染危险期即可。一般认为右半结肠手术感染危险期为 12 h，左半结肠手术的感染危险期为 24 h。所给药的量和次数应根据抗生素的半衰期和在组织内维持有效药物浓度而定。由此可见，半衰期长、单次剂量即可覆盖感染危险期的抗生素，最适合于围手术期的应用，这也是近年来头孢曲松愈来愈多地被选择为预防用药的原因之一。头孢曲松除了有良好临床效果外，它还有以下优点：①无须重复给药，节省时间、人力或费用。②药物毒性小，不良反应少。③减少细菌耐药性与耐药菌株的产生。

### 三、并发症

灌肠和泻药可引起电解质紊乱，胃肠吸收能力减少。清洁灌肠宜用生理盐水或林格液，以免发生水中毒。过多用泻药可丢失过多液体。口服不吸收的广谱抗生素可使结肠内葡萄球菌过度生长，金黄色葡萄球菌耐药菌株增多，引起肠炎和假膜性肠炎。有时白念珠菌过长，婴儿和儿童更敏感。红霉素、氯霉素和克林霉素可引起腹泻和假膜性结肠炎，卡那霉素和新霉素、氨基糖苷类抗生素可损害听神经或造成肾损害。由于抗生素肠道准备抑制肠道菌丛，促进癌细胞在吻合线上植入，局部复发增多。

体会：肠道准备的基本原则是在不影响手术效果的前提下缩短肠道准备和抗生素使用时间。安全合理的肠道准备应达到：①减少患者的经济负担，如减少术前术后用药，减少并发症发生后的额外负担。②患者老龄化趋势，合并疾病多，缩短肠道准备时间，有利于减少患者的疾苦，防止因肠道准备过度对患者造成的损害。③减少肠道准备的并发症，如水电解质紊乱及可能发生的菌群失调。

## 第五节　直肠肛管疾病术后的一般处理

结、直肠癌行 Dixon 或 Miles 手术，或行右半结肠切除等手术的患者，术后肠功能恢复较慢，一般需要 3 ~ 4 d。因此，术后良好的处理是关系到患者康复的一个重要环节。一般大肠手术后均应进行以下处理：

（1）持续胃肠减压 3 ~ 4 d，待肠鸣音恢复及肛门排气后，才进流质食物。

（2）在进半流质食物前继续补液；术后第二天开始即可补钾等；注意维持水电解质平衡，必要时应用脂肪乳剂、输血、血浆或人体白蛋白。

（3）全身应用抗生素。如头孢曲转钠、甲硝唑、庆大霉素等。

（4）会阴部双套管引流，应持续负压吸引，5 d 后逐渐拔出。注意吸引力不能过大。

（5）留置导尿。如行 Miles 手术，术后应留置导尿 1 周。在留置导尿期间，可用 0.02% 的呋喃西林液 250 mL 冲洗膀胱，每日 2 次。在拔除导尿管前 2 d 开始夹管。2 ~ 4 h 放导尿管 1 次，以达到恢复膀胱力及感觉之目的，防止术后尿潴留。

（6）蒸汽或雾化吸入，每日 2 次。并注意口腔护理，防止呼吸道感染。

（7）术后 24 h 应更换敷料 1 次。如有人工肛门，应注意其血循环及有无回缩等。

（8）肿瘤患者，术后 1 周如恢复较好，可开始免疫疗法、化疗等；亦可服用中药，增强免疫力。

（9）结肠造口的处理：①如采用钳夹或缝合关闭式造口法，术后 48 h 去除钳子，或拆除缝线。然后用粘胶式人工肛门袋，防止粪便污染衣物。并注意人工肛门的血循环，有无出血、回缩等。②如术后立即使用粘胶式人工肛门袋，以两件式人工肛门袋为好，以便随时更换人工肛门袋的袋子部分，而贴在皮肤上的胶板部分不动。在更换袋子时或透过塑料薄膜袋，观察人工肛门的血循环，有无出血等。此类人工肛门袋便于观察病情变化或更换敷料。③术后 2 周开始用手指检查人工肛门，注意有无狭窄。如有狭窄，应酌情 1 ~ 3 d 扩张 1 次，以能顺利通过成人的第二指节为宜。

（10）术后严密观察，防止并发症的发生，并及时处理。

微信扫码
◆临床科研
◆医学前沿
◆临床资讯
◆临床笔记

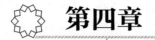

# 第四章

# 结直肠肛门损伤

## 第一节 结肠损伤

结肠损伤（injury of colon）是腹部钝性损伤及穿透性损伤所致的较常见的空腔脏器损伤，也可因医源性损伤如钡剂灌肠、结肠镜检查、电切除肠息肉所引起的结肠穿孔等。其临床特点为：有外伤史、腹痛、腹胀、恶心、呕吐、腹部压痛、反跳痛及肌紧张，可有全身中毒症状。结肠损伤发病率仅次于小肠，居腹腔脏器伤的第 2 位，占全腹部损伤的 30%，其中，开放式结肠损伤发生率为 95% 左右，闭合性损伤发生率为 5% 左右。据统计，结肠损伤以横结肠和降结肠、乙状结肠损伤最多见。单纯结肠损伤的病死率为 4% ~ 10%，而在合并其他脏器损伤时，其并发症和病死率均增加 4 倍。本病属中医"腹痛"的范畴。

第一次世界大战以前，结肠损伤的病死率几乎是 100%。第一次世界大战中，大多采用缝合关闭结肠损伤，病死率高达 60% ~ 77%。在第二次世界大战及朝鲜战争中，损伤肠襻外置及近端结肠造瘘的常规应用大大降低了病死率，但仍约 37%。近年来随着外科手术技术的进步，抗生素及抗休克措施的进展，以及对结肠损伤诊治技术的提高，结肠损伤的病死率已降至 10% 以下。

### 一、病因病机

#### （一）中医

结肠损伤的发病原因多为外伤等原因致肠络气滞血瘀，肠络气机、血运受阻。轻者因肝郁而致气机郁滞，不通之气攻窜两胁、少腹而发。重者肠管破裂，离经之血停滞，终致瘀血阻滞于肠络，不通则痛而发。

#### （二）西医

结肠损伤的病因大致分为以下几类。

1. 火器伤

多为枪弹和炸伤，以枪弹居多而弹片伤较少，合并身体其他部位的损伤也很多见，是结肠损伤的主要原因。

2. 利器伤

常有锐器的直接刺、切和割伤，各种交通事故，以及摔伤、打击伤、挤压和撞击伤等。

3. 医源性损伤

比较少见，常见原因有：

（1）腹部手术损伤结肠血液循环或直接损伤结肠，或手术中腹腔引流不当，如引流物过硬或时间过久。此外，行脾切除或其他与胃肠道无关的手术而发生肠穿孔。

（2）在乙状结肠镜、结肠镜等检查时，息肉电凝切除和灌肠时，偶可发生结肠损伤。另外，钡剂灌肠所致医源性结肠损伤也有报道。

（3）其他：如用腐蚀药物灌肠（高浓度石炭酸等）、肛门插入异物而致破裂、内脏手术或移植损伤等均有报道。

结肠损伤的伤情与致伤条件、损伤物的性质、受伤时患者的体位及确诊的时间有关。结肠内容物不具有强烈的化学刺激性，低位结肠内容物较干，因此结肠破裂后早期反应轻，腹膜刺激征不明显，尤其是腹膜后损伤，临床表现不明显，致早期诊断困难。结肠系膜或伴较大血管损伤可发生大出血，甚至休克，此时以失血性表现为主。结肠损伤常伴腹内其他脏器损伤，如肾、小肠、胰腺及肝脏等，由于消化液的刺激可影响结肠裂口的愈合。结肠破裂晚期由于粪便污染所致的严重感染，可发生严重的腹膜炎，使患者发生全身中毒表现，甚至败血症及感染性休克等，常可因此而危及生命。

## 二、诊断

### （一）病史

无论是穿透性损伤，还是非穿透性损伤，均有外伤史。

### （二）临床表现

结肠损伤后的症状与体征与以下因素有关：①有否开放性伤口。②损伤的部位。③就诊的时间早晚。④合并伤的伤情。

1. 症状

（1）腹痛：严重程度视损伤的性质不同和合并伤的情况而定。由钝性腹部外伤所致的结肠损伤，可有 25% 左右在早期无明显腹痛症状；若结肠破裂，则有进行性加重的持续性腹痛。

（2）腹胀、恶心、呕吐。

（3）可有便血史。

（4）严重者有全身性感染中毒性休克。

2. 体征

穿透性损伤可见明显的伤口，非穿透性损伤虽没有明显伤口，但有腹式呼吸减弱，全腹弥漫性腹痛，伴有反跳痛和腹肌紧张等体征。有时可以出现肝浊音界缩小或消失，随腹膜刺激征的症状逐步加重，常出现明显的腹胀和肠鸣音减弱或消失及移动性浊音。肛门指诊有血迹。

### （三）辅助检查

（1）X 线检查：结肠损伤后，腹部 X 线检查可发现部分患者中有膈下游离气体，火器性盲肠伤引起者还能显示腹腔内金属异物残留，对诊断有参考价值。因此，对疑有结肠损伤而又诊断不明确的患者，首先应行 X 线检查，以观察是否有膈下游离气体和腹腔内金属异物的存在。

（2）诊断性腹腔穿刺：当腹腔内存在 200 mL 以上的积液时，能经穿刺吸出腹腔液做检查，阳性率较高。但应注意，腹腔穿刺表现阴性结果时，也不可轻易排除结肠损伤的可能。

（3）直肠指诊：远端结肠损伤在进行直肠指诊中通常指套有血迹，即使未有血染也不能排除结肠损伤存在的可能性。

（4）导尿：借此可以排除泌尿性损伤，具有十分重要的鉴别诊断价值。

（5）腹腔灌洗术：对腹部钝性伤疑有结肠损伤时，采用腹腔灌洗术灵敏度可高达 95% 以上。

（6）腹腔镜检查：不仅可了解损伤部位，还可观察损伤程度。

（7）剖腹探查术：对伤情较复杂严重而诊断难以确定的患者，若经细致观察分析后仍不能确诊结肠损伤的患者，应及早进行剖腹探查术以免误诊或漏诊。同时，对腹部伤在剖腹探查时不要忽略结肠的系统探查，方能提高结肠损伤的早期诊断处理率。

## 三、鉴别诊断

1. 小肠损伤

症状、体征与结肠损伤均相似。腹腔诊断性穿刺和灌洗液中可抽到食物纤维、胆汁；CT 照片显示小肠壁缺损、肠周围积液和小肠壁血肿可作为诊断小肠损伤的金标准。

2. 十二指肠损伤

早期疼痛较轻，全身情况相当稳定，体格检查阳性体征少。钡餐检查造影剂从肠腔外溢出征象和见到十二指肠黏膜呈"弹簧样"，X线征象可诊为十二指肠损伤。

### 3. 直肠损伤

有损伤的病因，同时出现下腹剧痛，并可弥漫至上腹部，而且有腹肌紧张、压痛、反跳痛，叩诊有肝浊音区缩小或消失，并在较晚出现低血压、高热、寒战、腹胀。行腹腔穿刺，可有肠内容物、血液抽出。

## 四、辨证论治

### （一）气机郁滞证

#### 1. 症状

脘腹胀痛，胀满不舒，攻窜两胁，痛引少腹，时聚时散，得嗳气、矢气则舒，遇忧思恼怒则剧。苔薄白，脉弦。

#### 2. 辨证分析

结肠损伤轻者肝郁气滞，腹部气机逆乱，肠络气行不畅，故腹部不通则痛。

#### 3. 治法

疏肝解郁，理气止痛。

#### 4. 方药

柴胡疏肝散加减。

常用中药：陈皮、香附、川芎、枳壳、芍药、炙甘草、柴胡等。

常用的中成药有逍遥丸、四磨饮等。

### （二）瘀血阻滞证

#### 1. 症状

少腹痛，痛势较剧，痛如针刺，甚则尿血有块，经久不愈，舌质暗紫，脉细涩。

#### 2. 辨证分析

结肠损伤重者，肠破血流，离经之血溢于脉外，血停肠络不通而发剧烈腹痛。

#### 3. 治法

活血化瘀。

#### 4. 方药

少腹逐瘀汤加减。

常用中药：川芎、五灵脂、当归、延胡索、小茴香、官桂、赤芍、蒲黄、干姜等。

常用中成药有活络丸、云南白药等。

## 五、手术疗法

凡疑有结肠损伤，均应及时给予手术探查和治疗。手术时间愈早，愈年轻，全身情况愈好，腹腔污染及腹膜炎愈轻者效果愈好，否则则差。损伤后 2～4 h 施行手术，效果最佳，手术每延迟 4 h，死亡率将提高 15%。现手术方法有如下几种。

### （一）一期修复术

#### 1. 适应证

手术前患者血压大于 80/60 mmHg（10.7/8.0 kPa）；肠穿孔较小，外溢肠内容物很少，腹腔粪便污染局限于结肠破裂周围；创伤至手术时间小于 8 h；失血量小于 1 000 mL；结肠损伤肠壁血运良好，不需要切除，肠壁能一期关闭腹部创伤。

#### 2. 禁忌证

结肠中度、重度损伤。

#### 3. 操作要点

连续硬膜外阻滞或全身麻醉。术时取平卧位，用碘酒、乙醇消毒皮肤，铺无菌手术单，在上腹至耻骨的正中做切口，游离损伤段结肠，分离结肠系膜，吻合结肠断端，充分冲洗腹腔，并吸尽腹腔内冲洗液，关腹。注意引流置于吻合或修补处之附近，不可与吻合口直接接触。术后胃肠持续减压至肛门自动排气。

### （二）损伤肠段外置术

**1. 适应证**

游离段肠襻局部清创后做无张力缝合并提出腹腔外；缝合后疑有不安全应外置造瘘的某些病例，如血浆蛋白过低、老年人或感染严重；短距离两处以上损伤；损伤部结肠之远端不存在第 2 处损伤；术后无法进行优良的治疗和无法留治观察者。

**2. 禁忌证**

轻度结肠损伤。

**3. 操作要点**

连续硬膜外阻滞或全身麻醉。术时取仰卧位。按一期修复术的方法将损伤肠段修复。通过戳创伤口将修复的损伤肠段引到腹壁外，腹壁创口不可太小，以防止狭窄，一般 5 ~ 7 cm 为妥。在系膜上无血管区戳 1 ~ 2 个小孔，两个小孔间距离为 4 ~ 5 cm，置一根或两根两端套有橡皮管之玻璃棒以支撑结肠不使回缩。注意外置肠襻应保持湿润，以防止发生浆膜炎而导致裂漏。观察 7 ~ 10 d，如修补缝合部已愈合，则还纳腹腔，否则可在床边直接改为外置造瘘术。

### （三）肠管外置术

**1. 适应证**

患者全身情况太差，如严重休克；腹腔污染严重；损伤肠管挫灭伤严重，对其生机力判断有困难。

**2. 禁忌证**

轻度结肠损伤。

**3. 操作要点**

连续硬膜外阻滞或全身麻醉。术时取仰卧位。将损伤肠管拖出置于腹壁外，待患者情况好转后，再次手术处理及放回损伤的肠管。

### （四）结肠造口闭合术

**1. 适应证**

结肠造口后 2 ~ 3 周，钡剂灌肠或结肠镜证实远段结肠梗阻已解除者。

**2. 禁忌证**

患者全身状况不好，局部有炎症或结肠远端未通畅者。

**3. 操作要点**

连续硬膜外阻滞，术时取仰卧位。用碘吡酮纱布堵塞造瘘口，在黏膜与皮肤交界线外 3 ~ 4 cm，沿结肠造口周围一圈切开皮肤。提起造口边缘，沿切口向深部分离，显露结肠浆膜层，在结肠浆膜与周围皮下脂肪分离，直达前鞘筋膜。显露前鞘筋膜缘，剪除其周围 1 ~ 2 cm 的皮下脂肪，然后分离结肠壁与前鞘筋膜缘，直至腹腔。进入腹腔，即可用示指深入，轻轻分开横结肠附近粘连，然后在示指保护下结肠与前腹壁完全分离。游离出造口肠襻 5 ~ 6 cm，切除造口皮肤缘，一般需修剪 3 ~ 4 cm 造口缘的正常结肠壁，仔细检查肠壁有无损伤。若缝合的肠壁有明显张力，需扩大切口，充分游离横结肠，甚至需游离结肠肝曲，然后切除造口肠襻，分两层做端端吻合。回纳已缝闭或吻合的肠襻，用抗生素溶液冲洗伤口，再逐层缝合腹膜及后鞘、腹直肌前鞘。由于一期缝合皮肤易于发生伤口污染，故可视伤口污染情况，皮下置引流条缝合皮肤，或用纱布松散地填塞皮下，待肉芽生长后做二期缝合。术后持续胃肠减压 1 ~ 2 d，术后 3 ~ 4 d 开始流质饮食，术后 1 周禁止灌肠。

## 六、其他疗法

用于术前、术中及术后针对革兰阳性菌和厌氧菌引起的各种与感染相关的并发症的治疗。WHO 推荐应用"金三联"，即甲硝唑、庆大霉素、氨苄西林三者交替静脉给药。但并不反对使用其他新型抗生素，应做到合理使用，鼓励做药物敏感试验。此外可在加强局部处理的情况下，适当应用全身较少使用的抗生素做局部应用。

## 七、预防调护

常生活中注意自身安全，不要打架斗殴，遵守交通秩序。行肠镜或手术时，谨慎操作，避免医源性损伤。

# 第二节　直肠肛管损伤

直肠肛管损伤（injury of rectum and analcanal）多由外伤引起，有时只是腹膜外损伤，重者可损及腹腔内，常有其他内脏损伤或骨折，并发症多，可造成肛门、肛管和直肠狭窄及肛门失禁。其临床特点为：①直肠内容物为成形粪便，细菌含量较多，一旦直肠、肛管损伤，极易感染，对患者危害大。②直肠下端周围组织间隙多，内充有较多的疏松脂肪组织，血运差，易感染，且极易向周围组织扩散，常伴有其他组织器官的损伤。③因发病率低，临床医师诊治此类伤的经验不足，易于误诊或漏诊。直肠、肛管损伤较结肠损伤少见，在平时其发生率占腹部外伤的 0.5% ~ 5.5%，战时为 10% 左右。如果诊断和治疗不及时，死亡率达 5.7% ~ 16.7%。本病并发感染可参照中医"肛痈"。

中医学对本病早有论述，如《诸病源候论》有："夫金创断肠者……肠两头见者可速续之。先以针缕如法连续断肠，便取鸡血涂其际，勿令气泄，即推内（纳）之。"近 30 年来，随着严重创伤救治水平的提高，尤其是液体复苏、抗生素进展、伤后确定性手术处理时间缩短、麻醉技术提高等，对本病的救治水平有了明显提高。

## 一、病因病机

### （一）中医

直肠肛管损伤并发感染多因直肠肛管破损染毒，轻者血瘀热结，致经络阻塞而成。重者热毒蕴结而发。再甚者，肠破血流，气随血脱而成。或久病伤阴而热毒未尽致阴虚毒恋。

### （二）西医

直肠肛管损伤的病因大致分为以下几类。

1. 火器伤

弹头、弹片及各种飞行器，多见于战时，经直肠周围组织穿入肠腔，常合并其他损伤。

2. 穿刺伤

各种尖锐金属利器，战时多见于刀刺伤，平时多见于斗殴、凶杀、抢劫等治安事故。意外事故如高处跌落、坐于尖锐硬物，直接刺入膀胱直肠。还可见于骨盆骨折，可刺伤直肠并容易损伤尿道、膀胱和阴道。农村还可见牛角顶伤。

3. 钝性暴力伤

当腹部突然受到挤压，肠道内的气体可能挤入直肠而引起肠壁破损。举重、排粪以及分娩时用力过猛，有时造成直肠破裂。矿井或隧道塌方、建筑物倒塌、车祸等钝性暴力打击，可广泛撕裂肛门皮肤、肛管、肛门括约肌和直肠。

4. 异物损伤

吞下的尖锐异物，如鸡鱼骨、义齿、铁钉、别针、牙签等，或由肛门插入的异物，如啤酒瓶、木棒、手电筒、大玻璃杯等，可直接损伤肠管；由肛门灌入腐蚀性物质也可损伤肛管直肠。

5. 医源性损伤

内镜插镜或息肉电切时引起，或钡剂灌肠时因患者肠壁套叠受压过久，再加上压力过大，可致穿孔。手术误伤可见于盆腔内手术如膀胱全切除术，会阴部手术如后尿道修补术，阴道内和骶尾部手术操作不当均可引起误伤直肠或肛管。内痔或直肠脱垂注射，由于注射部位不当，注射药量过大或误用药物，可造成化学性损伤。测肛门温度时，体温表断裂割伤肛门。

6. 放射性损伤或烧伤

直肠盆腔的恶性肿瘤，长期行放射线治疗，可有肠黏膜及周围组织的损伤、坏死，引起放射性直肠炎。

肛管及肛周烧伤后造成肛管及肛门口部狭窄，而产生排便障碍。

直肠、肛管损伤的病理改变，视病损的部位、程度、范围、时间及有无合并伤等而定。仅伤及浆膜层或黏膜而无全层破裂者，一般无严重后果；若伴有大血管、骶前静脉丛损伤时，可致大出血，以致发生失血性休克，甚至死亡。腹膜内直肠破裂可致弥漫性腹膜炎；腹膜外直肠破裂可致严重的盆腔蜂窝织炎；直肠后壁和侧壁损伤可引起直肠后间隙感染。这些损伤所致的感染，可造成严重的毒血症、败血症，甚至发生中毒性休克致死。肛管损伤可因括约肌本身的损伤、感染、瘢痕挛缩及括约肌功能障碍等而发生肛门失禁或肛门狭窄，还可形成损伤瘘或窦道。

## 二、诊断

### （一）病史

包括外伤，据伤道的方向和行径，常可判断有无直肠损伤。凡伤口在腹部下、会阴部、大腿内侧或臀部等处的外伤，均可能伤及直肠肛管。或者医源性损伤，如肠镜检查或手术。

### （二）临床表现

1. 症状

（1）腹痛：为直肠肛管损伤最常见的症状。凡腹膜内损伤，有下腹疼痛，以后有腹膜炎症状和体征；腹膜外损伤，疼痛不如腹膜内损伤严重，一般无腹膜炎症状。如有骨盆骨折、膀胱和尿道破裂时，耻骨部可有疼痛。

（2）肛门流血：直肠或肛管损伤常引起肛门流出血性液体，此乃诊断直肠或肛管损伤的一个重要标志。有时伴有肛门坠胀。

（3）严重感染的征象：腹膜内直肠破裂可致弥漫性腹膜炎；腹膜外直肠破裂可致严重的盆腔蜂窝织炎；直肠后壁和侧壁损伤可引起直肠后间隙感染。这些损伤所致的感染，可造成严重的毒血症、败血症，甚至发生中毒性休克致死。

2. 体征

（1）腹膜刺激征：腹膜内直肠损伤可见腹部有明显的压痛、反跳痛、腹肌紧张，肝浊音界缩小或消失，肠鸣音减低。

（2）直肠指诊时疼痛，指套上常染有血迹，或于直肠下段可触及裂口。肛管或直肠下段损伤时，直肠指诊可发现损伤部位、伤口大小及数量。当损伤部位置较高时，指诊不能达到而指套染血是一明确的指征，直肠指诊尚可判明肛门括约肌的损伤情况，为治疗提供参考。

（3）腹腔穿刺到血性液体或粪臭味混浊渗出液。

### （三）辅助检查

（1）X线检查有时可见膈下游离气体或腹膜后气肿。骨盆X线摄片、骨盆骨折的错位情况，有助于判断直肠损伤的诊断。如为非贯通伤，可经X线确定金属异物的位置，也可粗略估计伤道的走向。当疑有直肠、肛管损伤时，禁止做灌肠检查，以免加速感染扩散。

（2）超声、CT扫描或腹膜腔冲洗有助于内脏损伤的诊断。但要注意的是只有在腹腔内有足够的血和（或）液体时，才能发现损伤，且有赖于操作者的经验。对于血流动力学稳定的患者首选影像学检查，腹腔内游离液体是肠道损伤时CT最常见的影像学改变，直肠内灌注造影剂对于明确肠道断裂（不连续）、造影剂外溢等提示直肠损伤是必要的。

（3）肛门直肠镜检查：因不需要特殊的准备，检查方便，对于怀疑的患者可首先进行检查。如直肠指诊为阴性，又疑有直肠损伤时，可行直肠镜检查，但应在病情允许时进行，不能作为常规应用。直肠镜检可见直肠伤口或证明腔内积血，可据伤情决定在检查室或手术室进行。

（4）结肠镜检查：如高度怀疑肛管直肠损伤，特别是直肠损伤存在，但未发现明确证据的，可考虑行结肠镜检查。但是注意不要灌肠，以防加重腹腔感染，进镜时尽量少注气，动作需轻柔，以防扩大直肠裂口。一旦明确，立即退镜，不可试图插镜至回盲部。

（5）直肠腔内超声：直肠腔内超声可以发现直肠后的血肿和脓肿，还可发现直肠肛管损伤时肛门括约肌损伤的长度、部位，利于术中探查。

## 三、鉴别诊断

直肠损伤，若为腹内部分，易与结肠损伤相混淆；盆腔部分易与患者原有的周围炎相混淆，同时应注意有无合并膀胱及尿道损伤。根据既往史、损伤史及手术探查一般可以鉴别。

## 四、辨证论治

### （一）血瘀热结证

**1. 症状**

伤后肛门周围刺痛肿胀，可见皮肤青紫，固定不移，甚至痛引少腹，拒按，低热不恶寒。舌质淡红，苔薄黄，脉弦涩。

**2. 辨证分析**

直肠肛管损伤早期轻者，瘀血阻滞与感受外来热毒相搏结，血瘀热结，则肛门刺痛肿胀，刺痛不移。

**3. 治法**

活血化瘀，解毒止痛。

**4. 方药**

复元活血汤加减。

常用中药：当归、柴胡、穿山甲、红花、桃仁、制大黄、香附、泽兰、苏木等。

### （二）热毒蕴结证

**1. 症状**

伤后腹痛腹胀，高热，甚则神昏恍惚，局部红肿热痛剧烈。舌质红绛，苔黄，脉洪数。

**2. 辨证分析**

损伤进一步发展，热毒攻窜入营血分，热毒扰乱心神，可见神昏恍惚，热毒入血，红肿热痛剧烈。

**3. 治法**

清热解毒，消肿散结。

**4. 方药**

五味消毒饮合仙方活命饮加减。

常用中药：金银花、野菊花、紫花地丁、蒲公英、青天葵子、败酱草、黄连、天花粉、牡丹皮、乳香、没药等。

### （三）气随血脱证

**1. 症状**

伤口深，出血量多，四肢厥冷，大汗淋漓，甚至不省人事，舌质淡，脉微弱。

**2. 辨证分析**

损伤重者或延误诊治者，脉络破损，血溢脉外，久之气随血脱而见厥证。

**3. 治法**

益气、回阳、固脱。

**4. 方药**

独参汤或参附汤。

常用中药：生晒参、制附子、干姜等。

### （四）阴虚毒恋证

**1. 症状**

肛门肿痛，皮色暗红，伤口外渗脓血稀薄，疮口难敛，伴有午后潮热，口干心烦，舌红苔少，脉细数。

**2. 辨证分析**

久病或失治误治者，热毒耗阴，阴虚而热毒未尽，致阴虚毒恋，故可见皮色暗红，疮口难敛，潮热、口干、心烦。

3. 治法

养阴清热解毒。

4. 方药

青蒿鳖甲汤合三妙丸加减。

常用中药：青蒿、知母、生地黄、牡丹皮、黄柏、苍术、牛膝等。

## 五、外治法

肛门直肠损伤后，伤口可用复方紫草油纱条，或油纱条换药引流。若伤口肉腐脓多，换药时可掺以渴龙奔江丹，待腐去新生。创面肉芽鲜嫩，则用生肌散或生肌玉红膏换药收口。伤口周围红肿发炎明显，可用金黄散外敷。肛内可注入熊珍膏，或放入熊珍栓以清热解毒，生肌止痛。

## 六、手术疗法

除腹膜内直肠针尖状的小穿透伤可行保守治疗外，直肠肛管损伤原则上应尽早采取手术治疗。手术愈早，腹腔内及直肠周围组织感染程度则愈轻，预后也好。当伴有创伤失血性休克时，应先行抗休克治疗以挽救患者生命，然后尽早手术。按部位的不同，可分为以下三种情况。

### （一）腹膜内直肠损伤

有肠道准备的内镜检查、肠内息肉电切时损伤和术中误伤直肠等可立即缝合伤口并盆腔引流，而战伤、直肠广泛伤及位置低、时间长和感染严重的直肠损伤，都应在损伤的近侧（乙状结肠）做去功能性结肠造瘘，远侧肠道大量盐水冲洗并彻底清除粪便后关闭远端。直肠破裂处在剪去坏死组织后缝合，并置盆腔引流。待患者伤口愈合后，再择期手术，端端吻合关闭肠瘘。

### （二）腹膜外直肠损伤

即腹膜反折以下直肠损伤。仍应近侧乙状结肠做去功能性结肠造瘘，远侧冲洗后关闭残端。若破口在腹膜反折线附近，可游离直肠周围，显露直肠破口进行缝合或定位缝合，然后将盆腔腹膜缝于破口近侧直肠，使裂口位于腹膜外，并在腹膜外裂口附近放置负压引流。破孔小而位置低，污染不重者可不修补。低位直肠损伤经腹腔不易修补者，在经上述腹腔处理后关闭腹腔；然后改为侧卧位。骶尾部消毒铺巾后，在尾骨上做纵切口，游离切除尾骨，切开直肠周围的筋膜，止血后进入骶骨前凹和直肠周围间隙，清除血肿中的血块、异物和骨折片，反复清洗后将直肠裂口缝合或定位缝合，骶骨前放置香烟卷式引流，由切口引出并缝合部分伤口。待裂口及伤口均愈合后再二期关闭结肠造瘘。

### （三）肛门和肛管的损伤

若仅有较表浅的肛门和肛管损伤，可不做造瘘，但应彻底清创，尽可能地保存健康组织，对内外括约肌更应妥善保存和修补；黏膜和周围组织应予缝合，而皮肤可不缝合或部分缝合，以利引流。若损伤严重伤口过大，甚至有少量组织缺损时，则应做乙状结肠去功能造瘘，远侧彻底冲洗后关闭残端，随后关腹腔。然后转到会阴，修复直肠肛管的黏膜、括约肌、皮下和皮肤并做引流。若组织缺损较多，应尽可能将周围组织转移到缺损区以补充缺损组织，尽可能地达到保持直肠肛管的完整，残余括约肌应尽可能修复或做定位缝合，以利将来功能的恢复。只有广泛性的组织缺损和坏死的毁伤性损伤，才可考虑做会阴切除和永久性的腹壁人工肛门。

## 七、其他疗法

1. 抗感染与全身支持治疗

由于大肠内粪便中存在有大量细菌，可造成伤口的严重感染，故术前、术中及术后及时大剂量联合应用抗生素十分必要。选用抗生素时须兼顾抗需氧菌及抗厌氧菌，同时术中和术后可进行分泌物培养和药敏试验，以便及时调整使用抗生素。由于严重的创伤、出血，术后进食和消耗，以及术后创口的大量液体渗出等，均可致患者的内环境失衡及营养和能量的不足，故应及时注意纠正水、电解质失衡，少量多次输血、血浆或白蛋白等，有条件者还应进行全静脉内营养支持。

2. 术后经肠营养（TEN）

可经小肠造瘘或经口给予，据患者不同情况，选用不同的要素合剂，如复方要素合剂、加营素、活力康、复方营养要素等。其中含有多种氨基酸、糖、脂肪、维生素、微量元素，比例搭配合理，各种成分均为元素状态，容易吸收、利用，含渣滓量少，用后排便很少，特别适于肠道疾病患者，使用简便，并发症少，容易监测。

3. 引流处理

放入腹内的引流以采用硅胶管为宜，如引流通畅、患者无发热，可于术后 3 ~ 5 d 拔掉；如有感染可每日用 0.1% 甲硝唑溶液冲洗，直至感染控制再拔掉引流。会阴部的引流，术后可安置负压袋，3 ~ 5 d 后即可拔除。

## 八、预防调护

（1）在行肠镜或手术时，谨慎操作，避免医源性损伤的发生。

（2）手术后加强护理，正确换药，加强营养支持，促使伤口愈合，防止并发症。

## 九、现代研究

### （一）直肠损伤的治疗研究

1. 乙状结肠造口

除医源性损伤外，其他损伤行乙状结肠造口是较为稳妥的治疗措施。下列情况应行乙状结肠造口：①直肠损伤并发腹内其他脏器损伤。②骨盆骨折合并膀胱破裂等盆腔脏器损伤。③受伤时直肠充盈饱满者。④受伤时延迟治疗 4 h 以上者。可根据具体情况选择标准式襻式造口、远端肠道关闭法襻式造口、双腔造口、Hartmanns 手术等，当肛门、肛门括约肌、腹膜外直肠严重毁伤时则选择经腹会阴直肠切除、乙状结肠造口。对于腹膜外直肠损伤，如果无泌尿生殖系统损伤，不行直肠损伤修补时，则可行腹腔镜乙状结肠造口，可同时探查腹腔内脏器有无合并伤。Navsaria 探讨和平时期腹膜外直肠枪伤的手术处理，认为低能量腹膜外直肠损伤可仅行造口转流粪便治疗。

2. 直肠伤口修补

直肠伤口修补仅应用于：①容易显露的损伤处。②在暴露探查周围脏器如膀胱、髂内血管、阴道时，同时发现的损伤。③伴泌尿生殖系统损伤时，直肠损伤修补多作为造口基础上的辅助措施，对于损伤程度不重、刺伤，尤其是损伤前已行肠道准备的医源性损伤，经慎重考虑后可行一期修补。Levine 报道 30 例直肠腹膜外损伤，认为不流转的直肠修补适用于不伴严重伤、治疗在 8 h 以内、直肠损伤评分 < 2 分的病例。

3. 应用腹腔镜技术处理因结肠镜诊疗所致的结直肠损伤

方法为：脐部为观察孔，二氧化碳气腹压设置为 1.33 ~ 2.00 kPa，右侧腹分别取直径 0.5 cm 的两个操作孔，用电钩、电剪刀或结扎束（ligasure）分离。先腹腔探查、冲洗后找到损伤处。若腹腔污染轻、肠管炎症水肿不重，正常肠管或息肉电切者，选择一期修补，用 3-0 可吸收线间断全层缝合后浆肌层缝合，游离一块带蒂大网膜从左侧腹下移，覆盖并固定于穿孔修补处，留置肛管；若腹腔炎症重、溃疡性结肠炎、肿瘤或全身情况差等，则在左下腹（相当于右侧腹麦氏点）取 3 ~ 4 cm 切口，行双筒或单筒造瘘，根据情况选择单纯造瘘或合并穿孔修补或肿瘤切除术。与开腹手术相比，腹腔镜手术诊治因结肠镜诊治导致的结直肠损伤，具有切口小、腹腔冲洗干净、腹腔干扰小的优势。腹腔镜下视野开阔，可以对腹腔的各个小间隙进行冲洗，减少术后腹腔脓肿的发生。腹腔镜手术减少了开腹手术中纱布、拉钩及手对腹腔的干扰。腹腔镜下寻找结直肠损伤一般不困难，可以根据腹腔污染、出血或炎症相对明显的地方，判断受损的肠段。对于系膜侧的结直肠或腹膜后的结肠损伤，可用电钩和结扎束或超声刀分离系膜或侧腹膜寻找到。

4. 自体组织在结直肠损伤工期修复术中的应用

选用自体组织片（带蒂侧腹膜片及带血管蒂的大网膜片），根据大肠损伤部位的不同，选择不同的自体组织片进行修复。升结肠、降结肠、乙状结肠及直肠上段的损伤，常规行局部肠管修补或肠吻合后，切取离损伤肠管最近处的侧腹膜，制作成宽 2.5 cm，长 4 ～ 5 cm 保留蒂部的侧腹膜片，以浆膜面对浆膜面的方式平整覆盖于肠修补口或吻合口处，一般只需覆盖肠管周径的 2/3 即可，用 1 号线间断缝合 4 ～ 8 针；横结肠损伤则选用带血管蒂大网膜片，以同样方法覆盖于吻合口或修补口处。带蒂侧腹膜片加强修复者 27 例，带血管蒂大网膜片加强修复 5 例。结果 32 例 I 期手术修复全部治愈。术后肠瘘 1 例，占 3.1%，经引流管灌洗、负压吸引、全身应用抗生素及肠外营养支持等方法治愈。合并腹腔脓肿 1 例，切口裂开 1 例，切开感染 1 例，均经引流、切口清洗、II 期缝合治愈。本组住院时间 10 ～ 15 d，平均 12 d。随访时间 1 ～ 36 个月均健康，无肠瘘及肠梗阻并发症。

# 第三节　结直肠肛门异物

肛门异物是指各种异物进入肛门后，造成肠壁、肛管及周围组织的损害，临床上比较少见。其临床特点为：肛门内坠胀、沉重、刺痛、灼痛、里急后重等。异物可由口、肛门进入，由于肛门在消化道的终末端，一般异物均可自行排出体外，部分异物可在大肠狭窄或弯曲处发生刺伤或梗阻，其中最常见的部位为肛管直肠部。另外，由肛门进入的异物，多为外力所致，常合并直肠损伤。本病属于中医"大肠内异物"范畴。

肛管直肠内异物种类较多，大小不等，来源不同，所致的症状也不一。在中医学中，肛门异物多有记载，如清代《医门补要·医法补要》中说："长铁丝鱼钩插入肛门，钩之背必圆，可入内。而钩尖向外，钩住内肉，拖之难出，痛苦无休。用细竹子，照患者肛门之大小相等，打通竹内节为空管，长尺许。削光竹一头，将管套入在外之钩柄，送入肛门内。使钩尖收入竹管内，再拖出竹管，则钩随管而出。"

## 一、病因病机

### （一）内源性异物

食物内化学物质在肠内不被吸收，积成硬块，有时形成异物。此种异物与患者生活习惯及居住地区有关。常吃大量药品，如碳酸氢钠、镁、钙等，易结成硬块。含有钙盐区，常喝硬水，肠内分泌物减少，能使粪便生成硬块。此种硬块，可在直肠或肛门成为异物。

### （二）外源性异物

1. 从口进入

由口不慎，或精神患者及小儿将异物吞下，由胃肠道排至直肠而堵塞。如鱼骨刺、骨片、牙齿、金属币、西瓜子、铁钉、纽扣、发夹等。损伤结果，以异物大小、形状和时间而不同。

2. 从肛门进入

意外伤，如戳伤，由高处跳下或坠下，坐于直立的木桩、铁柱、工具柄、树枝或其他棒状物体上，可将这些棒状物折断留于肠内；自行置入，心理变态和暴力，将木棍、胶管、玻璃瓶、灯泡、钢笔、金属器械，以及瓜、茄子、红薯等植物置入直肠；医源性失误，在治疗过程中，将灌肠器头、注射器、肛门温度计、探针和扩张器等掉入直肠。

## 二、诊断

1. 病史

因异物来源不同，其病史亦多种多样，有的患者还隐瞒病史，医生应耐心询问。

2. 症状

小而光滑的异物能自动排出，多无任何症状。肛管直肠异物的症状主要是排便障碍。如果为尖锐针头、缝针、铁钉或是边缘锐利的骨片、玻璃碎片可破入肠壁，或横入肛窦则肛痛，排便时加重或便血。如异物位置较高可破入肠壁引起局限性腹膜炎。如异物大，形圆而表面滑只觉得肛门堵塞感，沉重和腹痛。

3．体征

肛门指诊和镜检是最可靠的诊断方法，可触到肛门内或见到直肠下端的异物，并可测知异物的形状、大小和性质。

4．辅助检查

乙状结肠镜检查可发现直肠下段异物。如异物在直肠上部，可行 X 线透视或拍片。结肠镜可发现位置较高异物。B 超及放射检查可了解异物部位、大小、性质及肠管损伤情况。

### 三、鉴别诊断

1．肛裂

肛裂是肛管皮肤非特异性放射状纵形溃疡。肛管前后位发生较多，患者常有便秘，便后有滴血及周期性疼痛。检查可见肛裂溃疡面。

2．肛门旁皮下脓肿

脓肿发生于肛周的皮下组织，常继发于肛隐窝感染。局部红肿热痛明显，无便血，直肠指诊无异物发现，但肛管、直肠异物取出后，亦可继发肛门旁皮下脓肿。

### 四、辨证论治

（一）血瘀热结证

1．症状

异物引起肛门周围刺痛肿胀，可见皮肤青紫，固定不移，甚至痛引少腹，拒按，低热不恶寒，舌质淡红，苔薄黄，脉弦涩。

2．辨证分析

直肠肛管异物所致的瘀血阻滞与感受外来热毒相搏结，血瘀热结，则肛门刺痛肿胀，刺痛不移。

3．治法

活血化瘀，解毒止痛。

4．方药

复元活血汤加减。

常用中药：当归、柴胡、穿山甲、红花、桃仁、制大黄、香附、泽兰、苏木等。

（二）瘀血阻滞证

1．症状

少腹痛，痛势较剧，痛如针刺，甚则尿血有块，经久不愈，舌质暗紫，脉细涩。

2．辨证分析

肛门直肠异物导致肠破血流，离经之血溢于脉外，血停肠络不通而发剧烈腹痛。

3．治法

活血化瘀。

4．方药

少腹逐瘀汤加减。

常用中药：川芎、五灵脂、当归、延胡索、小茴香、官桂、赤芍、蒲黄、干姜等。

常用中成药有活络丸、云南白药等。

（三）气随血脱证

1．症状

出血量多，四肢厥冷，大汗淋漓，甚至不省人事，舌质淡，脉微弱。

2．辨证分析

病情重者或延误诊治者，脉络破损，血溢脉外，久之气随血脱而见厥证。

3. 治法

益气、回阳、固脱。

4. 方药

独参汤或参附汤。

常用中药：生晒参、制附子、干姜等。

## 五、其他疗法

治疗原则：以取出或排出异物为目的，方法应灵活，并同时处理并发症。

小型异物，表面平滑，大半可自然排出。患者多吃使增加粪便体积的食物，如马铃薯、燕麦、黑面，然后再服用缓泻药，有时可使异物随粪便排出。剧烈泻药使肠蠕动加强，可将异物驱向肠壁，损伤肠壁。有时可给患者牛奶面包，因牛奶可在异物表面做成滑膜，再服泻药，可使异物容易排出。

如不能自然排出，宜行手术。异物在肛门口，可直接取出。在肛窦内的异物，先麻醉，扩张肛门，将异物取出，再涂以消毒剂。软质异物可先将异物穿一大孔，使空气流出，以减少肠内吸力，然后取出。小的软质金属异物，如发卡、钢针或是铁钉等，可以钳夹碎，分段取出。如异物形圆、质地硬，可用石钳或取铆钳取出。

有时许多的异物连合成块，如樱桃核、石榴子可分块取出。大的质脆异物，则先用麻醉，扩张肛门，然后取出。牙签、鱼刺、果核等异物直位刺入肠壁者，可用肛门拉钩避开异物后拉开肛门，暴露异物末端，用血管钳夹住反向拔出异物。异物横位卡住者，可用肛门拉钩沿着异物刺入方向拉开肛门，使异物一端退出肠壁后，立即用血管钳钳住异物后，将异物取出。如异物较长或术野暴露不满意，可用2把血管钳夹住异物两端，用剪刀将异物剪断后取出。异物较大者，可切开肛门后位括约肌及切除部分尾骨。如异物为玻璃瓶、灯泡等，取出难度较大，特别是异物大头朝向肛门者，可取软质丝线网，以血管钳送入直肠，使任一网眼套住异物上缘；向外牵拽取出。如未成功，可用整块胶布或纱布包裹异物后，破碎异物，分块取出。取异物时，应用各种方法保护直肠和肛管，防止损伤和穿孔。

## 六、预防调护

（1）使用肛门温度计或内镜时应仔细，防止器械折断、遗留。

（2）发生消化道异物后，不宜盲目使用竣泻药，以免发生严重后果。

（3）照管好心理变态者或小儿。

微信扫码

◆临床科研
◆医学前沿
◆临床资讯
◆临床笔记

# 第五章

## 结直肠炎性疾病

### 第一节　溃疡性结肠炎

溃疡性结肠炎（ulcerative colitis，UC），又称特发性结肠直肠炎、慢性非特异性溃疡性大肠炎，病变主要侵犯黏膜层和黏膜下层，常形成糜烂、溃疡，是一种病因不明的特发于直肠和结肠的炎症性肠病，中医学称"休息痢"。目前已被 WHO 确定为国际难治性疾病。中医学将本病归于"泄泻""痢疾""便血""肠澼""脏毒"等范畴。任何年龄均可发病，但多见于 20～40 岁的成人，男女发病率无明显差别。临床以腹泻、黏液脓血便、腹痛等肠道症状为主要表现，兼见各种全身症状。本病病情轻重悬殊，呈反复发作的慢性病程。病变时间较长，且在病变涉及全部大肠时有恶变倾向。

本病在《素问·通评虚实论篇》中，称为肠澼。在《金匮要略·呕吐哕下利病脉证治》篇中有"热利下重者，白头翁汤主之""下利便脓血者，桃花汤主之"之说，故以"下利"称。《诸病源候论·痢病诸候》中又称谓"赤白痢""血痢""脓血痢""热痢"等病名。并以病程较长者称之为"久痢"，时愈时止的称为"休息痢"。宋以前方书还有称为"带下"的。金元时期已知本病能相互传染，因而有时称"疫痢"之名。如《丹溪心法·痢篇》指出："时疫时利，一方一家之内，上下传染相似。"《医宗必读·痢疾》提出的治法："须求何邪所伤，何脏受病，如因于温热者，去其温热；因于积滞者，去其积滞。因于气者调气，因于血者和之。新感而实者可以通因通用，久病而虚者可以塞因塞用。"此论述既包括现代医学细菌性痢疾，又包括非特异性溃疡性结肠炎的辨证施治。从发病机制、临床主症和发病规律三方面来看，溃疡性结肠炎最近似于中医的休息痢。

## 一、诊断

### （一）诊断标准

根据 2012 年在我国广州达成的炎症性肠病诊断与治疗共识意见，我国溃疡性结肠炎的诊断标准如下。

溃疡性结肠炎缺乏诊断的金标准，主要结合临床内镜和组织病理学表现进行综合分析，在排除感染性和其他非感染性结肠炎的基础上做出诊断。

1. 临床表现

最常发生于青壮年期，根据我国资料统计，发病高峰年龄为 20～49 岁，男女性别差异不明显。临床表现为持续或反复发作的腹泻黏液脓血便伴腹痛、里急后重和不同程度的全身症状，病程多在 4～6 周以上，可有皮肤黏膜、关节、眼、肝胆等肠外表现。黏液脓血便是 UC 最常见的症状，超过 6 周的腹泻病程可与多数感染性肠炎鉴别。

（1）全身表现：多发生于中型或重型患者，可有发热、消瘦、低蛋白血症、贫血等表现。

①发热：是由炎症活动或合并感染所致，多为轻度或中度发热。重症可有高热、心率加快等中毒症状。

②消瘦和低蛋白血症：多发生在重症患者或慢性反复发作者。其发生与营养物质摄入不足、蛋白合成减少、机体高代谢状态消耗过多及胃肠道丢失有关。

③贫血：常见于重症及慢性迁延不愈的患者，因失血或慢性炎症导致骨髓抑制或药物所致的骨髓抑制有关。

④水与电解质平衡紊乱：是由病变肠管吸收水、电解质能力下降，同时伴有分泌增多，使患者出现脱水和低钠、低钾血症。

⑤水肿：多继发于贫血和低蛋白血症。

（2）消化系统表现：典型表现为腹泻、黏液脓血便、腹痛、里急后重等，同时具有两项或两项以上症状者占大多数。

①腹泻：大多数患者有腹泻，这是由于大肠黏膜对钠、水吸收障碍和结肠运动功能失常所致。腹泻程度轻重不一，轻者排便 3 ~ 4 次 /d 或腹泻与便秘交替，重者可达 10 ~ 30 次 /d，当直肠受累严重时，可出现里急后重。粪质多为混有大量黏液的糊状便，多带有脓血。

②血便、黏液脓血便：发生机制为肠黏膜广泛充血、水肿、糜烂、黏膜剥脱、坏死及炎性渗出。部分患者便鲜血，血液与大便分开或附于大便表面，易误诊为痔疮。大部分患者血液与粪便或黏液、脓液混合。少数出血量较大者可排出血凝块。临床上多数患者以此为主诉前来就医，应予重视。

③腹痛：原因不清，可能与病变肠管收缩时张力增强有关。多为阵发性痉挛性疼痛，部位常位于左腹和下腹部。痛后常有便意，排便后疼痛可暂时缓解。

④里急后重：因直肠受炎症刺激所致，常有骶部不适。

⑤其他症状：上腹饱胀不适、嗳气、食欲缺乏、恶心呕吐等。

⑥体征：轻型甚至中型患者多无阳性体征，部分患者受累肠段可有轻度压痛。直肠指诊有时可感觉黏膜肿胀、肛管触痛，指套有血迹。重型和急性暴发型可有鼓肠、腹肌紧张、腹部压痛或（和）反跳痛。有的患者可触及痉挛或肠壁增厚的乙状结肠或降结肠。

2. 结肠镜检查

结肠镜检查并活检是 UC 诊断的主要依据。结肠镜下 UC 病变多从直肠开始，呈连续性弥漫性分布，表现为：①黏膜血管纹理模糊紊乱或消失，充血水肿，质脆，自发性或接触性出血和脓性分泌物附着，亦常见黏膜粗糙呈细颗粒状。②病变明显处可见弥漫性多发性糜烂或溃疡。③可见结肠袋变浅变钝或消失以及假息肉黏膜桥等。

内镜下黏膜染色技术能提高内镜对黏膜病变的识别能力，结合放大内镜技术通过对黏膜细微结构的观察和病变特征的判别，有助 UC 诊断，有条件的单位可开展。

3. 黏膜活检组织学检查

建议多段多点取材，组织学上可见以下主要改变。

（1）活动期：①固有膜内弥漫性、急性、慢性炎性细胞浸润，包括中性粒细胞、淋巴细胞、浆细胞、嗜酸性粒细胞等，尤其是上皮细胞间有中性粒细胞浸润和隐窝炎，乃至形成隐窝脓肿。②隐窝结构改变：隐窝大小形态不规则，排列紊乱，杯状细胞减少等。③可见黏膜表面糜烂、浅溃疡形成和肉芽组织增生。

（2）缓解期：①黏膜糜烂或溃疡愈合。②固有膜内中性粒细胞浸润减少或消失，慢性炎性细胞浸润减少。③隐窝结构改变：隐窝结构改变可加重，如隐窝减少萎缩，可见帕内特细胞化生。

UC 活检标本的病理诊断：活检病变符合上述活动期或缓解期改变，结合临床，可报告符合 UC 病理改变。宜注明为活动期或缓解期。如有隐窝上皮异型增生（上皮内瘤变）或癌变，应予注明。

4. 其他检查

结肠镜检查可以取代钡剂灌肠检查。无条件行结肠镜检查的单位可行钡剂灌肠检查。检查所见的主要改变为：黏膜粗乱和（或）颗粒样改变；肠管边缘呈锯齿状或毛刺样改变，肠壁有多发性小充盈缺损；肠管短缩，袋囊消失呈铅管样。

结肠镜检查遇肠腔狭窄镜端无法通过时，可应用钡剂灌肠检查、CT 或 MRI 结肠显像显示结肠镜检查未及部位。

5. 手术切除标本病理检查

大体和组织学改变见上述 UC 的特点。

6. 实验室检查

主要用于 UC 的辅助诊断、鉴别诊断及病情严重程度和活动性的判断：常用的指标如下。

（1）血液检查：血液常规判断有无贫血、白细胞和血小板计数升高。红细胞沉降率（ESR）和 C-反应蛋白（CRP）增高，可准确反映 UC 的疾病严重程度和活动性，临床上对诊断、治疗和预后有重要的参考价值，但 ESR 特异性不如 CRP。

（2）粪便检查：活动性 UC 镜检可见大量红细胞、脓细胞，还可见嗜酸性粒细胞和巨噬细胞，大便隐血试验（OB）常阳性。粪钙卫蛋白水平可较准确地反映 UC 病变局部的活动性及严重程度，有报道其敏感性和特异性比血清 ESR 和 CRP 要高。

（3）病原检查：应反复多次行粪便细菌培养、血清细菌免疫学和基因检查，排除痢疾杆菌、沙门菌属、空肠弯曲菌、难辨梭状芽孢杆菌、耶尔森菌、结核杆菌以及病毒感染。此外，应连续多次粪便检查溶组织阿米巴滋养体和血吸虫感染。

（4）血清免疫学检查：UC 患者核周抗嗜中性粒细胞胞质抗体（pANCA）阳性率较正常人和克罗恩病患者要高，常作为 UC 的临床辅助诊断和与克罗恩病等疾病的鉴别。部分文献报道抗杯状细胞抗体（GAB）在 UC 患者中有较好的敏感性，特异性高，有一定的临床应用价值。其他自身免疫检查有助于鉴别诊断。

诊断要点：在排除其他疾病的基础上，可按下列要点诊断：①具有上述典型临床表现者为临床疑诊，安排进一步检查。②同时具备上述结肠镜和（或）放射影像学特征者，可临床拟诊。③如再具备上述黏膜活检和（或）手术切除标本组织病理学特征者，可以确诊。④初发病例如临床表现结肠镜以及活检组织学改变不典型者，暂不确诊，应予随访。

（二）疾病评估

诊断成立后，需进行疾病评估，以利于全面估计病情和预后，制订治疗方案。

1. 临床类型

可简单分为初发型和慢性复发型。初发型指无既往病史而首次发作，该类型在鉴别诊断中应予特别注意，亦涉及缓解后如何进行维持治疗的考虑。慢性复发型指临床缓解期再次出现症状，临床上最常见。以往所称之暴发型结肠炎（fulmlnant colitis），因概念不统一而易造成认识的混乱，将其归入重度 LTC 中。

2. 病变范围

推荐采用蒙特利尔分型（表 5-1）。该分型特别有助于癌变危险性的估计和监测策略的制订，亦有助于治疗方案的选择。

表 5-1 UC 病变范围的蒙特利尔分型

| 分型 | 分布 | 结肠镜下所见炎症病变累及的最大范围 |
| --- | --- | --- |
| E1 | 直肠 | 局限于直肠，未达乙状结肠 |
| E2 | 左半结肠 | 累及左半结肠（脾曲以远） |
| E3 | 广泛结肠 | 广泛病变累及脾曲以近乃至全结肠 |

3. 疾病活动性的严重程度

UC 病情分为活动期和缓解期，活动期疾病按严重程度分为轻、中、重度。改良 Truelove 和 Witts 疾病严重程度分型标准（表 5-2）易于掌握，临床上实用。改良 Truelove 评分更多用于临床研究的疗效评估。

表 5-2 改良 Truelove 和 Witts 疾病严重程度分型标准

| 重程度分型 | 排便（次） | 便血 | 脉搏（次） | 体温（℃） | 血红蛋白 | ESR（mm/1 h） |
| --- | --- | --- | --- | --- | --- | --- |
| 轻度 | ＜ 4 | 轻或无 | 正常 | 正常 | 正常 | ＜ 20 |
| 重度 | ≥ 6 | 重 | ＞ 90 | ＞ 37.8 | ＜ 75% 正常值 | ＞ 30 |

注：中度介于轻重度之间

4. 肠外表现和并发症

（1）肠外表现：包括皮肤黏膜表现（如口腔溃疡、结节性红斑和坏疽性脓皮病）、关节损害（如外周关节炎、脊柱关节炎等）、眼部病变（如虹膜炎、巩膜炎、葡萄膜炎等）、肝胆疾病（如脂肪肝、原发性硬化性胆管炎、胆石症等）、血栓栓塞性疾病等。其发生机制目前尚不清楚，可能与自身免疫、细菌感染、毒物吸收及治疗药物的副作用有关。

（2）并发症：包括中毒性巨结肠、肠穿孔、下消化道大出血、上皮内瘤变以及癌变。

①中毒性肠扩张：是本病的一个严重并发症，其发生率国外报道为 1.6% ~ 13%，多发生于全结肠炎患者，死亡率可高达 44%，临床表现为肠管高度扩张并伴有中毒症状，腹部有压痛甚至反跳痛，肠鸣音减弱或消失。可引起溃疡穿孔并发急性弥漫性腹膜炎。

②肠穿孔：多为中毒性肠扩张的并发症，也可见于重型患者，发生率国外报道为 2.5% ~ 3.5%，多发生于左半结肠。

③下消化道大出血：是指短时间内大量肠出血，伴有脉搏增快、血压下降、血红蛋白降低等，其发生率为 1.1% ~ 4.0%。

④上皮内瘤变以及癌变：目前已公认本病并发结肠癌的机会要比同年龄和性别组的一般人群明显增高，一般认为癌变趋势与病程长短有关，病程 15 ~ 20 年后癌变概率每年增加 1%。我国报道直肠癌的并发率为 0.8% ~ 1.1%。因此，对于本病病程在 10 年以上者要注意癌变的可能。

## 二、药物治疗

### （一）中医辨证论治

1. 湿热内蕴证

（1）证候：腹泻黏液脓血便，里急后重，可兼有肛门灼热、身热、腹痛、口苦口臭、小便短赤等症。舌苔黄腻，脉滑数或濡数。

（2）治法：清热解毒，调和气血。

（3）方药：白头翁汤加减。如大便脓血较多者加炒椿皮、槐花、紫珠草、地榆；大便白冻黏液较多者加苍术、薏苡仁；腹痛较甚者加延胡索、乌药、枳实理气止痛；身热甚者葛根加量使用。根据"行血则便脓自愈，调气则后重自除"的理论，亦可用芍药汤加减，方中有黄芩、黄连清热解毒化湿，当归、芍药、甘草行血和营，缓急止痛。木香、槟榔行气导滞。

2. 气滞血瘀证

（1）证候：腹痛泻下脓血，血色紫暗或黑便，腹痛拒按，嗳气食少，胸胁腹胀。脉弦涩，舌质暗紫有瘀点。

（2）治法：活血散瘀，理肠通络。

（3）方药：膈下逐瘀汤加减。如腹满痞胀甚者加枳实、厚朴；腹有痞块者加皂角刺；腹痛甚者加三七末（冲）、白芍；晨泄明显者加补骨脂。

3. 脾胃虚弱证

（1）证候：腹泻便溏，粪有黏液或少许脓血，食少纳呆，食后腹胀，可兼有腹胀肠鸣，腹部隐痛喜按，肢体倦怠，神疲懒言，面色萎黄，舌质淡胖大或有齿痕，苔薄白，脉细弱或濡缓。

（2）治法：益气健脾，祛湿止泻。

（3）方药：参苓白术散加减。如大便夹不消化食物者加神曲、枳实消食导滞；腹痛怕凉喜暖者加炮姜；寒甚者加附子温补脾肾；腹有痞块者加山甲珠、皂角刺；久泻气陷者加黄芪、升麻、柴胡升阳举陷；久泻不止者加赤石脂、石榴皮、乌梅、诃子涩肠止泻；兼有余热未清者可加黄连或胡黄连；脓血便较重者加白头翁、秦皮、黄柏、血余炭。亦可用纯阳真人养脏汤。

4. 脾肾阳虚证

（1）证候：久泻不愈，大便清稀或完谷不化，腰膝酸软，食少纳呆，可兼有五更泻、脐中腹痛，喜温喜按，形寒肢冷，腹胀肠鸣，少气懒言，面色苍白。舌质淡胖大有齿痕，苔白，脉细沉。

（2）治法：温补脾肾，涩肠止泻。

（3）方药：四神丸加减。如腹痛甚者加白芍缓急止痛；小腹胀满者加乌药、小茴香、枳实理气除满；大便滑脱不禁者加赤石脂、诃子涩肠止泻。亦可用当归四逆汤，四神丸合四君子汤。

**5. 肝郁脾虚证**

（1）证候：腹痛即泻，泻后痛减，大便稀烂或黏液便，胸胁胀闷，可兼有喜长叹息，嗳气不爽，食少腹胀，矢气较频。舌质淡红，苔薄白，脉弦或细。

（2）治法：疏肝理脾，化湿止泻。

（3）方药：痛泻要方加减。如排便不畅，矢气频繁者加枳实、槟榔理气导滞；腹痛隐隐，大便溏薄，倦怠乏力者加党参、茯苓、炒扁豆健脾化湿；胸胁胀痛者加柴胡、香附疏肝理气；夹有黄白色黏液者加黄连、白花蛇舌草清肠解毒利湿。

**6. 血瘀肠络证**

（1）证候：腹痛拒按，痛有定处，腹胀肠鸣，泻下不爽，面色晦暗，肌肤甲错。舌质紫黯或有斑点，脉弦涩。

（2）治法：活血化瘀，理肠通络。

（3）方药：少腹逐瘀汤加减。如腹满痞胀甚者加枳实、厚朴；腹有痞块者加山甲珠、皂角刺；腹痛甚者加三七末（冲）、白芍；晨泄明显者加补骨脂。

### （二）西药治疗

**1. 一般治疗**

强调休息、饮食和营养。对活动期患者应强调充分休息，以减少精神和体力负担，待病情好转后改为富营养、少渣饮食。部分患者可能与某些食物过敏有关，应详细询问有关病史并限制相关食物的摄入。重症和暴发型患者应入院治疗，及时纠正水、电解质紊乱；贫血者可输血；低蛋白血症者应输入人血白蛋白。病情严重者应禁食，给予肠外营养治疗。对情绪不稳定者可给予心理治疗。

**2. 药物治疗**

（1）轻度 UC。

①氨基水杨酸制剂是治疗轻度 UC 的主要药物。包括传统的柳氮磺吡啶（SASP）和其他各种不同类型的 5-氨基水杨酸（5-ASA）制剂，如美沙拉秦（2～4 g/d）、奥沙拉秦（2～4 g/d）和巴柳氮（4～6 g/d）。5-ASA 制剂疗效与 SASP 相似，但不良反应远较 SASP 少见。尚缺乏证据显示不同类型 5-ASA 制剂的疗效有差异。

②对氨基水杨酸制剂治疗无效者，特别是病变较广泛者，可改用口服激素。

（2）中度 UC。

①氨基水杨酸制剂：仍是主要药物。

②激素：足量氨基水杨酸制剂治疗后（一般 2～4 周）症状控制不佳者，尤其是病变较广泛者，应及时改用激素。按泼尼松 0.75～1 mg/（kg·d）（其他类型全身作用激素的剂量按相当于上述泼尼松剂量折算）给药。达到症状缓解后开始逐渐缓慢减量至停药，注意快速减量会导致早期复发。

③硫嘌呤类药物：包括硫唑嘌呤（AZA）和 6-巯基嘌呤（6-MP）适用于激素无效或依赖者。欧美推荐的目标剂量为 1.5～2.5 mg/（kg·d），一般认为亚裔人种剂量宜偏低如 1 mg/（kg·d）。

④英夫利西单抗（IFX）：当激素和上述免疫抑制剂治疗无效或激素依赖或不能耐受上述药物治疗时，可考虑 IFX 治疗。国外研究已肯定其疗效，我国正在进行上市前的Ⅲ期临床试验。

远段结肠炎的治疗：对病变局限在直肠或直肠乙状结肠者，强调局部用药（病变局限在直肠用栓剂，局限在直肠乙状结肠用灌肠剂），口服与局部用药联合应用疗效更佳。轻度远段结肠炎可视情况单独局部用药或口服与局部联合用药；中度远段结肠炎应口服与局部联合用药；对病变广泛者口服与局部用药联合应用亦可提高疗效。局部用药有美沙拉秦栓剂每次 0.5～1 g，每日 1～2 次；美沙拉秦灌肠剂每次 1～2 g，每日 1～2 次。激素如氢化可的松琥珀酸钠盐（禁用酒石酸制剂）每晚 100～200 mg；布地奈德泡沫剂每次 2 mg，每日 1～2 次，适用于病变局限在直肠者，该药激素的全身不良反应少。据报道不少中药灌肠剂如锡类散亦有效，可试用。

（3）重度UC：病情重、发展快，处理不当会危及生命，应收治入院，予积极治疗。

①一般治疗：补液补充电解质，防止水、电解质、酸碱紊乱平衡，特别是注意补钾。便血多、血红蛋白过低者适当输红细胞。病情严重者暂禁食，予胃肠外营养。粪便培养排除肠道细菌感染。注意忌用止泻剂、抗胆碱能药物、阿片制剂、非甾体消炎药等，以避免诱发结肠扩张。对中毒症状明显者可考虑静脉用广谱抗生素。

②静脉用激素：首选治疗为甲泼尼龙40～60 mg/d，或氢化可的松300～400 mg/d，剂量加大不会增加疗效，但剂量不足会降低疗效。

③需要转换治疗的判断以及转换治疗方案的选择：在静脉用足量激素治疗约5 d仍然无效，应转换治疗方案。有两大选择：一是转换药物的"拯救"治疗，如环孢素A（CsA）或IFX。依然无效才手术治疗。二是立即手术治疗。

维持治疗药物的选择视诱导缓解时用药情况而定：由氨基水杨酸制剂或激素诱导缓解后以原氨基水杨酸制剂的全量或半量维持；对于激素依赖、氨基水杨酸制剂不能耐受者以硫嘌呤类药物维持；IFX诱导缓解者继续IFX维持。氨基水杨酸制剂的维持治疗疗程为3～5年或更长。

## 三、常用特色疗法

### （一）外治方法

1. 塞药法

塞药法是指将药物纳入肛内的方法。常用的栓剂有柳氮磺胺吡啶栓、洗必泰栓、清肠栓等。

2. 保留灌肠法

本病病位主要在大肠，中药保留灌肠，可使药达病所，中药口服与灌肠相结合，可提高UC治疗效果。临床多选用具有清热燥湿、解毒凉血、生肌止血、止痢功效的药物，如：①三黄汤加减：黄芩10 g，黄柏10 g，黄连10 g，栀子5 g，五倍子10 g，明矾10 g。②败酱草合剂：败酱草30 g，白矾10 g，黄芩10 g，白及15 g。③通灌汤：苦参、地榆、黄柏、甘草等。

用法：取中药煎剂或药液50 mL保留灌肠，每日1～2次，1个月为1个疗程。可根据病情在灌肠药液中加入适量锡类散、青黛散、云南白药等。对腹泻、便血严重的患者可加入氢化可的松50 mg。亦可取氢化可的松100 mg，加入5%葡萄糖盐水200 mL，每日1～2次肛滴灌肠，一旦症状改善立即改用中药灌肠。依据观察，中药灌肠仍以辨证用药为佳。

### （二）其他治疗

1. 针灸疗法

辨证分型取穴，取脾俞、胃俞、大肠俞、中脘、天枢、上巨虚、下巨虚、止泻穴。脾胃虚弱配气海、关元、足三里；脾肾阳虚配肾俞、命门；肝脾不和配太冲、行间；湿热型配曲池、内庭、阴陵泉。脾俞、胃俞、气海、关元、足三里、肾俞、命门、中脘、天枢、上巨虚、下巨虚、止泻穴等施提插捻转补法，并用温针疗法；太冲、行间、曲池、内庭、阴陵泉用提插捻转泻法。隔日1次，5次为1个疗程，共治疗2个疗程。脾肾阳虚加足三里、命门、关元；脾虚气陷加足三里、百会、长强；湿热郁结加足三里、曲池、合谷；气滞血瘀加肾俞、脾俞、大肠俞。用艾条悬灸，穴位先上后下，先阴经后阳经，每穴灸3～5 min，以皮肤红润不起泡为度。每日1次，10次为1个疗程，一般3～5个疗程。

2. 穴位埋线疗法

取脾俞、胃俞、大肠俞、小肠俞、关元俞、足三里。甲紫标记穴位，常规消毒皮肤，用2%利多卡因0.2 mL，行穴位皮下局部麻醉，将3号铬制羊肠线置入12号穿刺针的针管内，从局部麻醉点刺入皮下1～1.5寸，使局部产生酸、胀、麻感，然后边推针芯边退针，将羊肠线埋入穴位。30 d埋线1次，1～3次后统计疗效。

3. 穴位敷贴疗法

多选用足三里、脾俞、天枢、大肠俞、神阙、命门等，可交替使用。以药物制成贴膏贴于穴位，

4～6 h 后揭去，每日 1 次，30 d 为 1 个疗程。

## 四、手术疗法

### （一）手术指征

1. 绝对指征

大出血、穿孔、癌变以及高度怀疑癌变。

2. 相对指征

（1）积极内科治疗无效的重度 UC 合并中毒性巨结肠，内科治疗无效者宜更早行外科干预。

（2）内科治疗疗效不佳和（或）药物不良反应已严重影响生活质量者，可考虑外科手术。

### （二）手术方式

常用的手术方式主要有 3 种。

1. 全大肠切除 + 回肠造瘘术

这是治疗本病的传统的手术治疗方式。术后一般无复发，绝大多数患者能在术后维持良好的健康状态。

2. 结肠切除 + 回肠直肠吻合术

该术式可避免造设人工肛门，但保留的直肠有炎症复发，或炎症向回肠蔓延的缺点，且其中约有 7% 的患者可发生癌变。另外，由于直肠存在活动性病变，还可影响回 – 直肠吻合口的愈合，而有发生吻合口瘘之可能。

3. 全结肠切除 + 直肠黏膜切除 + 回肠肛管吻合术

从理论上来说，该术式是最理想的术式。因该术式保留了前两个术式的优点，而避免了上两个术式的缺点。但该手术术式操作复杂，易发生缝合不全、骨盆脓肿等并发症，有时需造设临时性的回肠瘘。

4. 全大肠切除 + 回肠储袋肛管吻合术

该手术为目前最常用的手术方式，避免回肠造口及回肠吻合术后排便次数多的缺点，但本术式可发生储袋炎，影响储袋功能。

## 五、临床参考

### （一）学术讨论

溃疡性结肠炎是一种病程迁延、容易复发、较难治疗的疾病，中外医学界都希望在溃疡性结肠炎的治疗及机制研究方面有所建树，但因其致病机制复杂，近期仍难以有所突破。目前治疗手段仍以中西医结合为主，控制炎症、调节免疫、对症支持是目前治疗的侧重点。

（1）本病病程较长，常易复发，目前的研究中缺乏中医药对溃疡性结肠炎远期疗效观察和预防复发方面整体评价。

（2）治疗过程中，标本先后病机会有转变，因此，在治疗中应谨守病机，灵活辨证。

（3）中西医治疗本病的形式多种多样，但其最优组合有待进一步研究。

（4）结合现代基础研究，争取找出中医药治疗 UC 的作用机制及靶点，为中医药治疗本病获得确切的基础研究支持。

### （二）名医经验

1. 田振国治疗结肠炎性疾病经验

依据"腑病以通为用、腑疾以通为补"的中医理论，田振国教授创立了"宣通气血、寒热并用"治疗炎症性肠病的学术思想，现已被收入国家统编教材——21 世纪规划教材《中西医结合肛肠病学》。他认为大肠炎性疾病病变关键在于肠中气机失常，肠壁经络气滞血瘀，致生肿疡，破溃后又生溃疡，在治疗上应重在调理气血运行、寒热药物并用。该学术思想指导下的创新中药制剂"通腑宁颗粒"（由厚朴、胡黄连、黄柏、天花粉、芦根、滑石、白芍、延胡索、木香、山楂、麦芽、吴茱萸、甘草共 13 味中药组成，寒热药物并见一方，共奏宣通气血、厚肠止泻之功），主治各种慢性非特异性结肠炎性疾病，症见腹泻

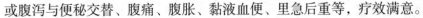

或腹泻与便秘交替、腹痛、腹胀、黏液血便、里急后重等，疗效满意。

**2. 陆金根对溃疡性结肠炎的认识**

陆金根应用中医对本病的治疗，多根据 UC 病症的寒热虚实，确定治疗原则。倡导在扶正祛邪的辨证治疗中，始终应顾护胃气，而不可单纯补涩。治疗以"热痢清之，寒痢温之，初痢实则通之，久痢虚则补之，寒热交错者清温并用，虚实夹杂者攻补兼施"为治疗大法。认为疾病初起之时，以实证、热证多见，治宜清热化湿解毒；久病多虚、多寒，应以补虚温中，调理脾胃，兼以清肠，收涩固脱。且对于久病虚弱患者，宜补益之中，佐以清肠导下祛积，扶正祛邪，权衡运用。临床用药之时，宜结合具体病情施治，忌过早补涩，忌峻下攻伐，忌分利小便。

**（三）临床研究进展**

**1. 脾功能失调是 UC 发病的中心环节**

近代中医关于 UC 的病因多从湿热、瘀血等论治，但究其根本，其发病的中心环节还在于脾。研究表明 UC 发生的肠黏膜水肿与溃疡均与脾的功能失调有很大关系。肠镜所见肠黏膜水肿的病理改变，实际就是脾失运化、湿聚水生的一种病理过程。脾虚发病，运化失常，组织失养及水湿内停，内溢组织器官，就会导致水肿发生。这与现代医学所说的血管活性物质如组胺等致毛细血管通透性增加及肠道疾患致蛋白质吸收障碍所引起的血浆胶体渗透压降低而致的组织水肿相似。同时现代医学解释肠黏膜溃疡是因感染、自身免疫反应致肠腺隐窝中性粒细胞浸润伴有腺上皮细胞变性坏死形成脓肿、溃破所致。恰与中医所说脾阳受病，不能为胃行其津液，经脉气血不能充分输布，肠黏膜得不到滋养，而造成局部"贫血"，防御功能削弱，久之病气入侵，气血瘀滞，疮疡乃成相吻合。

**2. 以清为先、清补结合**

"湿热内蕴、气血瘀滞"是溃疡性结肠炎活动期的主要病机。患者主要表现为排便次数增多，大便带有黏液或脓血，伴腹胀或腹痛。《济生方·痢疾》："余每遇此证，必先荡涤肠胃，次正其根本。"治宜清热解毒化湿，以治标为主，使邪去正安。此期不可过早扶正固涩，以免"闭门留寇"，使湿热瘀毒胶结不化留恋于肠道，导致气血壅滞，肠黏膜长期受损，病情迁延不愈。此乃湿热壅滞肠道，气机不畅，湿热灼伤肠络，迫血妄行所致也。治以清热解毒，理气活血。药用红藤、败酱草、地锦草、白头翁等清热解毒消痈。陆金根教授认为，不能一味地健脾扶正，在疾病活动期，应祛邪以扶正，邪去正自安。

**3. 栓剂、灌肠等局部治疗的应用**

UC 的部位多在远端结肠，研究表明黏膜修复、病灶的消除取决于病变部位的药物浓度与局部活化程度。局部药物浓度高则活化程度高，病灶消除与黏膜修复越快越彻底。同时我国 UC 患者的病变部位大多在左半结肠及直肠部位，因此运用中药栓剂及灌肠等局部治疗可望提高疗效。由上海中医药大学附属龙华医院胃肠病研究所研制成功的清肠栓多年来在临床上被证明是治疗 UC 行之有效的药物。此栓剂通过临床与动物实验表明其作用机制通过局部与整体两方面发挥作用。一方面局部给药后栓剂中有效成分迅速释出，具有抗炎作用，还能附于溃疡表面使局部黏膜免于再损伤；另一方面通过肠道对药物有效成分的吸收，起到调整机体免疫平衡及肠道内菌群平衡等功能，从而起到全面整体的预防治疗作用。

**4. 气药灌肠法的应用**

用气药灌肠法（采用 DGY-2 电脑灌肠治疗仪。将灌肠方浓缩成 200 mL 左右，置入特制的容器中，肛管插入肛门 10 ~ 15 cm，把气压和时间分别调至 11 kPa 和 40 s 后分别启动气阀和液阀，将药液灌注于结肠。要求患者先后取平卧位、胸膝位各 5 min，10 min 后观察药液分布状况）治疗溃疡性结肠炎，效果显著，预后良好。

**5. 干细胞移植**

干细胞移植实验要求高，成功率低，且须由国家指定的机构施行，目前这方面的报道并不多，有些报道仅限于动物实验，但不失为一种新型的治疗方法。赖氏等报道 1 例 UC 合并急性髓系白血病（AML）病例，患者经改良 1，4- 丁二醇二甲磺酸酯（白消安）/ 环磷酰胺 + 抗胸腺细胞球蛋白（ATG）方案预处理后，行非血缘关系供者外周造血干细胞移植根治白血病的同时显著改善了 UC 症状。陈氏等采用自体干细胞移植治疗难治性炎症性肠病 10 例，其中重型 UC 患者 1 例，术后症状消失，观察 10 个月无复发症状，血液检查指标均正常，但肠镜复查示无明显改善。其他尚有段氏通过实验采用骨髓间充质干细胞移植治疗 UC，发现同种异体大鼠骨髓间充质干细胞（MSCs）移植后 UC 模型大鼠肠道病变明显好转，糜烂溃疡均愈合。

# 第二节　克罗恩病

克罗恩病（crohn disease，CD），又称局限性回肠炎、局限性肠炎、节段性肠炎和肉芽肿性肠炎，是一种原因不明的肠道炎症性疾病。本病和慢性非特异性溃疡性结肠炎两者统称为炎症性肠病（IBD）。克罗恩病在整个胃肠道的任何部位均可发生，但好发于末端回肠和右半结肠。以腹痛、腹泻、肠梗阻为主要症状，且有发热、营养障碍等肠外表现。病程多迁延，常有反复，不易根治，是公认的医学难题之一。

该病在西方国家相当常见，欧洲和北美 CD 的发病率为 $5/10^5 \sim 10/10^5$，患病率达 $50/10^5 \sim 100/10^5$。世界胃肠病组织 2010 年的临床指南中提到，在亚洲，尤其在东亚，CD 的发病有明显的增加趋势。我国近年报道的病例明显增多，基于多家医院病例统计，推测 CD 的患病率为 $1.4/10^5$，且有被低估之虞。该病患者多为青壮年，给社会生产力和个人生活质量带来极大影响，引起了各界高度重视。

本病病因及发病机制至今尚未明确。目前认为可能与遗传、免疫、感染、饮食、环境及心理因素有关。

中医古典医籍中无 CD 病名的记载。根据其证候表现可分属于"腹痛""泄泻""积聚""肠痈""肠结""肛痈""肛瘘""血证""虚劳"等范畴。有关"泄泻""腹痛""关格"，均首见于《内经》。汉代张仲景《金匮要略·腹满寒疝宿食病脉证治》谓："腹痛病者腹满，按之不痛为虚，痛者为实，可下之。"明代张景岳《景岳全书·泄泻》篇论述："泄泻之本，无不由脾胃""泄泻之因，惟水火土三气为最""凡泄泻之为病，多由水谷不分，故以利水为上策。"明代赵献可《医贯》有关于"关格"症的详细描述。张锡纯提出用大承气汤加减治疗。

## 一、诊断

CD 缺乏诊断的金标准，诊断需要结合临床表现、内镜、影像学和病理组织学进行综合分析并随访观察。

### （一）临床表现

CD 最常发生于青年期，根据我国统计资料发病高峰年龄为 18 ~ 35 岁、男性略多于女性（男女比约为 1.5 : 1）。临床表现呈多样化，包括消化道表现、全身性表现、肠外表现及并发症。消化道表现主要有腹泻和腹痛，可有血便；全身性表现主要有体重减轻、发热、食欲不振、疲劳、贫血等，青少年患者可见生长发育迟缓；肠外表现与 UC 相似；并发症常见的有瘘管、腹腔脓肿、肠狭窄和梗阻、肛周病变（肛周脓肿、肛周瘘管、皮赘、肛裂等），有消化道大出血、急性穿孔较少见，病程长者可发生癌变。

腹泻、腹痛、体重减轻是克罗恩病的常见症状，如有这些症状出现，特别是年轻患者，应考虑本病的可能，如伴肠外表现或（及）肛周病变高度疑为本病。肛周脓肿和肛周瘘管可为少部分 CD 患者的首诊表现，应予注意。

### （二）辅助检查

1. 内镜检查

（1）结肠镜检查：结肠镜检查和活检应列为 CD 诊断的常规首选检查，镜检应达末段回肠。镜下一般表现为节段性、非对称性的各种黏膜炎症表现，其中具特征性的内镜表现为非连续性病变、纵行溃疡和卵石样外观。

必须强调，无论结肠镜检查结果如何（确诊 CD 或疑诊 CD），也需选择有关检查明确小肠和上消化道的累及情况，以便为诊断提供更多证据及进行疾病评估。

（2）小肠胶囊内镜检查（SBCE）：SBCE 对发现小肠黏膜异常相当敏感，但对一些轻微病变的诊断缺乏特异性，且有发生滞留的危险。主要适用于疑诊 CD 但结肠镜及小肠放射影像学检查阴性者。正规的 SBCE 检查阴性，倾向于排除 CD；阳性结果需综合分析并常需进一步检查证实。

（3）小肠镜检查：目前我国常用的是气囊辅助式小肠镜（BAE）。该检查可直视观察病变、取活检和进行内镜下治疗，但为侵入性检查，有一定并发症的风险。BAE 主要适用于其他检查（如 SBCE 或放射影像学）发现小肠病变或尽管上述检查阴性而临床高度怀疑小肠病变需进行确认及鉴别者；或已确诊 CD 需要 BAE 检查以指导或进行治疗者。小肠镜下 CD 病变特征与结肠镜所见相同。

（4）胃镜检查：少部分 CD 病变可累及食管、胃和十二指肠，但一般很少单独累及。原则上胃镜检查应列为 CD 的检查常规，尤其是有上消化道症状者。

2. 影像学检查

（1）CT 或磁共振肠道显像（CT/MR enterography，CTE/MRE）：CTE 或 MRE 是迄今评估小肠炎性病变的标准影像学检查，有条件的单位应将此检查列为 CD 诊断的常规检查。该检查可反映肠壁的炎症改变、病变分布的部位和范围、狭窄的存在及其可能的性质（如炎症活动性或纤维性狭窄）、肠腔外并发症（如瘘管形成、腹腔脓肿或蜂窝织炎）等。活动期 CD 典型的 CTE 表现为肠壁明显增厚（> 4 mm）；肠黏膜明显强化伴有肠壁分层改变，黏膜内环和浆膜外环明显强化，呈"靶症"或"双晕征"；肠系膜血管增多、扩张、扭曲，呈"木梳征"；相应系膜脂肪密度增高、模糊；肠系膜淋巴结肿大等。

CTE 与 MRE 对评估小肠炎性病变的精确性相似，后者较费时，设备和技术要求较高，但无放射线暴露之虑。CT 或 MR 肠道造影（CT/MR enteroclysis）可更好扩张小肠尤其是近段小肠，可能更有利于高位 CD 病变的诊断。

盆腔磁共振有助于确定肛周病变的位置和范围，了解瘘管类型及其与周围组织的解剖关系。

（2）钡剂灌肠及小肠钡剂造影：钡剂灌肠已被结肠镜检查所代替，但遇肠腔狭窄无法继续进镜者仍有诊断价值。小肠钡剂造影敏感性低，已被 CTE 或 MRE 代替，但对无条件行 CTE 检查的单位则仍是小肠病变检查的重要技术。该检查对肠狭窄的动态观察可与 CTE/MRE 互补，必要时可两种检查方法同用。X 线所见为多发性、跳跃性病变，病变处见裂隙状溃疡、卵石样改变、假息肉、肠腔狭窄、僵硬，可见瘘管。

（3）腹部超声检查：对发现瘘管、脓肿和炎性包块具有一定价值，但对 CD 诊断准确性较低，超声造影及彩色多普勒可增加准确性。由于超声检查方便、无创，对 CD 诊断的初筛及治疗后活动性的随访有相当价值，值得进一步研究。

3. 黏膜活检病理组织学检查

需多段（包括病变部位和非病变部位）、多点取材。

CD 黏膜活检标本的病理组织学改变有：①固有膜炎症细胞呈局灶性不连续浸润。②裂隙状溃疡。③阿弗他溃疡。④隐窝结构异常，腺体增生，个别隐窝脓肿，黏液分泌减少不明显，可见幽门腺化生或帕内特细胞化生。⑤非干酪样坏死性肉芽肿。⑥以淋巴细胞和浆细胞为主的慢性炎症细胞浸润，以固有膜底部和黏膜下层为重，常见淋巴滤泡形成。⑦黏膜下淋巴管扩张。⑧神经节细胞增生和（或）神经节周围炎。

4. 手术切除标本

沿纵轴切开（肠系膜对侧缘）手术切除肠管，连同周围淋巴结一起送病理组织学检查。手术切除标本的大体表现包括：节段性或者局灶性病变，融合的线性溃疡，卵石样外观，瘘管形成，肠系膜脂肪包绕病灶，肠壁增厚和肠腔狭窄等特征。显微镜下典型改变除了活检标本组织学改变外还包括：①节段性、透壁性炎症。②活动期有深入肠壁的裂隙状溃疡，周围重度活动性炎症甚至穿孔。③透壁性散在分布淋巴样细胞增生和淋巴滤泡形成。④黏膜下层水肿和淋巴管扩张，晚期黏膜下层增宽或出现黏膜与肌层融合。⑤非干酪样坏死性肉芽肿见于黏膜内、黏膜下、肌层甚至肠系膜淋巴结。⑥肌间神经节细胞和神经纤维增生及神经节周围炎。

手术切除标本的病理确诊标准：CD 的病理学诊断在黏膜活检难度较大，需结合临床表现、肠镜所见和病理学改变考虑。非干酪样坏死性肉芽肿具有较高的诊断价值，但需排除肠结核。手术切除标本可见到更多病变，诊断难度较小。

诊断要点：在排除其他疾病基础上，可按下列要点诊断：①具备上述临床表现者可临床疑诊，安排进一步检查。②同时具备上述肠镜或小肠镜（病变局限在小肠者）特征以及影像学（CTE 或 MRE，无条件者采用小肠钡剂造影）特征者，可临床拟诊。③如再加上活检提示 CD 的特征性改变且能排除肠结核，可做出临床诊断。④如有手术切除标本（包括切除肠段和病变附近淋巴结），可根据标准做出病理确诊。⑤对无病理确诊的初诊病例，随访 6 ~ 12 个月以上，根据对治疗的反应和病情变化判断，符合 CD 自然病程者，可做出临床确诊。如与肠结核混淆不清但倾向于肠结核者，应按肠结核进行诊断性治疗 8 ~ 12 周，再行鉴别。

WHO 曾提出 6 个诊断要点的 CD 诊断标准（表 5-3），该标准最近再次被世界胃肠病学组织（WGO）推荐，可供参考。

表 5-3 WHO 推荐的 CD 诊断标准

| 项目 | 临床 | 放射影像学 | 内镜 | 活检 | 手术标本 |
| --- | --- | --- | --- | --- | --- |
| ①非连续性或节段性改变 | | + | + | | + |
| ②卵石样外观或纵行溃疡 | | + | + | | + |
| ③全壁性炎性反应改变 | +（腹块） | +（狭窄） | +（狭窄） | | + |
| ④非干酪样肉芽肿 | | | | + | + |
| ⑤裂沟、瘘管 | + | + | | | + |
| ⑥肛周病变 | + | | | + | + |

注：具有①、②、③者为疑诊；再加上④、⑤、⑥三者之一可确诊；具备第④项者，只要加上①、②、③三者之二亦可确诊；应用现代技术 CTE 或 MRE 检查多可清楚显示全壁炎而不必仅局限于发现狭窄

## 二、药物治疗

### （一）中医辨证论治

**1. 湿热壅滞证**

（1）证候：腹部胀痛拒按，大便溏泻不爽，便带黏液，食少纳呆，小便短赤，烦渴喜饮，恶心呕吐。舌苔黄腻，脉弦滑或数。

（2）治法：清热化湿，行气导滞。

（3）方药：芍药汤加减。如湿重于热者加苍术、藿香；身热重者，加黄柏、栀子；腹痛重者，加枳实、大黄，并加大白芍用量。

**2. 气滞血瘀证**

（1）证候：腹部胀痛，攻窜不定，痛引少腹，得嗳气、矢气或泻下则腹痛稍减，食少，消瘦，便带脓血。舌紫，脉弦。

（2）治法：疏肝理气，活血化瘀。

（3）方药：柴胡疏肝散加减。如腹部胀痛、刺痛并见，舌质紫暗或有瘀斑者，加桃仁、蒲黄、五灵脂；腹痛攻窜两胁者，加川楝子、延胡索、青皮；气郁化火者，加牡丹皮、栀子、龙胆草；若腹部积块，固定不移者，可用逐瘀汤加减。

**3. 脾胃虚弱证**

（1）证候：腹痛绵绵，喜温喜按，大便糊状或呈水状，腹胀，食欲缺乏，神疲乏力，面色萎黄，气短自汗。舌淡苔白，脉沉细或弱。

（2）治法：健脾助运，化湿止泻。

（3）方药：参苓白术散加减。如食欲不振，加焦三仙；脘腹胀满者，加苍术、厚朴、藿香；形寒肢冷，泻下如水状者，加炮姜、炮附子。腹痛胀满拒按，恶食，嗳腐吞酸，痛而欲泻，泻后痛减，舌质红，苔黄腻，脉滑，此为食滞胃肠、气机阻滞、宿食不化、浊气上逆、食邪燥结、腑气不通所致。治宜消食导滞，通腑止痛。方用枳实导滞丸加减。

中成药参苓白术丸益气健脾,利湿止泻。适用于脾气亏虚,表现出食少、便溏、神疲乏力者。每日3次,每次6g内服。

4. 脾肾阳虚证

(1)证候:病久迁延,反复泄泻,黎明腹痛,肠鸣即泻,脐周作痛,泻后痛减,大便溏薄,形寒肢冷,腰膝酸软。舌质淡,苔白,脉沉细。

(2)治法:温肾健脾,化湿止泻。

(3)方药:四神丸或真人养脏汤加减。如久泻不止者加炮姜、炮附子、肉桂。

中成药金匮肾气丸温肾助阳。适用于肾阳虚衰,表现出腹泻、大便清稀、肢冷畏寒者。每日3次,每次6g内服。

## (二)西药治疗

1. 根据疾病活动严重程度选择治疗方案

(1)轻度活动性CD的治疗。

①氨基水杨酸类制剂:SASP或5-ASA制剂可用于结肠型,美沙拉秦可用于末段回肠型和回结肠型。

②布地奈德:病变局限在回肠末段、回盲部或升结肠者,可选布地奈德。对上述治疗无效的轻度活动性CD患者视为中度活动性CD,按中度活动性CD处理。

(2)中度活动性CD的治疗。

①糖皮质激素:是治疗的首选。病变局限在回盲部者,为减少全身作用糖皮质激素相关不良反应,可考虑布地奈德,但该药疗效对中度活动性CD不如全身作用糖皮质激素。

②激素与硫嘌呤类药物或氨甲蝶呤合用:激素无效或激素依赖时加用硫嘌呤类药物或氨甲蝶呤。有研究证明这类免疫抑制剂对诱导活动性CD缓解与激素有协同作用,但起效慢(硫唑嘌呤要在用药达12~16周才达到最大疗效),因此其作用主要是在激素诱导症状缓解后,继续维持撤离激素的缓解。

硫唑嘌呤(AZA)与6-巯基嘌呤(6-MP)同为硫嘌呤类药物,两药疗效相似,开始选用AZA还是6-MP,主要是一种用药习惯的问题,我国医师使用AZA的经验较多。使用AZA出现不良反应的患者转用6-MP后,部分患者可以耐受。硫嘌呤类药物无效或不能耐受者,可考虑换用氨甲蝶呤(MTX)。硫唑嘌呤用药剂量及疗程要足,但该药不良反应常见,且可发生严重不良反应,应在严密监测下应用。

合适目标剂量及治疗过程中的剂量调整:欧洲共识意见推荐的目标剂量范围是1.5~2.5 mg/(kg·d)。对此,我国尚未有共识。有人认为,对于亚裔人种,剂量宜偏小,如1 mg/(kg·d)。

③生物制剂:常用的有英夫利西和阿达木,英夫利西(inflixlmab,IFX)是我国目前唯一批准用于CD治疗的生物制剂。IFX用于激素及上述免疫抑制剂治疗无效或激素依赖者,或不能耐受上述药物治疗者。使用方法为5 mg/kg静脉滴注,在第0、第2、第6周给予作为诱导缓解;随后每隔8周给予相同剂量做长程维持治疗。在使用IFX前正在接受糖皮质激素治疗时应继续原来治疗,在取得临床完全缓解后将激素逐步减量至停用。对原先已使用免疫抑制剂无效者无必要继续合用免疫抑制剂;但对IFX治疗前未接受过免疫抑制剂治疗者,IFX与AZA合用可提高撤离激素缓解率及黏膜愈合率。

④其他:氨基水杨酸类制剂对中度活动性CD疗效不明确。环丙沙星和甲硝唑仅用于有合并感染者。其他免疫抑制剂、沙利度胺、益生菌、外周血干细胞或骨髓移植等治疗CD的价值尚待进一步研究。美沙拉秦局部治疗在有结肠远端病变者必要时可考虑。

(3)重度活动性CD的治疗:重度患者病情严重、并发症多、手术率及病死率高,应及早采取积极有效措施处理。

①确定是否存在并发症:局部并发症如脓肿或肠梗阻,全身并发症如机会感染。强调通过细致检查尽早发现并做相应处理。

②全身作用糖皮质激素:口服或静脉给药,剂量相当于泼尼松0.75~1 mg/(kg·d)。

③英夫利西:视情况,可在激素无效时应用,亦可一开始就应用。

④手术治疗:激素治疗无效者应考虑手术治疗。手术指征和手术时机的掌握应从治疗开始就与外科医师密切配合,共同商讨。

⑤综合治疗：合并感染者予广谱抗生素或环丙沙星及（或）甲硝唑。视病情予输液、输血及输白蛋白。视营养状况及进食情况予肠外或肠内营养支持。

（4）特殊部位 CD 的治疗。

①广泛性小肠病变的治疗：存在广泛性小肠病变（累计长度＞100 cm）的活动性 CD 常导致营养不良、小肠细菌过度生长、因小肠多处狭窄而多次手术造成短肠综合征等严重而复杂的情况，因此早期即应予积极治疗。如早期应用免疫抑制剂（AZA、6-MP、MTX），对病情重或复发者早期考虑予 IFX。营养治疗应作为重要辅助手段。轻度患者可考虑试用全肠内营养作为一线治疗。

②食管和胃十二指肠病变的治疗：食管、胃、十二指肠 CD 可单独存在，亦可与其他部位 CD 同时存在。其治疗原则与其他部位 CD 相仿，不同的是：①加用质子泵抑制剂对改善症状有效。②该类型 CD 一般预后较差，宜早期应用免疫抑制剂（AZA、6-MP、MTX），对病情重者早期考虑予 IFX。

2. 药物诱导缓解后的维持治疗

应用糖皮质激素或生物制剂诱导缓解的 CD 患者往往需要继续长期使用药物，以维持撤离激素的临床缓解。激素依赖的 CD 是维持治疗的绝对指征。其他情况宜考虑维持治疗，包括重度 CD 药物诱导缓解后、频繁复发 CD、临床上有被视为有"病情难以控制"高危因素等。

糖皮质激素不应用于维持缓解。用于维持缓解的主要药物如下。

（1）氨基水杨酸制剂：使用氨基水杨酸制剂诱导缓解后仍以氨基水杨酸制剂作为缓解期的维持治疗。氨基水杨酸制剂对激素诱导缓解后维持缓解的疗效未确定。

（2）硫嘌呤类或氨甲蝶呤：AZA 是激素诱导缓解后用于维持缓解最常用的药物，能有效维持撤离激素的临床缓解或在维持症状缓解下减少激素用量。AZA 不能耐受者可试换用 6-MP。硫嘌呤类药物无效或不能耐受者，可考虑换用 MTX。

上述免疫抑制剂维持治疗期间复发者，首先要检查药物依从性及药物剂量是否足够，以及其他影响因素。如存在，做相应处理；如排除，可改用 IFX 诱导缓解并继以英夫利西维持治疗。

（3）英夫利西：使用 IFX 诱导缓解后应以 IFX 维持治疗。

## 三、常用特色疗法

### （一）外治法

1. 保留灌肠法

用灌肠器推注 50 mL 药液保留灌肠，或用 100 mL 药液灌肠仪给药，每日 1～2 次，1 个月为 1 个疗程。

可根据病情选用结肠宁、锡类散、云南白药等。对腹泻、便血严重的患者可加氢化可的松。亦可取氢化可的松加入 5% 葡萄糖盐水中，每日 1～2 次点滴灌肠，一旦症状改善立即改用中药灌肠。

2. 栓剂

氨基水杨酸栓剂，每日 1～2 次纳入肛内，适用于直肠病变。

### （二）其他疗法

1. 隔药饼灸疗法

根据 CD 的病机特点与临床表现，可采用隔药饼灸疗法取中脘、气海、足三里、天枢、大肠俞、上巨虚为主穴治疗 CD。

2. 针灸疗法

泄泻取脾俞、中脘、章门、天枢、足三里；腹痛取脾俞、胃俞、中脘、足三里、气海、关元；便血取足三里、三阴交、气海、关元、阴陵泉，平补平泻，留针 10～20 min，每日 1 次，7～10 次为 1 个疗程。

## 四、手术疗法

尽管相当部分 CD 患者最终难以避免手术治疗，但术后复发率高，CD 的治疗仍以内科治疗为主。因此，内科医师应在 CD 治疗全过程中慎重评估手术的价值和风险，并与外科医师密切配合，力求在最合适的时间施行最有效的手术。

**（一）外科手术指征**

1. CD 并发症

（1）肠梗阻：由纤维狭窄所致的肠梗阻视病变部位和范围行肠段切除术或狭窄成形术。短段狭窄肠管（一般指 < 4 cm）可行内镜下球囊扩张术。炎症性狭窄引起的梗阻如药物治疗无效可考虑手术治疗。

（2）腹腔脓肿：先行经皮脓肿引流及抗感染，必要时再行手术处理病变肠段。

（3）瘘管形成：肛周瘘管处理如前述。非肛周瘘管（包括肠皮瘘及各种内瘘）的处理是一个复杂的难题，应由内外科密切配合进行个体化处理。

（4）急性穿孔：需急诊手术。

（5）大出血：内科治疗（包括内镜止血）无效出血不止危及生命者，需急诊手术。

（6）癌变。

2. 内科治疗无效

（1）激素治疗无效的重度 CD。

（2）内科治疗疗效不佳或（及）药物不良反应已严重影响生存质量者，可考虑外科手术。

3. 外科手术时机

需要手术的 CD 患者往往存在营养不良、合并感染，部分患者长期使用糖皮质激素，因而存在巨大手术风险。内科医师对此应有足够认识，以避免盲目的无效治疗而贻误手术时机、增加手术风险。

**（二）手术方式**

结肠 CD 的手术方式取决于病变部位、患者全身状况及是否急诊手术。手术方式可做如下选择。

1. 回肠造口

回肠造口不是结肠 CD 治疗常用的手术方案，仅适用于不能耐受结肠切除者。其目的是减少并发症，促进结肠愈合，为以后限制性结肠切除或直肠、结肠切除创造条件。回肠造口另一作用是缓解病情。

部分患者行肠造口的同时可以行皮瓣推移法修补括约肌、袖套法修补肛周及低位直肠阴道瘘修补。回肠造口也适用于中毒性巨结肠、高危患者（妊娠、老年人）、腹腔污染及穿孔的患者。

2. 限制性节段性结肠切除

适用于病变范围较短，具体到结肠为 10 ～ 20 cm 患者。肠切除后主要为回肠 – 结肠吻合、结肠 – 结肠吻合。侧侧吻合能够延缓结肠 CD 的复发。腹腔镜的应用促进结肠部分切除在结肠 CD 治疗中的应用。20 世纪 90 年代后，Fazio 等建议根据肉眼下病变范围切除肠管，不宜扩大切除范围。复发与否主要取决于疾病本身活动状态，过多地切除肠管并不能达到预防复发的目的。

3. 结肠次全切除

适合结肠严重病变且范围较广的患者。患者情况好可行回肠 – 结肠吻合术，患者情况不稳定或腹腔有感染时，不行一期吻合，先行回肠造口，再二期吻合。

4. 全结肠切除及回肠 – 直肠吻合术（IRA）

对结肠广泛的病变可考虑此手术，依据患者情况行一期或分期肠吻合。大出血、感染、穿孔、巨结肠或中毒性结肠炎的患者也可考虑行二期或三期肠吻合。与溃疡性结肠炎、家族性息肉病等行 IRA 相比，因结肠 CD 行 IRA 术后并发症（吻合口瘘、狭窄与肠梗阻）较高，且功能恢复亦较差，长期随访表明需要行永久性回肠造口的患者约 50%。

5. 直肠 – 结肠切除术及回肠造口

适合直肠和结肠均有病变且患者不能耐受一期吻合的患者。

6. 狭窄成形术

狭窄成形术可适用于病变肠段狭窄者。狭窄段较短者，可沿纵轴切开后横向缝合（Heineke–Mikulicz 手术）；狭窄段较长者可纵向切开后做长的侧侧吻合式缝合（Finney 成形术）。Michelassi 等设计了一种顺蠕动肠侧侧吻合狭窄成形术，解决多处或较长的狭窄（> 15 cm）；Williams 应用内镜气囊扩张术（EBD）替代狭窄成形术，仅适于非活动病变，狭窄长度小于 4 cm。结肠狭窄成形术经验有限，行结肠狭窄成形术的患者多数同时实施小肠狭窄成形术，需要注意的是结肠狭窄的患者术后并发肿瘤概率较小肠狭窄成形术高。

### （三）肠瘘的外科治疗

肠外瘘手术的 CD 并不多，以肠内瘘手术多见。25% ~ 40% 的 CD 患者会出现肠内瘘，主要是回盲部，小肠和结肠次之，乙状结肠和直肠出现瘘的概率相对较少。肠内瘘不是手术的绝对适应证，多数肠内瘘不需要外科手术，但近年来手术治疗肠内瘘有增加的趋势。如果患者周身状况和瘘管部位条件允许，可以争取做一期切除肠端端吻合；对少数腹腔感染严重或（和）营养状况较差者，应先行近段肠管造口，待局部条件好和全身状况改善后再行二期闭瘘术。

### （四）结肠 CD 的紧急手术

#### 1. 中毒性结肠炎

中毒性结肠炎可以并存或不并存巨结肠。结肠 CD 中以中毒性结肠炎为首发临床表现者占 30% 左右。近年来的研究表明 CD 所致的中毒性结肠炎已占到炎症性肠病性中毒性结肠炎的 50%，6% 的结肠 CD 患者表现为中毒性结肠炎。具备下述至少两项可以诊断为中毒性结肠炎：①心率 > 100 次 /min。②体温 38.5℃。③白细胞 > $10.5 \times 10^8$/L。④低白蛋白血症 < 30 g/L。中毒性巨结肠除上述中毒性结肠炎标准外结肠直径需 > 5 cm。

中毒性结肠炎要重视围手术期处理。术前慎用麻醉药物，以免掩盖腹膜炎的临床表现；不用抗腹泻药物；术前适当补充液体与血制品；由于肠黏膜屏障功能受损，会出现细菌与毒素的易位，因此，要选用广谱抗生素。密切监视患者的生命体征、脱水、腹围、腹部平片。氧疗在巨结肠治疗中极为重要。

大剂量激素（氢化可的松 100 mg，每 6 h 一次；甲基泼尼松龙 16 ~ 20 mg，每 8 h 一次；或泼尼松 20 mg，每 8 h 一次）是重要的支持治疗。结肠炎对激素治疗 7 d 无反应，可考虑应用环孢素，剂量为 4 mg/（kg·d）。中毒性结肠炎或巨结肠出现游离穿孔、腹膜炎或大出血，则应立即手术治疗；保守治疗 48 ~ 72 h 无效后亦应积极手术治疗，可以避免穿孔；持续的结肠扩张是手术的指征。出现穿孔，病死率高于 40%，而穿孔前手术则病死率仅为 2% ~ 8%。

中毒性结肠炎的患者，结肠极为脆弱、明显扩张并贮存大量粪便，分离时容易出现医源性穿孔，增加并发症和死亡率。因此，手术时应先细针穿刺减压、堵塞隔离乙状结肠、仔细分离结肠固定处以减少穿孔的危险性。手术方式包括结肠次全切除术回肠造口、直肠结肠切除回肠造口，不做一期吻合。

#### 2. 大出血

CD 患者中等量出血较为常见，但大量出血和严重出血较少见。出血可发生在任何年龄与疾病时段，但青年患者更为常见。肠道 CD 患者小肠出血占 65%，大肠占 12%，还有 23% 的患者出血部位不确定。部分 CD 患者消化道出血是由于十二指肠溃疡，治疗时应注意鉴别。

CD 患者出血的手术指征为输注 4 ~ 6 U 红细胞后不能控制出血、复发性出血。手术的目的是解救患者生命，因此手术尽可能的简单。由于 CD 患者多数为节段性肠道出血，应于出血时选择肠系膜动脉血管插管造影，以明确出血部位。此外，术中内镜的应用亦越来越多。

结肠出血则切除出血病变肠段，直肠无病变且病情稳定，则行回肠 – 直肠吻合术。如果直肠有病变且病情不稳定，则行全结肠切除回肠造口术。对于存在直肠病变的患者，也可在度过急性期后再处理病变的直肠。

#### 3. 游离穿孔

CD 患者游离肠穿孔的发生率不高（1% ~ 3%），但却是极为严重的并发症。消化道任何部位均可出现穿孔，其中结肠占穿孔的 20% ~ 50%，且主要见于中毒性结肠炎患者或结肠远端有梗阻者，其他原因包括腺瘤穿孔、内镜检查导致穿孔及吻合失败。

患者被怀疑穿孔应积极地进行复苏及术前准备。腹部平片的目的是观察结肠有无扩张及有无腹腔游离气体，但仅有 20% 穿孔的患者有气腹症。没有中毒性巨结肠的结肠穿孔可以行节段性结肠切除及回肠造口。内镜致结肠穿孔，手术方式取决于穿孔部位，病变部位穿孔则行穿孔及病变肠襻切除，尽可能地行近端肠造口；如果正常肠襻穿孔，则可以考虑切除或修补。中毒性巨结肠的穿孔，可行结肠次全切除术，保留远端乙状结肠和直肠，一般不行直肠结肠切除术。

**4. 腹腔脓肿或包块**

由于腹腔脓肿或包块而行手术占 CD 手术的 25% 以上，其中腹腔包块患者中 40% 存在肠瘘。脓肿可以是腹腔内、腹膜后或肠系膜间。传统的脓肿治疗方式是开腹引流，近年来介入技术应用经皮穿刺引流越来越多。

**5. 肠梗阻**

肠梗阻是小肠 CD 的主要手术原因（35% ~ 54%），结肠 CD 肠梗阻较少（5% ~ 17%）。对于结肠 CD 患者而言重要的是术前排除癌变。肠梗阻的原因是狭窄部位急性活动期炎症、狭窄处纤维素形成、附近脓肿或包块。排除脓肿后一般先行内科治疗，因肠梗阻而行紧急手术者并不多见，特别是结肠 CD。

### （五）复发

CD 患者手术率高，复发率惊人。CD 术后复发是外科医师应关注的一个问题。在术前即应告知患者，术后应坚持治疗以延缓复发。虽然内、外科医师都很重视预防 CD 复发的问题，但 CD 的治疗至今尚无有效的、治愈的方法。

术后复发可定义为临床、内镜、形态学、外科复发。形态学复发是指在完全切除肉眼可见的病灶后，经内镜、影像学检查或手术发现新的病灶，通常出现在回肠末端或吻合口处。近年来，形态学复发逐渐被内镜复发所取代。若完全切除肉眼可见病变后出现 CD 的临床症状，并证实病变再发，则称临床再发。外科复发是指需再次进行外科治疗。

影响 CD 术后复发的因素甚多，包括性别、发病年龄、妊娠、吸烟、家族史、手术前病史时间、病变部位和侵犯范围、药物治疗、手术指征（穿孔及非穿孔）、是否有手术史、切除肠襻长度、吻合技术、切缘长度、手术输血量及术后并发症等。

### （六）吻合口的选择

**1. 手工缝合与吻合器**

吻合口瘘是结肠 CD 手术重要并发症，也是困扰外科医师实施手术的主要原因。回结肠吻合是 CD 手术最常用的肠吻合方式。吻合器能够有效地降低术后吻合口瘘的发生率，其机制可能是：术中污染机会少，减少组织操作，炎症较轻。

**2. 端端吻合与侧侧吻合**

吻合口复发是 CD 手术治疗的另一重要问题。侧侧吻合口径较大、血供丰富，降低了郁积与梗阻的可能性和吻合口缺血的可能性。侧侧吻合能够降低术后瘘的发生，但侧侧吻合不能延缓 CD 的复发。

### （七）肛瘘的处理

首先要通过症状和体检，并结合影像学检查（如 MRI、超声内镜或肛门直肠超声检查）等了解是否合并感染以及瘘管的位置、范围等。在此基础上制订治疗方案。结肠镜检查了解直肠乙状结肠病变的存在及严重程度，有助于指导治疗。

如有脓肿形成必须先行外科充分引流，并予抗生素治疗。

无症状的单纯性肛瘘无须处理。有症状的单纯性肛瘘以及复杂性肛瘘首选抗生素如环丙沙星或（及）甲硝唑治疗。并以 AZA 或 6-MP 维持治疗。存在活动性肠、道 CD 者必须积极治疗活动性 CD。

应由肛肠外科医师根据病情决定是否需要手术以及术式的选择（如单纯性肛瘘瘘管切除术、复杂性肛瘘挂线疗法，乃至肠道转流术或直肠切除术）。

已有证据证实 IFX 对肛瘘的疗效。对复杂性肛瘘，IFX 与外科及抗感染药物联合治疗，疗效较好。

## 五、临床参考

### （一）学术讨论

CD 是一种病程迁延、容易复发、较难治疗的疾病，其病因病机复杂，至今尚未完全阐明，故在治疗上存在一定困难。中医在治疗本病上有治法众多、疗效确切、不良反应少、安全可靠的优势，但尚存在一些问题。

（1）本病病程较长，常易复发，目前的研究中缺乏中医药对 CD 远期疗效观察和预防复发方面的整体评价。中医治疗本病的形式多种多样，但其最优组合有待进一步研究。

（2）因 CD 的临床表现多样性，要提高对本病的认识，收集临床资料要完整，有利于对疾病程度及疗效判定有正确的评估。

（3）对 CD 患者病程长（20 年以上）、病变广泛、起病早者，应相隔 6 个月行纤维结肠镜监测实属必要，一旦伴有过度不典型增生者，就应行预防性结肠切除术。如已证实为 CD 癌变，应按癌行根治术。

### （二）临床研究进展

目前，针灸治疗 CD 的效应机制研究已逐渐成为针灸领域的研究热点，包春辉等多从免疫学角度进行研究。多角度研究 CD 才能全面阐释针灸的作用机制，从不同角度研究针灸治疗 CD 的效应机制将是今后工作的重点之一。新技术如 microRNA 芯片技术的应用将为 CD 研究提供先进的方法与手段，对 CD 进行 microRNA 的筛选、鉴定，初步研究中国人 CD 相关的 microRNA，了解中国人 CD 相关的 microRNA 表达特点，进而探讨针灸对中国人 CD 相关 microRNA 表达谱的干预作用。此外，研究针灸干预 CD 的信号传导途径也具有较大意义。如选择与 CD 发生密切的 TLR4 信号通路（TLR4/NF-κB 通路）进行研究，探讨针灸治疗 CD 的信号转导机制，将为针灸治疗 CD 作用机制的全面阐明提供科学实验资料。

### （三）名医经验

丁义江等在克罗恩病的治疗上有其自己特色且疗效显著。肛周克罗恩病治疗的目的是减轻局部症状，保护肛门功能。症状的有无是决定治疗的重要因素，仅有体征而没有症状不应强行治疗。治疗的程度取决于症状和体征的严重程度以及潜在的病理性质。

1. 内科治疗

对于合并有肠道克罗恩病的患者，结合内科治疗是必需的。肠道炎症处于相对静止期时为处理肛周病变提供了良好的条件。治疗肠道克罗恩病的药物会影响肛周克罗恩病的活动和治愈率。

（1）类固醇和免疫抑制剂：尽管类固醇在治疗肠道克罗恩病中得到广泛应用，并取得明确的效果，但没有明确的证据表明对肛周病变有益，而且会影响肛瘘的愈合和导致脓肿的形成。

（2）抗生素：在肛周克罗恩病治疗中特别建议使用甲硝唑。甲硝唑最初是用来治疗阴道滴虫感染，后来发现其有明显抗厌氧菌的作用，同时对革兰阴性和革兰阳性细菌也有作用。

最近研究表明，环丙沙星通过抑制细菌 DNA 回旋酶合成对治疗肛周克罗恩病有明显效果。

2. 外科治疗

肛周克罗恩病的外科处理可参照如下基本原则：①无症状者不治疗。②伴有活动性的肠道克罗恩病者予以全身治疗和局部引流，或做长期引流。③低位括约肌间瘘或经括约肌瘘者予以瘘管切开术。④复杂性肛瘘者予以引流并考虑在适当时期选择挂线治疗或黏膜瓣推移技术。

# 第三节　肠结核

肠结核（intestinal tuberculosis）是结核分枝杆菌引起的肠道慢性特异性感染疾病，是最常见的肺外结核病之一。主要由人型结核分枝杆菌引起。少数地区有因饮用未经消毒的带菌牛奶或乳制品而发生牛型结核分枝杆菌肠结核。本病一般见于中青年，女性稍多于男性。

肠结核好发于回盲部，依次为升结肠、空肠、横结肠、降结肠、阑尾、十二指肠及乙状结肠等处，偶有位于直肠者。胃结核亦有报道，但极少见。

结核菌侵入肠道后，其病理变化随人体对结核杆菌的免疫力与过敏反应的情况而定。当感染菌量多，毒力大，机体过敏反应强时，病变往往以渗出为主，并可有干酪样坏死并形成溃疡，称为溃疡型肠结核；若感染较轻，机体免疫力（主要是细胞免疫）较强时，病变常为增生型，以肉芽组织增生为主，形成结核结节并进一步纤维化，称为增生型肠结核。实际上兼有溃疡与增生两种病变者并不少见，此称为混合型或溃疡增生型肠结核。肠结核多数起病缓慢，病程较长，大多数肠结核患者缺乏特异性临床表现，主要的临床表现为腹痛、腹泻、便秘、腹部肿块及午后低热、盗汗、乏力、消瘦等全身症状。

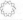 

## 一、诊断

（1）多继发于肠外其他脏器结核，常发生于回肠、回盲部、升结肠等处。

（2）右下腹或脐周慢性隐痛、腹泻、便秘或腹泻便秘交替，粪便明显稀水样或糊状。可有午后低热、盗汗、食欲不振、营养不良、消瘦等结核中毒症状表现，合并有肠梗阻时常有呕吐、痉挛性疼痛。

（3）触诊可触及肿块，右下腹压痛明显，肠梗阻可见肠型或蠕动波。

（4）纤维结肠镜可明确病变部位、类型及范围，黏膜活检可见干酪性肉芽肿或结核分枝杆菌培养阳性。红细胞沉降率多明显增快。

（5）粪便检测，镜下见少量红细胞和脓细胞或检测到结核分枝杆菌抗酸染色阳性（检出率低），粪便结核分枝杆菌培养阳性。

## 二、西药治疗

本病的早期病变以渗出为主，血运丰富，药物易于渗入，且病灶内细菌多处于代谢活跃状态，药物易起作用。如病变已至后期，即使给予合理、规范的治疗，也难完全避免并发症的发生，所以早期诊断、早期治疗尤为重要。治疗主要目的是消除症状、改善全身情况，促使病灶愈合，防治并发症。

1. 一般治疗

在活动期，注意卧床休息与充足的营养补充，以摄入营养充分、易消化、刺激性小的食物为宜，可增强患者的抵抗力。营养不良和因胃肠道症状而妨碍进食者，给予静脉内高营养治疗，补充维生素、钙，注意水、电解质和酸碱平衡。摄入不足及腹泻重者应补充液体及钾盐。

2. 对症治疗

腹痛者可给予阿托品缓解疼痛，亦可选用胃肠平滑肌钙离子阻滞剂治疗，因腹泻或者摄入不足而引起脱水者，给予补液，维持水、电解质和酸碱平衡。腹泻明显者可采用少渣食物，注意补充维生素C和钙。对并发不完全性肠梗阻患者行胃肠减压和静脉补液，以缓解梗阻近段肠曲的膨胀与潴留。引流通畅及早期全肠外营养（TPN）支持最为重要，TPN能减少 50% ~ 70% 的胃肠分泌量。

3. 抗结核药物治疗

化学药物是本病治疗的关键。治疗的原则是：早期、规律、全程、适量、联合。同时应注意到化疗用药大多数有肝肾毒性，在化疗的同时应注意保护肝肾功能。对肝肾功能不全者，须减药量或行药物浓度监测，以指导药物使用。整个治疗方案分强化和巩固两个阶段，其基础药物是异烟肼和利福平。对严重肠结核或伴有肠外结核者，可用链霉素、吡嗪酰胺、乙胺丁醇等。新药有利福喷丁、利福布汀及喹诺酮类的氧氟沙星和环丙沙星，以及氨基糖苷类的阿米卡星等。本病常用一线杀菌药 2 ~ 3 个联合使用，疗程 6 ~ 10 个月。

（1）注射药物：链霉素每日 1.2 g，分两次肌肉注射，总量不超过 90 g，也可每日 0.75 g。卡那霉素每日 0.75 ~ 1.0 g，分 2 次肌肉注射，总量不超过 90 g。

（2）口服药物：异烟肼每日 400 mg，顿服；乙胺丁醇每日 0.75 ~ 1.0 g，顿服；利福平每日 450 ~ 600 mg，利福定 150 ~ 200 mg，顿服；吡嗪酰胺每日 0.75 ~ 1.5 g，分 2 ~ 3 次服。

按照全国结核病标准化疗方案，治疗前 2 个月强化期予链霉素、利福平、吡嗪酰胺、异烟肼，巩固阶段以异烟肼、利福平治疗 4 个月，即 2SHRZ + 4HR，联合应用是减少耐药菌株产生。用药期间，要复查药敏试验，及时发现耐药现象并及时换药。用药量要足，病程相对较长，用药时间 2 ~ 3 年。

## 三、手术疗法

1. 手术适应证

急性穿孔形成弥漫性腹膜炎；慢性穿孔形成腹腔脓肿或肠瘘；伴有消化道出血，经非手术治疗无效；增生型回盲部结核易致不完全或完全性肠梗阻；回盲部增生型结核病变局限；诊断尚不肯定，又不能除外癌症者。

2. 手术方式

根据病情而定，原则上应彻底切除病变肠段，再行肠道重建术。①回盲部或右半结肠切除术：增生型回盲部结核伴梗阻可行回盲部切除，如升结肠同时受侵犯宜行右半结肠切除术，然后行回肠－横结肠端端或端侧吻合术。近年来已开展腹腔镜辅助下行回盲部切除术取得良好效果。②如回盲部病变炎症浸润广泛而固定无法切除，为解除梗阻，可先行末端回肠横结肠端侧吻合术，待 3～6 个月后再二期切除病变肠段，再行肠道重建术。无论采取何种术式，患者术后均需接受抗结核药物治疗。

### 四、临床参考

肠结核的研究进展多集中在诊断技术方面，对其治疗主要是参照结核的治疗。由于近期对炎症性肠病研究的兴起，肠结核作为其重要的鉴别诊断疾病，学者对其认识亦进一步加深。具有典型肠结核临床表现的病例容易明确诊断，对临床表现不典型且无明显结核中毒症状者，易误诊及漏诊。因此对症状不典型或临床表现和影像学检查不能支持诊断以及原因不明的腹部肿块或疑似肿瘤、肠梗阻等不能明确病情的患者，应仔细询问病史；对伴有午后低热、盗汗、乏力、消瘦者，特别是位于右下腹的慢性腹痛、腹泻、原因不明腹部包块等表现者应首先考虑本病。X 线胸片、CT 检查、红细胞沉降率、结核菌素（PPD）、PPD-IgG 抗体、腹水腺苷脱氨酶（ADA）等检测是诊断肠结核常用的辅助检查，必要时可行钡灌肠、结肠镜、腹腔镜等检查。总之，肠结核临床症状常无特异性，病变可发生于非好发部位，结肠镜下及病理组织学也可呈非典型改变，诊断时应结合不同病程临床表现及有无肠外结核病变，可反复多次多部位取活检，并做相关实验室检查，必要时可行诊断性治疗，如三联或四联抗结核药物治疗 2～6 周有效，可做出肠结核的诊断，以提高确诊率，减少误诊率。

## 第四节　伪膜性肠炎

伪膜性肠炎（pseudomembranous colitis，PMC）是主要发生于结肠的急性黏膜坏死性炎症，并覆有伪膜。此病常见于应用抗生素治疗之后，故为医源性并发症。本病发病年龄多在 50～59 岁，女性稍多于男性。起病大多急骤，病情轻者仅有轻度腹泻，重者可呈暴发型，病情进展迅速。病情严重者可以致死。

近年研究证实，伪膜性肠炎患者粪中分离出的难辨梭状芽孢杆菌（clostridium difficile，CD），能产生具有细胞毒作用的毒素和肠毒作用的毒素，其中前者是伪膜性肠炎的重要致病因素。毒素可造成局部肠黏膜血管壁通透性增加，致使组织缺血坏死，并刺激黏液分泌，与炎性细胞等形成伪膜。在健康人群的粪便中，难辨梭状芽孢杆菌阳性率为 5%，住院患者携带率约 13%，无症状的克罗恩病患者约 8%，在50% 新生儿及 15%～40% 的婴儿粪中，虽可分离出此菌，甚至可有毒素产生，但并无致病作用。

广谱抗生素应用之后，特别是林可霉素、氯林可霉素、氨基苄青霉素、羟氨苄青霉素等的应用，抑制了肠道内的正常菌群，使难辨梭状芽孢杆菌得以迅速繁殖并产生毒素而致病。本病还可发生于抗病能力和免疫能力极度低下，或因病情需要而接受抗生素治疗的患者。如各种大手术后，特别是胃肠道癌肿手术后，以及其他有严重疾病如肠恶性肿瘤、尿毒症、糖尿病、心力衰竭、败血症等患者，因机体的内环境发生变化，肠道菌群失调，有利于难辨梭状芽孢杆菌繁殖而致病。本病的主要症状为腹泻、腹痛，重者常发生低血压、休克、严重脱水、电解质失平衡以及代谢性酸中毒、少尿，甚至急性肾功能不全。PMC 属于中医学泄泻中的濡泄、飧泄的范畴。

### 一、诊断

1. 病史

PMC 患者多见于危重、大手术之后，特别是多发生在大量使用广谱抗生素后。

2. 临床表现

（1）典型的临床表现：①腹泻：是最主要的症状。腹泻程度和次数不一，轻型病例，大便每日 2～3 次，可在停用抗生素后自愈。典型病例每日腹泻 10 余次，大便呈黄色水样、蛋花样或绿色黏液便。严重病例，大量腹泻，每日可达30余次，有时腹泻可持续4~5周。部分病例可排出斑块状或管状假膜，肉眼血便少见。大量腹泻后可产生低蛋白血症和水肿，短期内出现低蛋白血症是本病的一个特征。②腹痛：多为左下腹隐痛、钝痛或胀痛，程度较轻，有时很剧烈，呈绞痛或痉挛性疼痛，可伴腹胀、恶心、呕吐，此时应警惕并发肠穿孔可能。如果病变位于回肠或右半结肠，腹泻可不明显，而以急腹症伴中毒性巨结肠、结肠穿孔或腹膜炎为首发表现，给诊断造成困难，这种情形多见于手术后应用解痉剂或阿片制剂的患者。查体多数患者有腹部压痛，肠鸣音增强。当出现肠麻痹或中毒性巨结肠时可见腹膨隆，肠鸣音减弱。③全身毒血症表现：由于细菌毒素、坏死物质吸收及炎性介质释放而引起头痛、头晕、乏力、困倦、心动过速、谵妄及定向障碍等表现，体温都在38℃左右，少数可高达40℃。

（2）并发症：腹泻严重者常发生严重脱水、电解质失衡、代谢性酸中毒、低蛋白血症、低血压、休克、少尿，甚至急性肾功能不全。部分患者由于病情严重或诊治不及时，可发生麻痹性肠梗阻、中毒性巨结肠、肠穿孔、肠出血、败血症等严重并发症，病死率高。

3. 辅助检查

（1）实验室检查：①血液检查：血象示白细胞总数升高，平均可达 $15 \times 10^9/L$，少数高达 $40 \times 10^9/L$，分类以中性粒细胞增高明显，少数感染较重的病例甚至可出现类白血病样血象。在病程早期即可出现人血白蛋白的降低，这与炎症所造成的大量蛋白质从肠道丢失有关。病情重者常有水、电解质和酸碱平衡的失调，有时可有红细胞沉降率增快，血碱性磷酸酶增高。②粪便检查：肉眼观察可于水中见到漂浮的膜状物，显微镜下可见较多的白细胞，少量红细胞，大便隐血试验阳性。涂片革兰染色镜检如见到大量的阳性粗大杆菌可作为快速筛查诊断。③粪便培养：至少送两份粪便，将粪便标本接种于含头孢霉噻吩、环丝氨酸、果糖和蛋黄琼脂的平板上，在厌氧箱中经37℃培养24~48 h后取菌落进行图像分析，可显示脂肪图像，再经生化检查鉴定。④细胞毒素试验：粪便过滤液对组织培养细胞有特异性细胞病理效应，这种效应可被污染的难辨梭状芽孢杆菌抗毒素中和。

（2）肠镜检查：肠镜检查是诊断伪膜性肠炎迅速而可靠的方法，发现伪膜具有确诊意义。通过内镜不但可直视结肠黏膜病变特点，而且可行黏膜活检进行组织学诊断，并可追踪判断治疗效果。检查前肠道准备要充分，一般认为即使急性期也可行内镜检查，但应注意伪膜性肠炎时结肠黏膜充血、水肿，组织变脆，易造成出血、穿孔，因此，术者需操作熟练、轻柔，避免注气过多，尽可能缩短操作时间，明确诊断后可退镜，不必做全结肠检查。伪膜性肠炎主要侵犯远端结肠，一般乙状结肠镜可检出80%的病变，仅20%患者病变在结肠左区以上，需用全结肠镜检查。伪膜性肠炎的内镜下表现依临床类型和病情轻重不同而分为三类。

①轻度PMC，仅以黏膜充血、水肿为主，偶见零星伪膜样病灶。

②中度PMC，病变肠段黏膜可见散在小的圆形或卵圆形，微隆起性病灶，表面覆以薄白苔样伪膜，不易剔除，周边红晕，病灶间黏膜正常或充血。

③重度PMC，表现为病变肠段黏膜充血、水肿，可见密集分布地图样斑片状覆盖较厚伪膜样病灶，伪膜甚至可融合成片形或管形覆盖整个黏膜面，剔除覆盖伪膜后，可见其下方肠黏膜糜烂、渗血及浅凹陷性溃疡；暴发型患者则以肠黏膜广泛剥脱性改变及渗血。

（3）放射学检查：①腹部平片：可示肠麻痹或轻至中度结肠扩张、结肠袋肥大、肠腔积液及指压痕，在部分病例尚可见到肠壁间有气体，此征象为部分肠壁坏死，或可见到溃疡或息肉样病变表现。②气钡灌肠双重造影：可显示结肠黏膜皱襞紊乱，边缘呈毛刷样，结肠袋消失，黏膜表面可见许多圆形或不规则结节状阴影、指压痕征及散在圆形或类圆形表浅的充盈缺损，但这些征象都不具有特异性，诊断价值不大，且有肠穿孔的危险，应慎用。③CT扫描：可显示结肠壁增厚、皱襞增粗，这可以是局限性，亦可以是全结肠的。不过，几乎半数患者的CT检查均未见异常，因此诊断价值也有限。

第10版《实用内科学》诊断标准：应用广谱抗生素后出现腹泻。肉眼观察粪便排出斑片状伪膜。纤维结肠镜检查见结肠黏膜覆有大小不一且散在斑片状黄白色伪膜。排除其他腹泻。实验室进行难辨梭状芽孢杆菌培养阳性。均排除恶性肿瘤和其他全身系统性疾病。

## 二、西药治疗

一旦确诊或高度怀疑伪膜性肠炎，应尽早停用相关抗生素，尽可能去除病原体、最大限度减少难辨梭状芽孢杆菌毒素的危害，加强对症支持治疗，扶植肠道正常菌群生长，避免使用解痉药。轻者停用相关抗生素后可自行缓解，重者可给予抗难辨梭状芽孢杆菌的抗菌药物，并采取适当措施降低复发率。

1. 初治

（1）停用相关抗生素：一旦确诊，应立即停用原有的抗生素，这是最重要的一点。如果因原发病的需要不能停用抗生素，则应根据药敏试验选用抗生素或换用窄谱且不常发生难辨梭状芽孢杆菌相关性疾病的抗生素，如甲硝唑、万古霉素、磺胺类或磺胺增效剂等。

（2）床边隔离：粪便可污染周围环境，引起医院内感染，因此对患者应给予床旁隔离。医护人员接触患者时应戴手套以免引起医院内交叉感染。

（3）对症支持治疗：包括补充血容量、维生素，纠正脱水、电解质的失衡及酸中毒，可输血浆或白蛋白纠正低蛋白血症，解痉药不利于毒素的排出且有诱发中毒性巨结肠的风险，应尽量避免使用。止泻药不利于毒素的排出，原则上不用，但腹泻严重者，可酌情少量使用蒙脱石散进行治疗。

（4）难辨梭状芽孢杆菌敏感抗生素的应用：目前应用于假伪膜性肠炎的抗生素临床上最常使用的是甲硝唑和万古霉素。

①甲硝唑为治疗伪膜性肠炎的首选药物，因其对难辨梭状芽孢杆菌有强抑制作用，且药源广泛，价格便宜，不良反应较少，主要是胃肠道刺激反应。用法为每次 0.4 g 口服，每日 3 ~ 4 次；或每次 0.5 g 静脉滴注，每日 2 次，疗程 7 ~ 14 d，症状缓解率可达 85% 以上。一般在用药后 3 d 可改善，治疗 10 d 后炎症可完全消失，无效患者改用万古霉素治疗。甲硝唑治疗原则上优先选择口服用药，如患者不能耐受口服治疗或病情较重，可予静脉给药或改用口服万古霉素。

②万古霉素适用于患者对甲硝唑不能耐受者、治疗无效者或严重急症患者，该药口服不易吸收，粪中浓度高，全身不良反应少，疗效确切，一般每次 0.125 ~ 0.5 g 口服，每日 3 ~ 4 次，疗程 7 ~ 14 d，症状缓解率高，但该药价格昂贵，主要靠进口。国内有用国产药去甲万古霉素代替治疗，取得相似的疗效，值得推广，0.1 ~ 0.2 g 口服，每日 4 次。

③杆菌肽是一种细胞膜功能多肽类抗生素，抗革兰染色阳性菌效力强，对难辨梭状芽孢杆菌有效，口服吸收少，肠道浓度高，其用法为每次 2.5 万 U 口服，每日 4 次，疗程 7 ~ 14 d。但由于该药价格较贵，疗效较差，故只作为第 3 线或第 4 线治疗药物，多用于上述药物无效或复发者。

（5）微生态疗法：体外培养和动物实验证明，正常肠道菌群对难辨梭状芽孢杆菌有抑制作用和清除作用，因此，尽快地恢复肠道菌群能缩短抗生素的疗效并减少复发。具体方法有口服微生态调节剂和正常人粪便滤液保留灌肠。

应用微生态制剂以补充、扶植正常肠道菌群，抑制难辨梭状芽孢杆菌的生长，纠正菌群失调。临床上使用的微生态制剂包括活菌、死菌及其代谢产物，主要有地衣芽孢无毒株活菌制剂、酪酸菌、蜡样芽孢杆菌活菌制剂、双歧杆菌活菌制剂、双歧三联活菌（含肠道双歧杆菌、嗜酸乳杆菌、粪链球菌）、枯草杆菌肠球菌二联活菌多维颗粒（含乳酸活菌、粪链球菌、枯草杆菌）和双歧杆菌乳杆菌三联活菌片。活菌制剂用药量一般为每次 1 ~ 2 粒，每日 3 次，原则上不与抗生素合用以免影响疗效，应与甲硝唑、万古霉素分隔 2 h 服用，以防止生态制剂中的有益菌群被杀灭。上述制剂也可用适量稀释液或生理盐水溶解后保留灌肠。扶植大肠埃希菌，可口服乳糖、蜂蜜、麦芽糖和乳酸酶。扶植肠球菌，可口服叶酸、复合维生素 B、谷氨酸和肌肉注射维生素 $B_{12}$ 等。

（6）抗毒素及抑制毒素吸收治疗：离子交换树脂（如考来烯胺、考来替泊等）能结合难辨梭状芽孢杆菌毒素而从粪便中排出，从而减轻腹泻及其他中毒症状，但临床效果不一致，主要用于轻中度病例，用法为口服，每次 2 ~ 4 g，每日 3 ~ 4 次，疗程 7 ~ 10 d。由于它们在肠道内可与万古霉素结合，会削弱万古霉素的抗难辨梭状芽孢杆菌作用，因此两药不宜合用，如需要合用，两者应间隔 2 h 以上服用。抗污泥梭状芽孢杆菌抗毒素可中和难辨梭状芽孢杆菌毒素，其制剂已用于临床，用法为 5 万 U 静脉滴注，每日 2 次。

（7）基础疾病的治疗：应积极治疗原发病，如原发病好转，则对本病恢复有利并可减少复发。

**2. 重症及暴发性伪假膜性肠炎的治疗**

重症及暴发性患者除采用常规治疗，尚需给予以下特殊治疗。

（1）口服万古霉素联合静脉滴注甲硝唑：立即停用正在使用的抗生素，改用口服万古霉素联合静脉滴注甲硝唑。治疗开始时最好选用口服万古霉素并加大剂量，0.5 g 口服，每 6 h 一次，持续 7 ~ 14 d 甚或再延长疗程。对于伴有严重并发症者，尤其是伴有痉挛性（机械性）肠梗阻的患者，可静脉应用甲硝唑，0.5 g 静脉滴注，6 ~ 8 h 一次，也可通过肠导管灌注或灌肠的方法给予万古霉素。

（2）纠正电解质、酸碱平衡的紊乱，控制低血压与休克：重症患者一般都有严重腹泻，致有明显的脱水、低钠血症、低钾血症、低氯血症、代谢性酸中毒等代谢紊乱，甚或有低血压、休克等的表现，应予积极纠正，包括静脉补充葡萄糖、生理盐水、钾盐、维生素以纠正脱水、电解质的失衡。

**3. 复发的治疗**

（1）万古霉素剂量逐渐减量法：具体方法为：第 1 周口服万古霉素 125 mg，每 6 h 一次；第 2 周 125 mg，每 12 h 一次；第 3 周 125 mg，每日 1 次；第 4、第 5 周 125 mg，每 2 d 一次；第 6、第 7 周 125 mg，每 3 d 一次。或先用万古霉素（125 mg 口服，每 6 h 一次）10 ~ 14 d 标准疗程以控制急性发作，随后用万古霉素（125 mg，每日 1 次）6 周使难辨梭状芽孢杆菌保持处于芽孢状态，以利于正常菌群建立。

（2）联合应用万古霉素和阴离子交换树脂考来烯胺（4 g 口服，每日 2 次），但两药不宜同时服用，应间隔 2 h 以上服用。

（3）联合应用万古霉素（125 mg，每日 4 次）和利福平（600 mg，每日 2 次）治疗 7 ~ 14 d。

（4）应用万古霉素或甲硝唑后使用鲍氏酵母菌，口服万古霉素 7 ~ 14 d 后用鲍氏酵母菌 1 个月，可以降低复发率。

（5）应用甲硝唑或杆菌肽后使用嗜酸乳杆菌。

（6）免疫疗法：静脉应用免疫球蛋白 200 ~ 300 mg/kg 已取得一定疗效。

（7）应用不产毒难辨梭状芽孢杆菌菌株。

## 三、手术疗法

出现肠穿孔时应紧急剖腹探查，以尽早切除病变肠段。并发中毒性巨结肠时，可试行经结肠镜下置管减压治疗，多数患者可获缓解，如无效则考虑手术，通常行全结肠切除术。内科治疗无效的肠梗阻也应及时行手术切除病变肠段。

## 四、临床参考

PMC 大多数发生在应用抗生素治疗后 5 ~ 10 d，也可早到数小时或迟至停药后 3 ~ 4 周。联合使用抗生素比单一使用抗生素所发生的概率更高。多发生于应用广谱抗生素的老年人及免疫功能低下者，其致病菌曾被认为是金黄葡萄球菌，后来证实为 CD。患者在应用广谱抗生素（如头孢类、青霉素类、林可霉素等）后引起肠道菌群失调，CD 过度繁殖，产生毒素 A 和毒素 B 而引起结肠黏膜变性、坏死。预防本病首先应注意抗生素的使用，避免滥用抗生素，尤其是广谱抗生素的使用要有明确的目的，在取得预期的疗效之后应及时停药。对老年体弱手术者，尤其是进行腹腔和盆腔大手术后，以及免疫功能低下的癌症患者，应尽量避免使用易于诱发难辨梭状芽孢杆菌的抗生素。对必须使用抗生素的患者要加强警惕，早期发现，及时治疗，减少发生严重的伪膜性肠炎。

要经常向医务人员介绍有关伪膜性肠炎的发病动态，防止耐药菌株的滋长。外源性难辨梭状芽孢杆菌可能是医院内的交叉感染，有人从医院的地板、盥洗室的用具，以及护理伪膜性肠炎患者的工作人员的手和粪便中检出难辨梭状芽孢杆菌或其芽孢。所以对伪膜性肠炎病例要采取必要的隔离措施和环境消毒，防止通过房间、皮肤、医疗器械造成难辨性梭状芽孢杆菌的交叉感染。

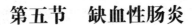

# 第五节 缺血性肠炎

缺血性肠炎（ischemic colitis，IC）是由于肠道供血不足或回流受阻导致肠壁缺血性损伤所引起的急性或慢性炎症性病变。1963 年由 Boley 等首次报道，1966 年 Marston 等将其命名为"IC"。引起肠道缺血的原因很多，如动脉硬化、血管栓塞、血栓形成、各种原因引起的休克等，以动脉硬化所致者最多见，90% 以上见于 60 岁以上的老年人。

## 一、诊断

### （一）临床表现

IC 发病主要见于老年人，且多在 60 岁以上。IC 的症状和体征多无特异性，典型的临床表现为腹痛后便鲜血，腹痛也可发生在便血后。腹痛性质轻重不一，以左下腹突发性绞痛为多，腹痛多在起病 1 ~ 2 d 后缓解。部分患者于 24 h 内出现便血，便血多为鲜血。其他伴随症状有厌食、恶心、呕吐、低热等。体格检查发现左下腹轻中度压痛、腹胀、低热、心率加快及大便隐血阳性。

IC 的临床表现与许多因素有关，包括病因、肠系膜血管阻塞部位、程度、阻塞血管的直径、肠缺血的时间和程度、侧支循环建立的程度和代偿功能、机体的血流状态及肠腔内细菌的情况等。其临床表现缺乏特异性，且差异很大，轻者仅累及黏膜，可为一过性腹痛，重者全层肠壁受累，可出现肠坏死、穿孔、中毒性休克、全身多器官功能衰竭等并发症而危及生命。

### （二）分型

1966 年，Marston 等按缺血的程度将 IC 分为 3 型：一过型、狭窄型和坏疽型。由于一过型与狭窄型多数情况下预后较好，1986 年 Marston 等重新将本病归纳为 2 型：非坏疽型与坏疽型，其中前者占 80% ~ 85%，后者占 15% ~ 20%。

1. 非坏疽型

包括一过型与狭窄型，多发生于老年人，常伴有高血压、冠心病、糖尿病等动脉硬化基础疾病，有时可有便秘、感染、心律失常等诱因。典型临床表现为：突然发生腹痛，多为绞痛或中等程度疼痛，疼痛部位随疾病累及部位可有不同，以左下腹部疼痛较多见，多伴有排便急迫感，24 h 内出现鲜红色或酱色血便，出血量不大，极少需要输血。由于肠道缺血导致肠功能紊乱，可出现恶心、呕吐、嗳气、腹胀、腹泻等症状。腹部体征不明显或在病变部位有压痛。非坏疽型 IC 多数情况下为可逆的自限性疾病。

2. 坏疽型

此型病情较重，病变不可逆，亦多见于老年人。由于肠壁全层坏死，可表现为大量血便及严重腹痛，腹痛迅速扩散至全腹，早期即出现休克和毒血症症状，伴发热和白细胞计数升高，腹腔穿刺可抽出血性腹水。有腹膜炎症者，需及时手术治疗，预后差。

### （三）辅助检查

1. 实验室检查

白细胞计数增多 $> 20 \times 10^9/L$，弥散性血管内凝血、代谢性酸中毒、腹水淀粉酶增高、血清肌酸激酶（CK）、乳酸脱氢酶（LDH）、碱性磷酸酶（ALP）增高，而以上结果对诊断无特异性和敏感性。D-二聚体升高对排除严重血栓形成所致的 IC 诊断有一定意义，但其升高程度与病情严重程度的关系仍需进一步研究。另外，粪便培养有助于排除感染性结肠炎。

2. X 线检查

（1）腹部平片：特异性差，诊断价值有限。肠缺血早期反应是肠管收缩，故早期可见局限性肠痉挛，随后可出现肠麻痹、结肠扩张、结肠袋紊乱、肠腔普遍积气。由于黏膜下出血及水肿，还可见肠壁增厚影。重者有腹腔积液、假性肠梗阻征象，更甚者有肠壁内线形气影或气腹。

（2）钡剂灌肠：特异性也不高，诊断价值有争议。如病情允许，排除肠坏疽和肠穿孔后，可用轻柔手法进行钡剂灌肠。由于肠壁水肿和局限性出血，可在早期（24 ~ 28 h）即可见特征性的拇指压痕征，表现为结肠边缘呈弧形切迹，正面观直径 1 ~ 3 cm 圆形或椭圆形缺损。由于管壁不整齐，出现锯齿征。以后黏膜坏死脱落，可见不规则溃疡和沿结肠系带分布的纵横溃疡，出现不规则龛影。由于假性息肉形成、纤维组织增生，可表现为小的充盈缺损、肠管狭窄、管壁梗死。

但拇指压痕征也可见于炎症性肠病、伪膜性肠炎、阿米巴性结肠炎等，应注意鉴别。

（3）CT 检查：约 1/3 病例可出现节段性结肠壁增厚，肠壁增厚可呈对称性或轻度分叶状，肠腔不规则狭窄；肠壁内曲线形积气；腹腔积液；增强扫描时有可能见到肠系膜上动脉或上静脉内血栓，显示静脉侧支循环及肠壁缺血节段的位置，阳性率为 66.7%。腹部 CT 有助于肠系膜静脉血栓的诊断，可见肠系膜上静脉增宽，其中可见低密度信号，强化阶段可见周边强化，呈"牛眼征"。近年来采用的螺旋 CT 可能有助于提高诊断阳性率和特异性。

3. 结肠镜检查

结肠镜检查是诊断缺血性结肠炎的重要手段，具有确诊意义，特别是在便血期的急诊内镜检查，并能确定病变的范围及病变的阶段，同时能获取组织学检查，有助于与其他炎症性肠病、结肠癌的鉴别诊断。

缺血性肠炎镜下的最大特点是病变呈节段性分布和出血性结节（由黏膜下出血和水肿形成），病变黏膜与正常黏膜界限清楚，病变呈纵横排列，病变部位以左侧结肠最为多见，受累肠腔病变随病情发展不同而不同。对可疑结肠缺血部平片无异常发现，临床又无肠坏疽、肠穿孔及腹膜炎征象者，则应在症状出现 48h 内不做肠道准备，直接进行结肠镜检查。操作中应尽量少注气，避免滑镜或钩拉镜手法，谨防穿孔。病变肠腔与正常肠腔分界清楚。受累肠腔病变，随病情发展而不同。

近年随着内镜窄带成像（narrow band imaging，NBI）和染色内镜技术的发展，能够更清晰地通过内镜观察肠道黏膜的微血管结构，有助于疾病的诊断、预后判断及治疗决策的选择。NBI 可广泛应用于内镜下区分异型和正常组织、估计组织学感染程度等，从而精确地引导活检，提高对疾病的诊断准确率，对 IC 的诊断和鉴别诊断具有重要作用，尤其对鉴别良、恶性病变很有帮助。

4. 腹部 CT 及 MRI

腹部 CT 及 MRI 是简单易行的诊断手段。CT 可见节段性肠壁增厚、呈靶征样黏膜下水肿，也可见到局部强化不明显的缺血肠管，但这些征象无特异性。多层螺旋 CT 的计算机断层血管成像术（CT angiography，CTA）能提高诊断的敏感性，可显示腹主动脉扭曲、管壁粥样斑块生成及局部肠系膜动脉小分支狭窄变细，亦可见到肠壁内气囊肿或门静脉积气，对于 IC 的诊断有重要意义。MRI 血管成像特异性和敏感性与 CT 相似，但无放射性是其优点。

5. 选择性血管造影检查

选择性血管造影检查是诊断肠缺血较有效的手段，怀疑病例应早期进行。选择性腹主动脉、肠系膜上动脉及肠系膜下动脉造影可见受累动脉痉挛、变窄，血管中断。局部圆形充盈缺损，闭塞动脉附近有不规则侧支循环，分支末梢充盈不佳或不显影。静脉闭塞可出现动脉期延长、肠壁影增强、动脉各大分支痉挛现象。但当微小血管栓塞时，血管造影则无异常所见，故有时血管造影阴性不能完全否定诊断。

肠系膜动脉造影是缺血性肠炎诊断的金标准，具有最高敏感性和特异性，阳性率可达 80%。

6. 超声检查

超声检查是一种方便的无创伤性检查手段，用于缺血性肠炎的诊断，且越来越受到重视。B 型超声显示腹腔动脉和肠系膜上动脉的狭窄和闭塞。彩色多普勒超声可直接显示肠系膜血管的情况，测定血流速度、血流量和截面积，阳性率为 50%，多普勒超声对判定动脉狭窄程度有一定帮助。

## 二、西医治疗

1. 一般治疗

急性期应密切观察病情变化并监视生命体征。卧床休息、禁食，胃肠减压，静脉高营养，给氧。氧气吸入有助于肠道供氧，能及时减轻症状。

应积极治疗原发病，补充血容量，纠正休克，纠正心律失常、心力衰竭和代谢性酸中毒，维持水、电解质及酸碱平衡。

结肠扩张明显及肠腔内压力增加可进一步降低结肠的血液灌注，增加结肠坏死和穿孔的危险，情况紧急时可在不需要肠道准备的情况下，在床边进行内镜下抽气减压，然后再留置肛管持续性减压。

治疗中还要避免使用血管收缩剂、洋地黄以及糖皮质激素等药物，以免加重肠缺血，诱发肠穿孔。麻醉剂可掩盖腹膜炎的体征，加重腹胀，因而在诊断未明确前应避免使用。

2. 抗生素

及早、足量给予广谱抗生素有利于减轻肠缺血和内毒素血症。选择性肠道去污可用妥布霉素、喹诺酮类药、多黏菌素，可减轻肠源性感染。

3. 扩血管药

必须在充分扩容、补充血容量的基础上应用扩血管药。主要扩张肠系膜血管，以改善肠壁供血，缓解和消除症状，促使肠壁恢复正常。

罂粟碱能松弛血管平滑肌，使血管扩张，可从肠系膜动脉插管导管内灌注，以 30 ~ 60 mg/h 剂量加入生理盐水中，持续灌注。用药过程中应观察患者血压、脉搏及病情变化，及时根据患者的具体情况调整滴速及剂量。

必要时可考虑应用酚妥拉明或托拉唑啉。最近有报道，联合应用罂粟碱、前列腺素 E 及胰岛素治疗缺血性肠炎获得了满意的疗效。还可用复方丹参、川芎嗪注射液静脉滴注，辅以双嘧达莫、硝苯地平口服治疗。

4. 降低血黏度药物

低分子右旋糖酐能扩大血容量（10% 低分子右旋糖酐 500 mL 能扩充血容量 1 250 mL 左右），降低红细胞比容，稀释血液，能使红细胞解聚，降低血液黏度，改善微循环并防止血栓形成。常用右旋糖酐 500 mL，每日 1 次，静脉滴注，每日剂量不宜超过 2.597 kg（体重）。确有高血凝状态者可考虑抗凝疗法。

5. 抗凝与溶栓治疗

肠系膜血管血栓形成患者，大多数学者主张诊断明确后应立即予以抗凝治疗，可用肝素和尿激酶溶栓治疗。24 h 后再进行血管造影检查，如果肠管血供得以建立，则可以去除导管，继续使用抗凝剂和纤溶剂治疗 7 ~ 10 d 后，再改为阿司匹林、双嘧达莫等适量口服，持续 3 个月。使用过程中，要注意出血倾向，检测出、凝血功能以便随时调整剂量。对肠系膜动脉血栓形成或栓塞是否应用肝素抗凝治疗尚有争议，因应用肝素抗凝治疗可引发肠道出血。

6. 促进肠屏障恢复药物

谷氨酰胺作为嘌呤核嘧啶合成的氮源，是一种细胞增殖所必需的氨基酸，肠黏膜的快速更新依赖于充足的谷氨酰胺供给。病理情况下，肠黏膜对谷氨酰胺需求增大，而肠道本身储备有限，导致谷氨酰胺相对缺乏，从而影响肠黏膜恢复，导致肠黏膜屏障功能不全。给予外源性谷氨酰胺能减轻创伤后肠黏膜损伤，促进黏膜修复，是保护肠黏膜屏障功能完整性、防止细菌易位和肠毒素入血以及维持肠免疫功能的重要物质。

精氨酸有助于维持肠黏膜完整性，能降低肠源性感染的发生率。

表皮生长因子（epidermal growth factor）能较好地保护肠绒毛，降低细菌易位的发生率。

7. 抗氧化和抗氧自由基疗法

自由基清除剂（如超氧化物歧化酶、维生素 E）可减少再灌注氧自由基产生，保护肠黏膜。右旋糖酐 70 有清除自由基作用，能减轻自由基对抗体的损害。

8. 放射介入治疗

如患者早期施行肠系膜动脉选择性造影，可以从造影导管注入扩血管药物、溶栓药物治疗，以改善肠管的血液循环，溶解细小附壁血栓，防止肠坏死。

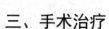

## 三、手术治疗

约有 20% 急性 IC 患者需要手术治疗，以下情况为有手术指征：影像学显示有气腹；内镜显示肠壁全层缺血；蛋白丢失性肠病表现超过 2 周。在急性、亚急性或慢性复发性 IC 中，腹腔镜下结肠切除术是必要的。急性：有急性表现、腹膜刺激征阳性、大出血、坏疽型缺血性结肠炎；慢性：进行性难治性败血症，腹泻、便血超过 10 ~ 14 d，经非手术治疗未见改善，或严重营养不良，或肠病引起的大量蛋白丢失，慢性梗阻或慢性复发性 IC 出血量大造成贫血者也可手术治疗。手术方式的选择依据缺血发生的部位而定，右侧结肠缺血坏死可以行右半结肠切除，左侧结肠缺血应做近端肠口远端黏膜造瘘，或 Hartmann 术。而直结肠吻合术和人工造管手术通常在术后 4 ~ 6 个月实行。

术后常规使用抗凝治疗 1 周，以防止血栓再次形成，抗凝治疗的同时应预防消化道出血并发症的发生。

## 四、临床参考

### （一）学术讨论

一过型和狭窄型缺血性结肠炎，经内科积极治疗，大都预后良好。坏疽型病死率高，肠黏膜有缺血、坏死者病死率为 50%，肠管全层坏死者病死率可高达 80% ~ 90%。因此，提高对本病认识，尽早诊断，积极行内科治疗，有手术指征者及时进行手术，可望降低病死率。应密切观察患者神志、意识、面容及生命体征；观察腹痛部位、性质、持续时间及腹部体征的变化（包括腹胀的程度、腹肌紧张度、压痛、反跳痛、肠鸣音等）；测量并记录呕吐物、大便的次数、量、颜色、性质和气味，及时送检。记录 24 h 尿量；定期检测血常规、电解质和血气分析等。加强对基础疾病的观察，缺血性肠炎多为老年患者，常伴有其他系统疾病，要加强观察，注意有无胸痛、胸闷、气急、咳粉红色泡沫痰、端坐呼吸以及有无语言、肢体运动和感觉障碍等心脑血管并发症的发生。

### （二）临床研究进展

1. 纤维结肠镜和选择性血管造影检查对缺血性肠炎的诊断价值

纤维结肠镜和选择性血管造影对缺血性肠炎的诊断价值。方法对全组 8 例患者进行纤维结肠镜检查并就其中 4 例有长期心血管病史者加做选择性肠系膜下动脉造影。结果肠镜检查 8 例，其患处肠壁均有黏膜水肿、接触易出血。活体组织检查均有不同程度纤维素血栓存在和含铁血黄素沉着。选择性肠系膜下动脉造影 4 例中 1 例示该动脉闭塞并有侧支循环形成，另外 3 例均见肠系膜下动脉及其分支有不同程度狭窄，管腔变细，相关分支造影剂充盈不满意。部分末梢有充盈缺损现象。结论：纤维结肠镜检查和选择性肠系膜下动脉造影对缺血性肠炎具有肯定诊断作用。

2. 高压氧（HBO）辅助治疗缺血性肠炎

IC 的病因有很多，主要由闭塞性和非闭塞性动静脉病变所致，如在高血压、动脉粥样硬化、糖尿病基础上发生的动脉栓塞、门静脉高压、静脉感染、腹腔手术后、真性红细胞增多症等引起的肠系膜静脉血栓形成。另外血容量灌注不足、休克、血管痉挛、肠腔内压力增高及术中血管损伤均能导致本病，HBO 是患者在大于正常大气压下吸入纯氧，增加血液内氧的物理溶解量，从而使组织细胞内氧气过量，达到治疗目的。HBO 有以下作用：①改善损伤黏膜的血液供应促进细胞增生和胶原纤维的形成，有利于溃疡愈合。②在 HBO 条件下组织血管收缩，毛细血管通透性降低，肠壁组织水肿减轻，有利于改善局部缺血。③ HBO 还可增强白细胞的杀菌能力，抑制肠道内厌氧菌的生长繁殖，减少自由基的生成，减轻了毒性物质对肠壁的损伤。④促进毛细血管增生，为损伤肠壁提供更好的氧和养分，促进黏膜修复。HBO 作为临床治疗 IC 的一种方法，值得推广。

3. 腹主动脉瘤腔内隔绝术后缺血性结肠炎的诊治

为探讨腹主动脉瘤术后并发缺血性结肠炎的诊断和治疗，作者回顾性分析了 1997 年 3 月—2000 年 1 月施行的腹主动脉瘤腔内隔绝术 40 例，其中 30 例保留双侧髂内动脉（双侧组），10 例保留单侧髂内动脉或移植物远端固定于双侧髂外动脉、手术重建单侧髂内动脉（单侧组）。统计两组患者的术后肠蠕动恢复时间及肠道并发症。两组患者中仅双侧组 1 例于术后第 28 日始出现持续性中下腹隐痛，经纤维结肠镜检查确诊为缺血性结肠炎，经 CTA 发现术后继发双侧髂内动脉闭塞，经扩血管、促进侧支循环建立等保守治疗缓解；其余患者除有其他并发症的 3 例外，均于术后第 2 日恢复普食及排气排便；提示腔内隔绝术中保留单侧髂内动脉可避免术后缺血性结肠炎的发生；继发于术后双侧髂内动脉阻塞的慢性缺血性结肠炎，在肠镜随访观察下进行有效的保守治疗是首选治疗方法。

微信扫码
◆ 临床科研
◆ 医学前沿
◆ 临床资讯
◆ 临床笔记

# 第六章

## 结肠癌

### 第一节　结肠癌的临床表现

#### 一、症状

结肠癌是一种生长比较缓慢的恶性肿瘤，从肿瘤发生到产生临床症状，需经历较长时间的生长和发展。早期肿瘤发生时，约需 620 d 才能形成肿块，形成环腔生长一周约需 1 年半至 2 年的时间。早期可无症状或缺乏特异性，与常见消化道症状有时不容易区分，因而容易被患者及医生忽视。结肠癌的临床表现与肿瘤发生部位、病期的早晚、有无并发症等相关。常见的临床症状如下。

（一）大便性状及排便习惯改变

早期大便性状无明显改变，当肿瘤生长至一定程度后，会出现大便次数增多，大便不成形，腹泻或便秘，有时会有脓血便，血便的性状因出血部位和量有一定区别，右半结肠肿瘤出血时，特别量少时，会有黑便，极少有鲜血便，左半结肠肿瘤出血，特别是乙状结肠下段出血或出血量较大时，血液混在粪便或黏液中，以暗红色多见。左半结肠肿瘤发生梗阻时，排便习惯改变更加明显，如腹泻或便秘，或者两者交替出现，有时会有里急后重感。

（二）腹痛

疾病早期腹痛少见，偶有腹部隐痛，多为便前隐痛，排便后缓解。随着疾病进展，隐痛会逐渐加重，有间歇性逐渐过渡到持续性钝痛；当肿瘤进展至肠梗阻时，会出现阵发性绞痛，根据梗阻的程度，疼痛持续或缓解时间不定；肿瘤穿孔后，腹痛剧烈程度和持续时间根据消化液和肠内容物流入腹腔的多少，会表现不同，轻则隐痛，重者出现持续性剧烈腹痛。

（三）腹部包块及肠梗阻症状

肿瘤生长至一定程度后，会出现腹部肿块，多为瘤体本身，有时可能为梗阻近侧肠腔内的粪便。常以右半结肠多见，一般老年和消瘦患者，腹壁薄且较松弛，肿块易被触及。肿块一般质硬，边界模糊，初期有一定活动度，当肿瘤浸润周围组织或脏器时，则会固定。肠梗阻一般来说是肿瘤晚期表现，以左半结肠多见。随着肿瘤的生长导致肠腔开始狭窄，初期为不完全肠梗阻表现，出现腹胀、腹部不适及排便困难，排气、排便减少，随着梗阻加重，腹胀加重，会出现阵发性腹痛，肠鸣音亢进，有时会触及左下腹管状肿物。此外，值得注意是肿瘤引起的肠套叠，会出现急性肠梗阻表现。结肠肿瘤导致的肠梗阻，恶心、呕吐症状均不明显。

（四）全身症状

结肠癌进展到晚期时，往往会有贫血、消瘦、乏力、发热等全身表现。由于肿瘤生长消耗体内营养，长期慢性失血出现贫血、消瘦；肿瘤破溃继发感染，引起发热和中毒症状。肿瘤局部进展严重，如两侧的结肠癌侵犯或压迫肾、输尿管时，可出现血尿，排尿困难，出现肾或输尿管扩张；压迫肾脏，患者会有腰背部胀痛。结肠癌也常见血行转移，可经门脉系统首先到肝脏，因此肝脏也是结肠癌最常见的远处转移器官，可出现肝大、腹水及黄疸表现；转移至肺，出现咳嗽、血痰；转移至脑，会出现精神改变，头痛甚至昏迷；转移至骨，出现骨痛，严重时出现病理性骨折。结肠癌也可直接浸润周围组织与脏器，结肠肝曲癌可侵犯或压迫胆道系统，出现梗阻性黄疸及肝功能异常，表现为皮肤、黏膜黄染，需要与其他病因引起的梗阻性黄疸相鉴别。癌肿突破浆膜后可播散至全腹，可引起癌性腹膜炎，导致腹腔积液等。肿瘤种植盆腔，可有直肠前凹包块。最后引起恶病质。

### （五）结肠癌临床表现与解剖部位相关

由于左、右结肠在胚胎学、解剖学、生理功能和病理基础上都有所不同，因而两者发生肿瘤后的临床表现也不同。

右半结肠癌特点：右半结肠腔大，大便水分较多，为稀便，不易产生梗阻；右半结肠肿瘤病理类型多为隆起型，易在宽大的肠腔内生长形成临床体检可扪及的肿块，右侧腹部可出现隐痛，逐渐加重，后期呈持续性钝痛；右半结肠的吸收能力较强，当肿瘤生长至一定程度后，肿瘤远端供血不足，出现出血坏死，继发感染，伴有毒素吸收表现，多引起贫血、消瘦或恶病质。右侧结肠癌三大临床特点：腹部隐痛、腹部包块、贫血。

左半结肠癌特点：左半结肠的肠内容物经右半结肠吸收水分后，形成固体状态的粪便；左半结肠管腔内径较右半结肠小，同时左半结肠癌常为浸润型，易引起环状狭窄，易导致急、慢性肠梗阻。左半结肠癌，较早期出现排便习惯改变，如便频或腹泻或便秘或者交替出现；左半结肠癌出血，血液很快随大便一同排出，易被患者发现。罕见贫血、消瘦、恶病质等症状。左侧结肠癌三大临床特点：便血、便频及肠梗阻表现。

## 二、体征

### （一）腹部查体

视诊：早期结肠癌，视诊无明显异常表现；肿瘤进展后，可见局部腹部隆起，肿瘤有肝转移或腹腔广泛转移后，会有黄疸表现，严重时大量腹水，可见腹部膨隆；消瘦明显者，可见舟状腹，没有特异性。触诊：结肠癌早期没有形成肿块时，腹部不能触及；当肿瘤生长一定大小后，可触及腹部包块，有一定活动度，肿瘤与周围组织、脏器浸润，边界模糊。少数患者可见锁骨上肿大淋巴结，以左侧多见。听诊：早期听诊无异常肠鸣音，当肿瘤生长导致不全肠梗阻或完全肠梗阻时，可闻及异常肠鸣音，阵发性高调音；晚期有腹腔积液时，肠鸣音减弱。

### （二）直肠指诊

结肠癌患者的常规体格检查项目，尽管结肠癌患者指诊多数为阴性，但仍有少数患者结肠癌患者合并有直肠癌。此外，即使指诊未触及肿瘤，但也可能发现其他有诊断意义的阳性发现，比如指套带血，应高度怀疑结肠癌；其他如痔疮、息肉等。

# 第二节　结肠癌的辅助检查

## 一、实验室检查

### （一）血常规

结肠癌患者由于长期慢性失血及肿瘤生长消耗营养引起患者贫血，尤其是右半结肠癌患者更易引起贫血。因此，怀疑结肠癌时，应常规检查血常规，了解有无贫血及严重程度，必要时输血改善患者一般状况。此外，结肠癌患者伴发糖尿病的风险高于普通人群，注意尿糖及肾功能。

### （二）大便隐血试验

1967 年，Gregor 首先将大便潜血检查应用于无症状人群大肠癌筛查，此方法简单易行，被广泛应用于大肠癌普查。临床常用的化学法如联苯胺法及愈创木酚试验等敏感度较高，可测出 1 ~ 5 mL 的消化道出血，但特异度较低，容易受饮食影响产生较高的假阳性。免疫学方法采用抗人血红蛋白的单克隆或多克隆抗体，特异性较高，且不必限制饮食，如联合应用两种方法检测可进一步提高准确率。对隐血试验阳性者进一步行钡剂灌肠 X 线检查及纤维结肠镜检查。值得注意的是，早期大肠癌可以不出血或间歇性出血，容易发生漏诊。除大肠癌外，其他结肠器质性疾病也可以隐血试验阳性，但结肠功能性疾病则很少发生大便隐血试验阳性。有研究表明，在普通人群中每年进行一次粪便隐血试验可能降低结肠癌的年死亡率。

### （三）肿瘤相关标志物

临床中常用的与结肠癌相关的肿瘤标志物有癌胚抗原（carcinoembryonic antigen，CEA）和糖类抗原（carbohydrate antigen，CA19–9）。

1965 年 Gold 自人结肠癌与胰腺癌组织中提取到 r 细胞膜糖蛋白，并发现也存在于内胚层衍生的消化道腺癌及 2～6 个月胚胎肝、肠及胰腺组织中，故命名为癌胚抗原。分泌癌胚抗原的肿瘤大多位于空腔脏器，如在大肠癌、胰腺癌、胆管癌、胃癌和肺癌等，是一种较广泛的恶性肿瘤相关抗原。但主要用于消化系统恶性肿瘤的诊断，以结肠癌中阳性比例最大，占患者总数的 50%～60%，尤其在肝转移患者中阳性率更高，甚至高达 80%。癌胚抗原一般经肝脏代谢，肝功能异常者血清癌胚抗原水平可升高。近年来研究发现，癌胚抗原测定对结肠癌的特异性诊断意义不大，但对预测预后及术后随访预测复发或转移有较高价值。一般术后 6 周癌胚抗原水平恢复正常，否则提示有肿瘤残留，若癌胚抗原浓度持续不断升高，其数值超过正常 5～6 倍，提示预后不良。癌胚抗原的正常值标准在不同实验室应用不同方法的测定有一定变化范围。根据不同标准的敏感度、特异度及其预测所得的正确指数看，以 5 ng/mL 的正确指数最高，较其他水平更为合适，以酶标法 ≤ 5 ng/mL 为正常值标准较恰当。

结肠癌术后，建议动态观察血清癌胚抗原水平变化，每 2～3 个月复查一次，及早了解肿瘤的活动情况。有学者报道，当癌胚抗原水平每月升高平均超过 12.6% 时，则提示肿瘤复发，这种提示可能比出现临床信号或用影像学方法检出早 3～6 个月。癌胚抗原是结肠癌患者很重要的监测手段，NCCN 结肠癌临床指南建议结肠癌根治术后应定期复查癌胚抗原，2 年之内，每 3～6 个月 1 次，此后每 6 个月复查 1 次，共 5 年。

1975 年，Koprocoski 等用结肠癌细胞免疫小鼠并与骨髓瘤杂交得到 116NS19–9 的单克隆抗体，是一种分子量为 5 000 kD 的低聚糖类肿瘤相关糖类抗原，命名为糖类抗原 19–9（CA19–9）。CA19–9 是大肠癌和胰腺癌的肿瘤相关标志物，在消化道癌症患者血清中浓度明显升高，常用的检测方法为放射免疫法。检测 CA19–9 的意义在于辅助诊断，大肠癌中阳性率为 30%～50%，特异性不高，早期诊断意义不大。对结肠癌转移、复发、预后方面有一定意义。CA19–9 增多往往是低浓度的或一过性的，癌胚抗原和 CA19–9 之间并无相关性，但癌胚抗原和 CA19–9 联合检查时，其敏感性达 86.36%，特异性为 88.79%。用于术后监测，有助于早期发现复发和转移，作为结肠癌患者术后的常规化验。

### （四）结肠癌肿瘤基因标志物

结肠癌的发生发展是一个多步骤、多阶段及多基因参与的细胞遗传性疾病。随着分子生物学技术的发展，结肠癌癌变过程中基因遗传相对比较清晰，癌细胞是由正常细胞突变而来，在此过程中发生一系列基因突变。

有些突变在正常细胞癌变之前就已发生，这些最早突变的基因，将有助于早期发现和及时治疗肿瘤。随着研究的深入，目前已知多个分子生物学指标变化与结直肠癌发生、发展有关，具有重要临床意义，但多数是非特异性的，其中应用较广泛的是 Kras 基因。

Kras 基因参与人类肿瘤的发生发展。Ras 基因家族与人类肿瘤相关的基因有 3 种：H–ras、K–ras 和 N–ras，分别定位于 11、12 和 1 号染色体上。其中 K–ras 突变率最高，为 17%～25%，K–ras 的突变激活是肿瘤细胞恶性转化的主要原因之一，正常时能调控细胞生长的路径，异常时导致细胞持续生长。有研究表明，结直肠癌患者中 K–ras 基因的突变率为 35%～40%，且 90% 的突变发生在 12、13 位密码子，12 位密码子约占 70%，13 位密码子约占 30%，发生在这两位密码子的突变提示预后不良，并且对抗 EGFR 单克隆抗体治疗无效。K–ras 基因为野生型的结直肠癌患者，经抗 EGFR 单克隆抗体治疗疗效明显。有研究发现，对于野生型患者应进一步检测 BRAF 基因突变情况，若 BRAF V600E 基因突变，似乎预后不佳。有研究支持对于 BRAF V600E 突变患者采取抗 EGFR 治疗同时联合积极的化疗作为一线治疗方案，有少数研究对于一线治疗进展的 BRAF V600E 突变患者放弃抗 EGFR 单克隆抗体治疗。

## 二、结肠镜检查

电子纤维结肠镜是目前诊断结肠癌最直接、有效和可靠的检查手段。不仅能直接观察病灶全面、对病灶定位、浸润范围、发现多源发病灶，并且可进行细胞涂片和活体组织检查取得病理诊断。在镜检时，可照相、活检及刷检涂片做细胞学检查，取活检时注意多点取材和取材的深度，提高阳性率和准确率。

### （一）结肠镜检查的适应证

①原因不明的下消化道出血。②原因不明的腹泻。③腹部肿块不能除外来自结肠。④钡灌肠发现病变不能确诊者。⑤钡灌肠检查正常，但不能解释结肠症状者。⑥治疗性内镜。⑦结肠手术后复查。⑧结直肠癌普查。⑨其他，如大肠腺瘤、慢性溃疡性结肠炎、60 岁以上男性 Lynch 综合征患者等。

### （二）结肠镜检查的禁忌证

①严重心肺疾病患者，无法耐受结肠镜检查或处于休克危重状态。②妊娠患者，可导致流产或早产。③疑有肠穿孔和腹膜炎或多次腹部手术史腹腔广泛粘连者。④严重活动性结肠炎、坏死性肠炎，明显腹胀不配合者。随着全麻肠镜的开展，一些不配合患者可以在全麻下行结肠镜检查，此外，随着结肠镜检查操作熟练度和操作技能的提升，一些检查禁忌证变成了相对禁忌。

### （三）结肠镜检查并发症

结肠镜检查并发症较少见，主要有结肠穿孔、出血、结肠系膜撕裂、全麻下误吸及呼吸、心搏骤停等意外；主要原因是操作者技能不熟练，没有把握好适应证。结肠镜检查是一个由生疏到成熟、由简单到复杂循序渐进的学习过程，不断练习，提高技能，同时掌握好适应证，才能尽可能避免严重并发症的发生。

### （四）镜下形态

早期结肠癌内镜下表现：在染色放大内镜下正常和异常结肠黏膜有 5 种腺管开口类型，腺管开口类型主要依据 Kudo 腺管开口分类：Ⅰ型：规则圆形小窝；Ⅱ型：规则星状或乳头状小窝；Ⅲs型：小管状或小圆小窝；ⅢL型：大管状或大圆小窝；Ⅳ型：树枝状或脑回状；Ⅴ型：不规则窝状结构或无结构。认识这些腺管开口类型有助于早期诊断结肠癌。

进展期结肠癌在镜下通常有三种形态：①肿块型：多为宽基底，呈菜花样不规则肿块突入肠腔，表面覆有黏液，散在糜烂、坏死和出血灶。②浸润型：肿瘤环周浸润性生长，导致管腔狭窄，内镜难以通过。此种情况下，内镜不能观察肿瘤全貌及整个肠腔情况，需要辅助钡灌肠检查。③溃疡型：肿瘤边缘结节状隆起形成围堤，呈火山口样。底部覆有污苔、表面糜烂，组织脆，触之易出血。

## 三、影像学检查

### （一）气钡双重对比灌肠造影

气钡双重对比灌肠造影是结肠癌的重要检查方法，检出率可达 96%，与结肠镜相似。根据肿瘤类型不同，造影主要有三种表现：①肠腔内可见肿块，其轮廓呈不规则状，且该处肠壁僵硬、结肠袋消失。如肿瘤较大，可造成钡剂通过困难。②管腔狭窄，常累及一小段肠管，狭窄可偏于一侧或环绕整个肠壁，导致肠壁僵硬，病变界限清楚，此型肿瘤易造成梗阻。③较大的龛影，形状多不规则，边缘多不整齐，具有一些尖角，龛影周围常有不同程度的充盈缺损和狭窄，肠壁僵硬，结肠袋消失。但是如果已有肠梗阻者，禁做此项检查。

对于进展期结肠癌，国际上通常采用 Borrmann 分型来进行划分，各分型的钡剂造影表现如下。

Borrmann 1 型（蕈伞型）：约占 8%，表现为突向肠腔内境界清楚的大肿块影，表面呈菜花状，基底部与周围肠壁分界清楚，无周围浸润的征象。在充盈像上肿块表现为轮廓凹凸不平的充盈缺损。

Borrmann 2 型（局限溃疡型）：约占 75%，表现为中央可见癌性溃疡形成的不规则钡斑，边缘较锐利，周围环堤境界清楚。

Borrmann 3 型（浸润溃疡型）：约占 13%，病灶边缘不甚锐利，环堤较为低矮，部分环堤出现破溃，溃疡的边缘亦可向周边破溃而不完整，肿瘤周围伴有黏膜的粗大结节和巨大皱襞。肿瘤沿肠壁环周浸润，可造成管腔狭窄，出现"苹果核征"，但其两端与周围肠壁的分界变得不锐利，并有沿肠管长轴浸润的征象。

Borrmann 4 型（浸润型）：占 1%～2%，表现为范围较长的管腔狭窄，不形成明显的环堤或溃疡，肿瘤与正常肠管分界不明显。病变区肠壁僵硬，移动性差，黏膜表面可见粗大的皱襞和结节状隆起。

### （二）计算机断层扫描（CT）

CT 是结肠癌常规推荐且最重要的检查方法之一，最大优势在于可显示癌肿的侵犯程度，以及邻近器官是否受侵、周围淋巴结和远处脏器有无转移，因此有助于术前判断临床分期，为制定合理的治疗方案提供依据。结肠癌的 CT 基本征象主要包括：肠壁增厚、腔内肿块、肠腔狭窄、肠壁异常强化等。Borrmann 1 型表现为伴有肠壁增厚的肠腔内大的广基偏心性分叶状肿块。Borrmann 2 型和 3 型常表现为环形或半环形肠壁增厚，伴有肠腔的不规则狭窄。Borrmann 4 型表现为肠壁弥散均匀性增厚、僵硬。

### （三）磁共振成像（MRI）

虽然是评价直肠癌原发病灶的常规推荐，但不常规用于结肠癌原发灶的评价。当同时伴有肝脏可疑病变时，MRI 是重要的检查手段，增强 MRI 检出肝转移灶的敏感率可达 80%～90%。MR 扩散加权成像（DWI）的应用进一步提高了结肠癌肝转移灶诊断的敏感性。

### （四）B 超

主要用于检查转移灶，包括腹膜后、肠系膜淋巴结及腹盆腔转移结节，以及肝转移灶。超声造影增强剂的应用，极大增强了 B 超对肝转移灶的诊断水平，文献报道超声造影与普通 B 超相比，肝转移灶诊断的敏感率从 78% 提高到 95%，特异性从 23% 提升到 92%。

### （五）正电子发射计算机断层扫描（PET-CT）

将 CT 与 PET 融为一体，由 CT 提供病灶的准确解剖定位，而 PET 提供病灶详尽的功能与代谢等信息，具有灵敏、准确、特异及定位精确等特点。文献报道 PET-CT 对结直肠癌肝转移灶的敏感率为 91%～100%，特异性为 75%～100%。NCCN 指南明确指出，PET-CT 仅用于经腹部 CT 或 MRI 等前期评估认为可切除的结直肠癌肝转移灶，并且 PET-CT 扫描的目的是对未识别但有可能造成无法手术的转移灶进行评估。

# 第三节　结肠癌的诊断与鉴别诊断

## 一、结肠癌的诊断要点

结肠癌的诊断包括定性诊断和定位诊断两个方面。首先，只有明确结肠肿瘤的良恶性，才能对患者病情做出准确评估，制订进一步的检查和治疗计划。其次，结肠肿瘤所在的确切部位决定了患者可能出现的临床症状，同时决定了手术切除的方式和范围。目前，纤维结肠镜下病理学活检是结肠癌定性诊断的金标准，而结肠镜及钡灌肠、腹盆腔 CT 等影像学检查是结肠癌定位诊断的常用方法。由于右侧结肠癌和左侧结肠癌具有不同的临床表现，故诊断要点不尽相同。

### （一）右侧结肠癌的诊断要点

不明原因的贫血和乏力；消化不良；持续性右侧腹部隐痛不适；右侧腹部可扪及肿块；粪便潜血试验阳性，结肠镜检查发现特征性病变并经活检病理证实；气钡灌肠造影可见特征性 X 线表现。

### （二）左侧结肠癌的诊断要点

排便习惯改变，便频、便秘或两者交替；血便或黏液血便；结肠梗阻性症状，包括进行性排便困难、便秘和腹部胀痛；结肠镜或乙状结肠镜检查发现特征性病变并经活检病理证实；气钡灌肠造影可见特征性 X 线表现。

## 二、鉴别诊断

### （一）结肠息肉

可为单发或多发，大小不一，有蒂或无蒂，多见于乙状结肠。成人大多数为腺瘤，直径＞2 cm 者，约半数癌变。结肠息肉约半数以上无临床症状，常因普查或发生并发症时才被发现，结肠镜病理活检可明确诊断。

### （二）溃疡性结肠炎

多发生于直肠和乙状结肠，病变多局限在黏膜层和黏膜下层，肠壁增厚不明显，表现为黏膜水肿、充血、糜烂和溃疡形成。最突出的表现是腹泻，多数为脓血便。常伴有肠道外症状，如关节炎、虹膜炎、结节性红斑、强直性脊柱炎、硬化性胆管炎等。当伴有肠管狭窄和肿物形成时应考虑结肠癌的可能，特别是病程超过 10 年的患者。

### （三）克罗恩病

多见于青少年，最常累及末端回肠，病理改变为非干酪性肉芽肿、纤维化和溃疡形成，黏膜隆起呈鹅卵石样，溃疡多呈匍行性溃疡，典型表现有腹痛、腹泻和体重减轻三联征。常有口腔溃疡、皮肤、骨关节、眼部等肠外病变表现。

### （四）慢性细菌性痢疾

常有急性细菌性痢疾病史，抗菌药物治疗有效。粪便培养可分离出痢疾杆菌，结肠镜检查时取黏液脓血培养阳性率高。

### （五）肠结核

有肠外结核病史，主要累及回盲部和升结肠，病理上分为溃疡型和增殖型。干酪样肉芽肿是肠结核的特征性病理组织学改变，活检组织抗酸杆菌染色阳性、结核菌素试验强阳性、血清结核杆菌相关性抗原和抗体检测阳性有助于诊断。高度怀疑肠结核时可给予抗结核药物试验治疗，有助于诊断。

### （六）阿米巴肠病

病变多位于回盲部，典型表现为大便腥臭、带血和黏液，多呈紫红色或暗红色糊状。粪便可找到阿米巴滋养体或包囊。抗阿米巴治疗有效。乙状结肠镜检查和活检多可鉴别。

### （七）结肠血吸虫病

血吸虫卵大量沉积于肠壁引起的结肠病变，以侵及直肠、乙状结肠、降结肠多见。长期病变可致肠壁增厚、变硬、形成息肉状结节，并可致肠腔狭窄，少数可继发癌变。有疫水接触史，脾大，粪便检查虫卵阳性，乙状结肠镜检可发现虫卵。

# 第四节　结肠癌的外科治疗

## 一、概述

结肠肿瘤的外科治疗已有一百多年历史，是最早开展外科治疗的几种肿瘤之一。近 10 年来，随着外科手术技术的进步、手术器械的发展、对器官胚胎学发生的再认识，结肠癌的治疗技术得到了迅速的发展，以外科、内科、放疗为基础的综合治疗已成为结肠癌的标准治疗，多学科协作诊疗模式（multidisciplinary team，MDT）也越来越受到临床医生的重视。但目前外科手术治疗仍然是唯一可以治愈结肠癌的手段。外科医生除了要掌握结肠癌手术的方法，更要充分了解现有的外科治疗技术及其在疾病不同治疗阶段的价值，引领 MDT 团队为患者提供更多的治愈机会。

## 二、适应证

结肠癌手术治疗适应证包括：①全身状态和各脏器功能可耐受手术。②肿瘤局限于肠壁，或侵犯周围脏器但可以整块切除且区域淋巴结能完整清扫。③已有肝、肺、卵巢等远处转移，但转移灶可全部切除。

④广泛侵袭或远处转移已无法根治，但并发梗阻、大出血、穿孔等症状时应选择姑息手术治疗。

## 三、术前肠道准备

术前的肠道清洁准备可以减少肠道内容物的潴留、减低腹内压力，有利于术中操作，并通过减少肠道内细菌数量，降低腹腔感染及吻合口瘘的发生率。良好的术前肠道准备应达到以下标准：结肠腔内空虚，不增加肠黏膜的水肿，肠道内细菌总量减少，不造成菌群的紊乱；清洁方式耐受性良好，不影响患者水、电解质平衡；对肿瘤刺激小，不造成瘤体破裂、播散或出血。完成良好的术前肠道准备需要从以下几个方面入手。

### （一）术前的膳食准备

结肠癌术前的膳食的原则是：高蛋白，足够热量，并含有充足电解质的少渣饮食。由于术前的清肠处理，部分患者可能出现体液失衡，应视情况给予静脉输液支持。传统的方式为，术前 3 d 进半流食，术前 1 d 进全流食，可有效减少患者肠道内的粪便量及食物残渣。近年来，随着要素饮食的迅速发展，有学者提出术前口服肠内营养制剂代替传统的流质饮食，可改善患者的营养状况并调节免疫功能，在保证肠道良好的清洁度的同时，最大程度缩短术后肠道功能的恢复时间，从而减少手术后并发症的发生。而对于部分进食困难、营养状态差的患者，可给予术前肠外营养支持，以改善患者的营养状况。国内有学者报道，术前膳食准备采用肠内营养代替传统肠道准备，可降低肿瘤腹腔内及肠腔种植转移发生率。

### （二）术前肠道的灭菌准备

肠道是人体内最大的细菌库，粪便、肠黏膜、黏液中均存在大量细菌。通过良好的机械性清洗可去除粪便中的细菌，口服或肠外应用抗生素可抑制肠黏膜表面附着及黏液中的细菌，从而降低术后腹腔内及切口的感染发生率，然而如何正确地预防性使用抗生素仍存在争议，目前已不积极应用。

### （三）术前肠道的清洁准备

术前肠道的清洁方法包括：机械性消化道灌洗和口服导泻药物等方法。多项随机对照研究的结果显示，结肠择期手术前的机械性肠道准备并未减少吻合口瘘、肠腔感染、切口感染的发生率，反而会增加上述并发症的风险。近年来提出的快速康复外科理念也不主张术前行机械性肠道准备。目前口服导泻药物已经取代了传统的机械性肠道准备。

常用的口服导泻药物主要包括：①番泻叶：可水解产生大黄素，刺激肠蠕动，通常在服用 4～7 h 后引起腹泻，此方法价廉、刺激性小、护理简单。②聚乙二醇电解质：聚乙二醇是长链高分子聚合物，在消化道内不被吸收和代谢，其通过氢键结合固定结肠腔内的水分子，增加粪便含水量并迅速增加粪便体积、刺激肠壁、促进蠕动，达到加速排便和清洁肠道的作用。主要特点：不脱水，不破坏电解质平衡和肠道正常菌群，不损伤肠道黏膜，不产生可燃气体，清洁肠道迅速，大量应用对液体或电解质的平衡无明显改变。其良好的清洁肠道效果国内外均有报道，是目前效果最佳、导泻速度最快的肠道清洁剂。③磷酸钠盐口服液：主要成分为磷酸氢二钠与磷酸二氢钠，两者在肠道内解离出不被吸收的阴阳离子，在肠道中形成高渗环境，利用肠道半透膜的性质，使水分进入肠内，软化粪便，与磷酸钠盐本身的水分和患者服用的水分共同通过激活肠黏膜层的局部神经反射而增加肠壁蠕动，提高肠道动力。

对于有长期便秘的患者，应提前为患者进行肠道准备，除了进行饮食控制外，最好术前为患者进行连续 3 d 灌肠，术前 2 d 开始服用蓖麻油，并且在手术日清晨据情况灌肠，以确保肠道准备效果。对于长期便秘患者，若观察到口服复方聚乙二醇电解质散进行肠道准备效果不佳时，饮水结束 4 h 后仍未排便，则视为肠道准备无效，需要进行清洁灌肠。

## 四、手术治疗原则

结肠癌的手术治疗原则除了普通外科需要遵循的无菌原则外，尚有一些特殊性，主要包括三个方面：

### （一）无瘤原则

肿瘤手术与非肿瘤手术最主要的差别就是无瘤操作，因为一旦肿瘤细胞由于外科医生的操作不当而造成医源性扩散，可能会导致早期的复发转移。"无瘤"并不仅仅指手术中不直接接触肿瘤，而是在"无瘤思想"的指导下贯穿整个手术中的每一步。无瘤思想主要有以下七个方面。

1. 切口保护

一旦完成切口操作，迅速使用切口保护器或纱布垫保护切口。

2. 探查原则

先探查远离肿瘤部位的腹腔脏器，最后探查肿瘤本身。某些情况下，可以不直接接触肿瘤完成探查。对肿瘤较大、明显外侵的肿瘤探查后，最好能够更换手套。

3. 肿瘤保护

当完成暴露后，最好将肿瘤侵犯的浆膜区保护起来，多使用纱布缝合覆盖或保护胶敷在肿瘤表面以减少肿瘤细胞的播散。

4. 不接触、少接触以及轻柔接触

最少的肿瘤接触次数和尽量轻柔地接触方式可以降低癌细胞黏附手套上的概率，以及癌细胞进入血流的风险。

5. 先结扎血管

在手术操作中，肿瘤极易受到挤压，脱落的肿瘤细胞容易沿血管、淋巴管播散至其他器官。因此，明确切除范围后，尽可能先结扎主要的动静脉，可有效降低肿瘤经血液循环播散的风险。

6. 更换手套及手术器械

在明显接触肿瘤或污染物后及在肿瘤标本离体后，应及时更换手套。对于接触过肿瘤的器械要及时清洗，以免造成肿瘤细胞播散。标本离体后，应使用未接触过肿瘤的器械进行随后的操作。

7. 消化道重建前清洗创面

手术过程中脱落的，或经血管、淋巴管流出的肿瘤细胞在重建过程中可能进入组织或包裹在间隙里，因此在标本离体后进行创面清洗是最恰当的时机。临床上要求清洗液除了有清洗作用外，还要有破坏肿瘤细胞作用。目前的研究显示：双蒸馏水清洗优于0.9%NaCl溶液；43℃双蒸馏水10 min浸泡优于常温双蒸馏水；常温1：2 000氯己定清洗液浸泡3 min等于43℃双蒸馏水1 min浸泡。因此常温下1：2 000氯己定在标本切下后的清洗和浸泡是最简单有效的方法。注意氯己定清洗后要用大量0.9%NaCl溶液冲洗（500 ~ 1 000 mL），氯己定冲洗不彻底可能导致患者术后发热。

**（二）规范的淋巴结清扫**

结肠癌的主要转移方式是淋巴道转移，淋巴道转移的最佳治疗方式是进行规范的淋巴清扫术。熟悉和掌握结肠淋巴流向和转移规律对于结肠癌的手术治疗极其重要。结肠淋巴结根据部位可分为：①结肠上淋巴结，位于肠壁，常沿肠脂垂分布。②结肠旁淋巴结，沿着结肠管旁和沿边缘动脉弓及其分支分布。③中间淋巴结，位于结肠动脉弓与结肠血管起始部之间。④主淋巴结，位于结肠主干血管起始部周围。

结肠淋巴结的分站是横向和纵向的结合。

（1）纵向由肠管向血管根部分为三站：第一站为结肠上和结肠旁淋巴结（$D_1$）；第二站为中间淋巴结（$D_2$）；第三站为主淋巴结（又称中央淋巴结 $D_3$），为各主干血管根部淋巴结，在右半结肠为回结肠动脉根部淋巴结、右结肠动脉根部淋巴结及中结肠动脉右支根部淋巴结。在左半结肠为中结肠动脉左支根部及肠系膜下动脉根部淋巴结，在乙状结肠为乙状结肠动脉根部及肠系膜下动脉根部淋巴结。结肠癌治愈性手术应常规彻底清除主淋巴结，即行 $D_3$ 清扫术。

（2）横向沿肠管分布，自肿瘤由近及远每5 cm为一站，即自肿瘤缘向近侧和远侧5 cm以内为第一站淋巴结，5 ~ 10 cm为第二站淋巴结，以此类推。因此，结肠肿瘤的切除除了考虑肠管切除范围，更重要的是要考虑淋巴结清扫范围。

**（三）完整结肠系膜切除（complete mesocolic excision，CME）**

胚胎期升结肠、降结肠系膜的后层脏腹膜与腹后壁原始壁腹膜融合形成融合筋膜，即脏层筋膜。脏层和壁层筋膜（肾前筋膜）形成一无血管疏松组织间隙，即 Toldt's 融合平面，CME 的外科平面为两层筋膜在解剖层面上向腹腔及腹膜后延续，左侧脏层筋膜从左侧向上延伸至乙状结肠、降结肠、胰腺背侧，把脾脏包绕，右侧脏层筋膜经盲肠向上依次通过升结肠、胰头、十二指肠，并达右侧肠系膜根部终止，呈"信封样"覆盖结肠系膜。CME 就是沿着这一外科平面进行锐性分离，这样能够更好地保护内脏器官、血管、神经，如输尿管、性腺血管、自主神经，并减少出血，避免系膜撕裂，充分保护肠系膜的完整性，从而准确完整地切除肿瘤，并清扫最大范围的区域淋巴结及淋巴管。CME 主要适用于 Ⅰ～Ⅲ期的结肠癌患者，目前多数文献认为 Ⅲ期结肠癌患者可从 CME 手术中获益更多。CME 不仅可以清扫更多淋巴结，而且很可能改变患者的术后 TNM 分期，从而影响患者后续的治疗方案。

## 五、手术类别

外科手术切除是唯一有望治愈结肠癌的治疗方式。结肠癌的外科治疗可分根治性切除和姑息性切除，根治性切除多用于治疗早、中期肿瘤，姑息性切除主要用于治疗晚期肿瘤。结肠癌的手术治疗要求外科医生：正确判断手术治疗的目的、确定手术的范围或根治程度。

### （一）结肠癌的根治性手术

结肠癌的根治性切除要求整块切除肿瘤以及其上、下两侧的 10 cm 以上的肠管，并包括相应区域的 1、2、3 站淋巴结。肿瘤切除后的满意度采用残留肿瘤分类（Residual Tumor Classification）来表示，具体如下：① $R_x$：是否残存肿瘤无法估价。② $R_0$：术中无肉眼肿瘤残留，术后无病理切缘阳性。③ $R_1$：肉眼未见肿瘤残留但标本显微镜下切缘肿瘤残存。④ $R_2$：术中肉眼肿瘤残留。

结肠癌扩大根治性切除术是在标准根治性切除的基础上，扩大切除范围。扩大切除范围主要在以下几点：①将淋巴结清除的范围从第三站扩大，也就是肠系膜上血管供血区清扫至肠系膜上血管根部淋巴结；肠系膜下血管供血区淋巴清扫至肠系膜下血管根部淋巴结。②切除肿瘤主干血管上、下各一根主干血管并清扫其所属淋巴结。③肠管切除的范围达到 10 cm 以上即可。④肿瘤侵犯周围组织的扩大切除。

### （二）结肠癌的姑息性手术

结肠癌的姑息性手术是指肿瘤确诊时已经局部晚期或全身性转移，无法达到根治性切除，为了缓解或预防肿瘤梗阻、出血或穿孔等急症的发生而采取的手术。姑息性手术可以是切除原发或转移肿瘤，也可以是造瘘或短路等方式，以缓解临床症状。随着结肠癌综合治疗模式下晚期结肠癌转化性治疗水平的不断提高，姑息性手术在临床的实际应用还包括以下两种情况：①肿瘤局部晚期或远处广泛转移无法达到治愈的目标，姑息性手术的目的只是减少肿瘤负荷或缓解肿瘤出血梗阻等症状，达到提高生活质量，延长生命的作用。②虽然已有远处多发转移，但原发灶以及所有转移灶仍有根治性切除的可能，这种情况下切除原发灶或转移灶时名义上仍属姑息性切除，实际上手术方式却应当是根治性的。

### （三）晚期结肠癌转化性治疗后的根治性切除

初始不可切除的肿瘤通过化放疗等手段治疗后成为可根治性切除的病灶，被称为转化性治疗。随着近年来结肠癌放化疗技术的不断进步以及一些新治疗药物的成功研发，外科手术以外的治疗手段在结肠癌综合治疗中扮演的角色日益重要，也很大程度地改变了晚期结肠癌的治疗理念，使以往认为不可治愈的晚期结肠癌患者中相当一部分患者有望获得治愈性手术的机会。

尽管转化性治疗实际上属于姑息性治疗的一部分，但转化性治疗的目标是治愈，与传统意义上以延长生命为目标的姑息性治疗有着本质的区别，也是晚期结肠癌治疗领域的重大进步。尤其对于转移灶仅限于肝脏的患者，多数报道结果显示，对原发灶和转移灶均行根治性切除的患者，5 年生存率可达 30%～50%，已经接近 Ⅲ结肠癌治疗的疗效。

## 六、常用术式及注意事项

### （一）右半结肠癌根治术

1. 适应证

适用于盲肠、升结肠、结肠肝曲癌、肿瘤靠近肝曲的横结肠癌，以及阑尾腺癌。

2. 切除范围

切除 10～15 cm 末段回肠、阑尾、盲肠、升结肠、右侧 1/2 或 1/3 横结肠，肠管切除线距离肿瘤边缘需在 10 cm 以上。同时切除升结肠系膜、右 1/2 或 1/3 横结肠系膜及大网膜。根部离断回结肠血管、右结肠血管及中结肠血管。清扫上述血管根部的淋巴结、切除区域系膜内的淋巴结。

3. 手术要点

从中央切开胃结肠韧带，向左沿胃网膜血管切除全部大网膜或切除部分大网膜至横结肠预切断线。向右侧充分游离横结肠右侧系膜，显露结肠中动静脉右支，于根部离断。沿着肠系膜上静脉表面显露右结肠血管，根部离断。沿着肠系膜上静脉右缘向下分离显露回结肠动静脉，根部离断。于升结肠旁沟自上而下切开侧腹膜，沿着 Toldt's 筋膜从外侧向内侧剥离，与内侧会师，注意勿损伤十二指肠、输尿管、生殖血管等，将升结肠从腹后壁游离，右半结肠及其所属区域三站淋巴结被整块切除。

**（二）横结肠癌根治术**

1. 适应证

横结肠中部的肿瘤。

2. 切除范围

大网膜、横结肠及其系膜，部分升结肠、降结肠以及癌肿引流区内的淋巴组织。

3. 手术要点

将横结肠向下方展开，将胃上提，沿着胃大弯胃网膜左血管切断大网膜分支，切除全部大网膜，并离断肝结肠韧带及脾结肠韧带，充分游离横结肠系膜。显露结肠中动静脉，根部离断，彻底清扫血管根部周围淋巴结。根据拟切除肠管位置扇形游离横结肠系膜，清扫相应区域淋巴结。

**（三）左半结肠癌根治术**

1. 适应证

降结肠癌、结肠脾曲癌、靠近脾曲的横结肠癌。

2. 切除范围

切除左侧 1/2 或 1/3 横结肠、降结肠和部分乙状结肠，肠管切缘距离肿瘤边缘需大于 10 cm，切除降结肠系膜、左 1/2 或 1/3 横结肠系膜及大网膜，根部离断左结肠血管、中结肠血管和乙状结肠血管的第 1 ~ 2 支。清扫切除区域系膜的淋巴结、上述血管根部淋巴结和肠系膜下血管根部淋巴结。

3. 手术要点

自胃大弯胃网膜血管弓下无血管区切开，切除大网膜左半部分，游离左侧横结肠系膜。将结肠脾曲向下方牵拉，彻底游离相应肠管及系膜。将降结肠向外上展开辨认结肠中动脉及其分支，必要时根部离断结肠中血管左支，清扫周围淋巴结，自 Treitz 韧带外侧至肠系膜下动脉根部切开系膜，显露并清扫肠系膜下动脉淋巴结，沿肠系膜下动脉游离左结肠动脉及 1 ~ 2 支乙状结肠动脉，根部离断，清扫相应区域淋巴结，并于胰腺下缘水平离断肠系膜下静脉。切开降结肠、乙状结肠外侧腹膜。沿着左侧 Toldt's 筋膜切除左侧结肠及其所属区域淋巴组织，做到整块切除，注意保护左侧输尿管和左侧生殖血管，避免胰尾损伤。如肿瘤侵犯左侧肾脂肪囊，可一并切除，否则应予以保留。

**（四）乙状结肠癌根治术**

1. 适应证

乙状结肠癌。

2. 切除范围

切除癌肿在内的两端足够的乙状结肠肠段及相应肠管系膜，肠管切缘距肿瘤边缘应大于 10 cm，如病灶位于乙状结肠起始段，还需要游离部分降结肠，包括所属的系膜，如病灶位于乙状结肠下段，则还需要游离部分直肠上段。在肠系膜下血管发出左结肠血管分支后予以离断或直接于肠系膜下血管根部离断。清扫切除区域系膜的淋巴结及血管周围的淋巴脂肪组织。

3. 手术要点

沿 Toldt's 筋膜及骶前筋膜游离乙状结肠系膜，寻及肠系膜下动脉根部，清扫周围淋巴结。沿肠系膜下动脉根部向下游离显露左结肠动脉，2 ~ 3 支乙状结肠动脉及直肠上动脉，根据肿瘤位置离断相应乙状结肠动脉并清扫区域淋巴结。沿 Toldt's 筋膜由外侧游离乙状结肠系膜，注意辨认保护左侧输尿管、生殖血管，并与内侧会师。根据拟切除肠管位置扇形离断相应系膜，随后完成肠管离断及吻合。

### （五）腹腔镜结肠癌手术

结肠癌的外科手术技术已经达到较高的水平，从手术技巧方面进一步提高治疗效果已经非常困难，目前结肠癌外科治疗的发展主要集中于微创和个体化治疗。1991 年，Jacobs 首次报道在腹腔镜下行结肠癌根治性切除术，随着腹腔镜器械的不断改进，医师操作技术的逐步提高，以及相关研究的深入，腹腔镜结肠癌手术的优势逐渐显现。国际多个大型多中心前瞻性随机对照研究结果均认可腹腔镜结肠癌的近、远期疗效。美国的 COST（Clinical Outcomes of Surgical Therapy Study Group）研究针对结肠癌的研究结果显示：与开腹手术相比腹腔镜组术后恢复快，住院时间短，镇痛药物使用少；而术中并发症、术后 30 d 死亡率、再手术率和再入院率以及肿瘤复发率、总生存率和无病生存率两组差距均无统计学意义，经过中位 7 年的随访两者 5 年生存率和复发率相似。欧洲的 COLOR（Colon Cancer Laparoscopic or Open Resection Study Group）研究结果显示，与开腹手术相比，腹腔镜手术失血少，进食早，术后镇痛药物使用少，住院时间短，两组患者术后 28 d 的并发症发生率及病死率相近。术后 3 年无瘤生存率两组差异无统计学意义。英国的 CLASICC（Conventional versus Laparoscopic-Assisted Surgery In Colorectal Cancer）研究也得到了相似的结果。

在腹腔镜结肠癌手术适应证方面，腹腔镜与传统开腹手术基本相同，且随着相关技术的进步，其适应证正在不断扩展。Ⅰ、Ⅱ期的结肠癌肿瘤都可以通过腹腔镜进行切除，部分Ⅲ期的肿瘤也可行腹腔镜手术切除，腹腔镜结肠癌根治术的手术切除范围也与开腹手术基本相同，即肿瘤所在肠管、对应的系膜及所属区域淋巴结。

腹腔镜结肠癌根治术的禁忌证主要有：①无法耐受长时间气腹。②术中容易出现难以控制性出血。③操作技术受限（病理性肥胖、腹内广泛粘连、合并肠梗阻和妊娠等）。④肿瘤侵及邻近组织和器官（即 $T_{4b}$）：晚期肿瘤已侵及邻近器官，如输尿管、膀胱、小肠、十二指肠等，手术已失去根治意义。

## 七、特殊类型结肠癌的外科治疗

### （一）梗阻性结肠癌的外科治疗

1. 右半结肠梗阻

梗阻性右半结肠癌的手术方式相对固定，一期右半结肠切除十回肠—结肠吻合是普遍采用的术式。回结肠吻合的方法有三种：端端、端侧、侧侧吻合。与回肠造瘘、回肠－横结肠短路等减压方法相比，一期切除吻合可以避免因回盲瓣功能不良引起的盲肠穿孔等并发症。在结肠闭襻性梗阻、盲肠显著扩张时，可以在开腹时先进行减压，再行Ⅰ期切除吻合。

一期切除吻合是治疗梗阻性右半结肠癌的理想术式，但是在无法行根治术的情况下仍然需要进行回肠或结肠造瘘。选择回肠造瘘时要注意的是，为避免回盲瓣功能不良，需要将 Foley 尿管从造口的远端回肠经过回盲瓣插入盲肠内。

2. 左半结肠梗阻

单纯改道：目前虽然有对左半结肠梗阻主张积极的手术切除的趋势，但是单纯改道仍然有其特定的适应证：如一般情况差，不能耐受麻醉；肿瘤局部侵犯广泛，无法切除；肿瘤远处转移；结肠癌引起梗阻等。单纯结肠改道包括盲肠造口术、结肠襻造瘘和内短路术。其原理是将肠内容由结肠近端引流到结肠远端，使之不再经过肿瘤引起的梗阻部位。考虑到回盲瓣的功能，回肠造瘘解除结肠梗阻并不可靠。

（1）盲肠造瘘术：盲肠造口术一般指盲肠置管造瘘，也可以将盲肠直接固定在右下腹皮肤，将带有蘑菇头的管子或者 Folley 导尿管经腹壁置管放入盲肠，可以局麻或者开腹完成。盲肠置管造瘘是在远端梗阻或者假性梗阻时减压的最有效的方法。由于结肠梗阻的高并发症和死亡率，置管造瘘只在暂时减压或者不适合结肠襻造瘘的情况下使用。

（2）结肠襻造口：结肠襻造口是传统远端梗阻性结肠癌分期切除的Ⅰ期手术内容，也是无法切除的结肠肿瘤患者的一种姑息性疗法。这种方法只能缓解由吻合口破裂引起的感染，对吻合口愈合影响甚微，并且有近三分之一的患者由于各种原因无法还纳，选择时需要慎重。结肠襻造瘘一般选择横结肠，造瘘口的位置要远离正中切口和肿瘤，根据肠系膜的长短灵活选择，一般选在右上腹。

（3）短路手术：短路手术可以避免肠造口给患者带来的负担。对不能手术切除的、梗阻部位在盲肠到乙状结肠之间的结肠癌可以选择这种方法。标准的吻合方法是盲肠 – 乙状结肠侧侧吻合。

（4）一期切除吻合：左半结肠癌梗阻行一期手术治疗时，要严格掌握好以下几点适应证：①患者全身情况允许，梗阻时间短，肠壁血运良好，水肿较轻。②病灶局限，有切除可能者。③腹腔污染不重。④术中肠道灌洗满意，已除去固体粪便，细菌清除充分。⑤无严重并发症，能耐受较长时间手术。⑥确保吻合口血供良好，避免有张力。当患者身体虚弱多病，有严重的并发症或休克、肿瘤分期晚、术中全身情况差时，最好选择分期手术。

（5）支架置入术：支架置入缓解梗阻，一周后行根治性手术切除，变急诊手术为择期手术。

### （二）局部晚期结肠癌的外科治疗

对于局部晚期结肠癌病例，即使经过术前详细的检查往往也很难判定是否可行根治性手术以及手术切除范围，只有进行术中探查才能确定具体的手术方式，术中根据情况可能进行联合脏器切除，手术风险大。因此，需严格掌握其适应证：患者年龄 ≤ 70 岁；无远隔器官转移或者远隔器官转移可达到 $R_0$ 切除；无重要器官功能障碍；患者及家属理解此类手术的风险并有较强的治疗意愿，反之则为本类手术的相对禁忌证。此外，患者需要进行充分的术前准备：术前纠正贫血、营养状态和电解质紊乱；术前评估心、脑、肝、肺和肾等重要脏器的功能；同时进行 MDT 讨论。Martyn 等报道无法达到 $R_0$ 切除术的晚期结肠癌患者手术治疗不能显著提高生存期，手术死亡率明显升高。Croner 等报道多脏器联合切除的 $R_0$ 切除率为 93.1%，术后并发症发生率 25.8%，术后死亡率 6.9%。对于 $R_0$ 切除术后的患者 5 年生存率达 80.7%，而 $R_1$ 和 $R_2$ 切除的患者的 5 年生存率为 0。因此，局部晚期结肠癌如果能达到 $R_0$ 切除，预后良好。

### （三）复发性结肠癌的手术治疗

结肠癌术后复发是导致结肠癌患者死亡的主要原因，有大宗报道结肠癌根治术后局部复发率为 1% ~ 17%。其中 5% ~ 47% 的复发及转移性结肠癌其再手术切除后 5 年生存率可达 5% ~ 30%。结肠癌术后复发的再手术切除率高，而肿瘤复发部位及数量对再手术方式有显著影响，再手术方式与生存率密切相关，不同的手术方式的治疗效果有显著差异。在可能的条件下，结肠癌术后局部复发应积极再手术治疗。局部复发包括吻合口、腹盆腔腹膜、腹膜后、卵巢及切口复发几大类，其中腹膜后复发包括腹膜后淋巴结、腹膜后脏器及肿瘤床的复发。及早发现并诊断肿瘤复发非常重要，因此对结肠癌术后的患者应密切随访，定期复查，尤其是原发肿瘤有梗阻情况的患者，复查时应常规检查癌胚抗原指标。结肠癌复发灶的部位不固定，腹膜及腹膜后的发生率较高，这些复发灶由于有周围肠道的干扰，超声检查的漏诊率高，故应定期行腹盆腔增强 CT 检查，尤其是超声检查对病变性质不确定时，更应及时行 CT 检查。对结肠癌术后复发的病例，MDT 认为可以手术且能够耐受手术治疗的，应积极行手术治疗，争取行根治性切除，这是提高治愈率、延长生存期的重要手段。腹腔、盆腔广泛种植转移无法行根治性切除者，可切除主要种植转移灶，降低瘤负荷，以改善全身情况，便于行腹腔热灌注或静脉化疗等综合治疗。合并肠梗阻且复发肿瘤无法切除者，可行造瘘或肠吻合术解除梗阻，术后辅以静脉化疗等综合治疗改善生活质量。

## 八、常见并发症及其处理

### （一）切口感染及裂开

切口裂开多发生于术后 5 ~ 9 d，多因营养不良、贫血、低蛋白血症、切口积液所致。感染切口常有红肿热痛表现，随感染加重，及腹压增高，切口易裂开。有的切口裂开并无明显感染征象，仅在咳嗽、喷嚏、排便等腹压增加的情况下发生。一旦切口裂开多有粉红色液体渗出或肠管膨出。此时应消除患者恐惧心理，以无菌纱垫覆盖伤口以防止肠管进一步大量膨出，并立即将患者转送手术室，在适当麻醉下对腹壁皮肤及外露肠管进行消毒，将肠管还纳腹腔，以减张缝线全层缝合腹壁，并用腹带加压包扎，缝合或对合固定切口时注意防止将肠管或网膜夹于切口内。腹壁的切口皮下感染，应早期切开引流，清创换药，保持创口清洁，促进愈合。

## （二）吻合口瘘

吻合口瘘是结肠癌术后严重并发症之一，如不及时处理，病死率高达6%～22%。国外报道，吻合口瘘发生率为3.6%～12%，国内报道在5%～10%之间。发生原因可能为：①结肠癌并梗阻，肠道准备不充分情况下仓促手术。②患者全身情况差。结肠癌患者中老年居多，因其肠道梗阻和功能紊乱导致全身营养状况差、消瘦、蛋白质及多种营养物质缺乏，直接影响组织的修复功能和机体的免疫功能，某些并发症如糖尿病、肝硬化亦是影响吻合口愈合的重要因素。③局部血运因素。良好的血供是保证吻合口正常愈合的重要因素，术中过多游离肠管断端处肠系膜或过多的切除结肠吻合口周围的脂肪组织，损伤系膜血管，会导致吻合口血运不良。同时，吻合张力过大，缝合不够严密等均可影响吻合口的愈合。在充血、水肿、严重感染的肠管上做肠吻合，术后肠壁组织愈合不良，易发生吻合口瘘。结肠吻合口瘘常发生于术后4～9 d，左侧结肠手术多见，右侧较少见。一旦发生吻合口瘘，如引流不通畅，保守治疗后不见好转，症状加重，应及时做近端肠造口术，以双腔造口较好，可使转流充分促进愈合。如患者情况差，病情不允许同时处理吻合口病变时，待瘘口部感染局限后再做二期处理。结肠癌手术中，如果吻合不满意，患者情况较差且预计瘘发生可能较高者，就应同时在吻合口上段行肠造口术。

## （三）术后出血

右半结肠切除后极少发生术后出血。脾曲结肠癌切除后，可能从脾周围粘连处发生出血。结肠血管结扎处出血亦较常见。术后应在相应区域放置引流管，术后仔细观察引流量及性状。腹腔引流管是观察有无腹腔出血的重要渠道，要妥善保护，防止脱落。如手术后早期出现失血性休克的各种临床表现，应行快速输液等抗休克治疗。如病情未见好转，应及时探查止血。腹腔镜手术后腹腔内出血者可先行腹腔镜下探查，寻找出血点并进行止血。经腹腔镜难以控制的出血应即刻中转开腹进行止血。

## （四）术后肠梗阻

通常由术后肠粘连引起，亦可由于肠切除、肠造口术时肠系膜关闭不全，小肠进入孔隙形成的内疝而导致。肠梗阻应先保守治疗，如未见好转，应及时手术探查防止肠坏死的发生。

术后7～30 d内肠蠕动恢复后再次出现肠梗阻的症状、体征及影像学存在肠梗阻证据称为术后早期肠梗阻。原因可能有以下几个方面：①手术中广泛分离肠管粘连。②长时间的肠管暴露及肠管操作。③腹腔内积血、积液等导致腹腔内无菌性炎症。④腹部手术范围广、创伤重、手术时间长，腹腔污染严重。一般不强调早期手术治疗，给予禁食水，持续胃肠减压，维持水、电解质与酸碱平衡，禁食期间给予全胃肠外营养支持，适当地给予肾上腺皮质激素、生长抑素、抗生素及胃肠动力药等保守治疗，多可缓解。

当出现以下情况应选择手术治疗：①腹痛由阵发性转为持续性，范围扩大，出现腹膜刺激征者。②腹胀进行性加重、不对称，腹部有局部隆起或触及有压痛的肿块。③呕吐物、胃肠减压抽出液体、肛诊或者肛门排出液体为血性或者腹部穿刺抽出血性液体。④保守治疗24～48 h后症状无改善或者加重，并出现体温与白细胞升高、心率加快、血压下降者。⑤72 h非手术治疗无效，腹部X线检查见孤立、突出、胀大的肠祥，不因时间而改变位置。

## （五）腹腔脓肿

结肠切除术后发生的各种感染并发症，主要是由于吻合口瘘、血肿感染或术中污染所致。如果做好术前准备、手术操作细致、减少手术野的污染，可显著降低腹腔残余脓肿的发生率。脓肿一旦形成，应采取有效的治疗方法。较小的脓肿，给予有效抗生素，局部理疗可望治愈。较大的脓肿，除给予抗生素、加强营养支持治疗外，还必须采取必要的引流措施，如穿刺引流或切开引流。腹腔感染的预防，除严格的无菌操作技术外，术前、术中应用抗生素可降低感染发生率；术中输注全血可显著损害巨噬细胞清除细菌能力，因此术中减少红细胞的输入，可能会减少腹腔感染的发生。

## （六）输尿管损伤

左半结肠切除时易发生输尿管损伤，发生率为0.7%～6.0%，多为误扎或误切所致。损伤部位常在左侧输尿管腰段和双侧输尿管骨盆段。导致输尿管损伤的常见原因：①剪开乙状结肠两侧腹膜时，可误伤输尿管。②结扎肠系膜下动、静脉时误将左侧输尿管一并结扎。③输尿管被肿瘤侵犯，未能辨明而损伤。④术中发生大出血时慌忙中钳夹、误扎。因此在游离结肠或直肠时必须显露输尿管,以避免误伤,找不到裂口或断端时,可静脉注射靛胭脂或亚甲蓝,漏出液可染色。如输尿管被结扎,则见结扎段以上输尿管逐渐充盈增粗。

术中如发现输尿管损伤,应立即修复。单纯结扎输尿管,解除结扎线即可。输尿管被切开不足周径一半时,可以5-0可吸收线作横形间断缝合,不需放置内支撑管。如切开超出周径一半或横断时,端端吻合后放置内支撑管。如术后24 h以后发现输尿管损伤,宜作暂时性肾造瘘术,待2～3个月后施行修复手术。腹腔镜手术时,可在腹腔镜下行输尿管修补、内置支架端端吻合,如腹腔镜下无法完成则再转开腹手术,根据损伤部位选择输尿管膀胱移植或带蒂回肠间置代输尿管等。

### (七)造口并发症的处理

#### 1. 造口坏死

这是一种严重并发症,常发生在单腔造口术后。多因术中损伤结肠边缘动脉或腹壁造瘘口太小、缝合过紧,或造口肠段系膜扭曲及张力过大所致。因此,在结肠造口时应注意造瘘口孔大小,一般以在造口肠端旁能插入一指为度,同时游离肠管时应避免损伤结肠边缘动脉。拉出造口肠段时要注意有无扭曲及张力过大。对造口坏死者,可切除坏死肠段,重新造口。

#### 2. 造口退缩

多因腹壁固定欠佳,外置肠段及系膜过短或张力过大,双腔造口术未使用玻璃棒或拔除过早、腹壁太厚或术后高度腹胀,尤其并发梗阻的患者。如外置肠段太短,当腹胀减轻,腹壁收缩时更易发生造口退缩。当造口退缩至皮肤以下或已有腹膜刺激现象时应立即手术,重新游离造口肠段与腹壁固定。

#### 3. 造口狭窄

多是皮肤外口及皮下深筋膜环切除过小所致,亦可为外置肠管严重的浆膜炎,继之发生瘢痕收缩,与皮肤边缘形成环状狭窄。轻度狭窄可用手指进行扩张,直至造口能通过全部示指为度。如狭窄环已不能通过小指时,应切除狭窄环,将皮肤与肠壁重新缝合。

#### 4. 造口部位肠膨出

多由于皮肤及深筋膜切口过大所致,亦可为缝合过于稀疏所致。应清创伤口还纳肠管,或切除过多肠管重新造口。

#### 5. 造口部位皮炎

粪便刺激或粪便袋摩擦刺激形成皮疹、糜烂或局部溃疡。注意保持造口部干燥,应用氧化锌软膏涂擦皮肤,可起到保护皮肤作用。

### (八)吻合口狭窄

发生原因有吻合口部位缺血、瘘、出血,吻合口肿瘤复发,近年来吻合器的广泛使用,使其发病率有上升趋势。对有明显狭窄的患者可采用气囊扩张、手术等方法进行治疗。国外有报道,在内镜引导下,用失弛缓性扩张器进行扩张治疗,可收到良好的效果。手术治疗可用于气囊扩张失败或者吻合口复发的患者。

### (九)腹腔镜手术相关并发症

与传统开放手术相比,腹腔镜结肠癌手术的并发症发生率并无明显增加,腹腔镜手术特有的围术期并发症包括皮下气肿、腹腔镜切孔种植、切口疝等,但随着腹腔镜手术的普及、操作者熟练程度的增加,该类并发症已呈下降趋势。

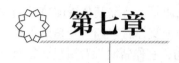

# 第七章

# 阑尾疾病

## 第一节　急性阑尾炎

急性阑尾炎（acute appendicitis）为外科常见病，是最多见的急腹症。其表现典型者诊断不难，绝大多数患者能够早期确诊、早期手术，预后良好。但如延误诊断或不合理治疗，也会发生严重并发症甚至威胁生命。由于急性阑尾炎的临床表现变化多端，临床医生仍时常在本病的诊断或手术处理中遇到麻烦，因此，仍然是临床不容忽视的急腹症之一。

### 一、病因

#### （一）阑尾管腔阻塞

阑尾管腔阻塞是急性阑尾炎最常见的病因。淋巴滤泡的明显增生是阑尾管腔阻塞的最常见原因，约占60%，多见于年轻人。阑尾管腔狭窄、腔内粪石、异物、蛔虫及肿瘤等亦可导致管腔阻塞。由于阑尾管腔细，开口狭小，系膜短使阑尾蜷曲，这些都是造成阑尾管腔易于阻塞的因素。阑尾管腔阻塞后阑尾黏膜仍继续分泌黏液，腔内压力上升，血运发生障碍，阑尾壁缺血、组织破坏，有利于细菌入侵，发生感染。

#### （二）细菌入侵

由于阑尾管腔阻塞，细菌繁殖，分泌内毒素和外毒素，损伤黏膜上皮并使黏膜形成溃疡，细菌穿过溃疡的黏膜进入阑尾肌层。阑尾壁间质压力升高，妨碍动脉血流，造成阑尾缺血，最终造成梗死和坏疽。致病菌多为肠道内的各种革兰阴性杆菌和厌氧菌。其途径有：①直接入侵。当阑尾黏膜受损破坏时，腔内存在的细菌即可侵入。②血液入侵。细菌经血液循环侵入阑尾，可引起急性阑尾炎。

#### （三）胃肠炎性疾病蔓延

如急性肠炎、节段性肠炎、急性坏死性肠炎等，都可直接蔓延至阑尾，导致其功能及血运障碍，引起阑尾炎。

### 二、临床病理分型

根据急性阑尾炎的临床过程和病理学变化，可分为以下四种类型。

#### （一）急性单纯性阑尾炎

病变多只限于黏膜和黏膜下层。阑尾外观轻度肿胀，浆膜充血并失去正常光泽，表面有少量纤维素性渗出物。属轻型阑尾炎或病变早期。镜下，阑尾各层均有水肿和中性粒细胞浸润，黏膜表面有小溃疡和出血点。临床症状和体征均较轻。

#### （二）急性化脓性阑尾炎

亦称急性蜂窝织炎性阑尾炎，常由单纯性阑尾炎发展而来。阑尾肿胀明显，浆膜高度充血，表面覆以纤维素性（脓）性渗出物。镜下，阑尾黏膜的溃疡面加大并深达肌层和浆膜层，管壁各层有小脓肿形成，腔内亦有积脓。阑尾周围的腹腔内有稀薄脓液，形成局限性腹膜炎。临床症状和体征较重。

### （三）坏疽性及穿孔性阑尾炎

坏疽性及穿孔性阑尾炎是一种重型的阑尾炎。阑尾管壁坏死或部分坏死，呈暗紫色或黑色。阑尾壁血液循环障碍，阑尾腔内积脓，压力升高，易并发穿孔。穿孔部位多在阑尾根部和尖端。穿孔如未被包裹，则可引起急性弥散性腹膜炎。

### （四）阑尾周围脓肿

急性阑尾炎化脓、坏疽或穿孔，大网膜可移至右下腹部，将阑尾包裹并粘连，形成炎性肿块，使腹膜炎局限在右下腹，形成阑尾周围脓肿。

急性阑尾炎的转归取决于机体抵抗力和治疗情况，有以下几种情况。

1. 炎症消退

一部分单纯性阑尾炎，及时药物治疗，可获痊愈，即阑尾不残留病理改变。大部分将转为慢性阑尾炎，易复发。

2. 炎症局限化

化脓、坏疽或穿孔性阑尾炎被大网膜及邻近肠袢包裹粘连，形成炎性肿块，局限于右下腹，形成阑尾周围脓肿。

3. 炎症扩散

化脓或坏死型阑尾炎未予及时手术切除，又未能被大网膜包裹局限，可发展为弥漫性腹膜炎，如累及门静脉系统，可引起门静脉炎、细菌性肝脓肿或全身感染等。

## 三、临床表现及诊断

临床诊断主要依靠病史、临床症状、体格检查和实验室检查。临床上通常以转移性右下腹痛伴消化道症状、右侧麦氏点压痛及局限性腹膜刺激征，以及白细胞计数升高作为诊断急性阑尾炎的三大典型依据。

### （一）症状

1. 腹痛

70%～80%的患者具有典型的转移性右下腹痛，为临床诊断重要依据之一。腹痛发作始于上腹部或脐周围，疼痛为阵发性而且不甚严重，数小时（6～8 h）后转移并局限在右下腹。此过程的时间长短取决于病变发展的程度和阑尾位置。早期阶段阑尾炎症局限于其黏膜和黏膜下层，刺激内脏神经，疼痛为反射性，范围弥散，程度不重，定位不明确，待炎症扩展至浆膜层或腹层腹膜疼痛固定于右下腹，定位确切，是由体神经刺激的结果。20%～30%的患者没有转移性腹痛特征，如阑尾黏膜层内脏神经感受器已损害（见于慢性阑尾炎急性发作病例）或阑尾壁感染迅速蔓延至全层（见于小儿的血循性细菌感染）而未能反映内脏神经传导腹痛的情况时，此时并不能否定阑尾炎的诊断。

不同位置的阑尾，疼痛部位可有差异。如盆位阑尾炎腹痛在耻骨上区，盲肠后位阑尾炎疼痛在右侧腰部，肝下区阑尾炎可引起右上腹痛，极少数左下腹部阑尾炎呈左下腹痛。不同病理类型的阑尾炎，其疼痛表现亦并不一致。如单纯性阑尾炎表现为轻度隐痛，化脓性阑尾炎呈阵发性胀痛和剧痛，坏疽性阑尾炎呈持续性剧烈腹痛，穿孔性阑尾炎因穿孔后阑尾腔压力骤减，腹痛虽有短暂减轻，并不是病情好转，应高度警觉是否有弥散性腹膜炎的发生。

2. 胃肠道症状

发病早期可能有恶心、呕吐，不思饮食，但多不严重。有的病例可能发生腹泻。如后期出现排便次数增多，里急后重感或尿痛等症状，提示为盆腔位阑尾炎或坏疽性阑尾炎已合并穿孔，为炎症或脓液直接刺激直肠与膀胱所致。如并发弥散性腹膜炎，可引起麻痹性肠梗阻，腹胀、排气排便减少。

3. 全身症状

除乏力外，全身症状极少，主要为不同程度的发热。在发生坏疽、穿孔之前，体温一般不超过

38℃，且多出现在腹痛之后。如发热为首发症状，要首先考虑内科疾病。如出现寒战、高热伴黄疸，提示有化脓性门静脉炎发生。

### （二）体征

1. 右下腹压痛

右下腹压痛是急性阑尾炎最常见的重要体征。压痛点通常位于麦氏点，可随阑尾位置的变异而改变，但压痛点始终在一个固定的位置上。发病早期腹痛尚未转移至右下腹时，右下腹便可出现固定压痛。压痛的程度与病变的程度相关。当炎症加重，压痛的范围也随之扩大。当阑尾穿孔时，疼痛和压痛的范围可波及全腹。但此时，仍以阑尾所在位置的压痛最明显。可用叩诊来检查，更为准确。

2. 腹膜刺激征象

反跳痛（Blumberg征）、腹肌紧张、肠鸣音减弱或消失等是壁层腹膜受炎症刺激出现的防卫性反应，提示阑尾炎症加重，出现化脓、坏疽或穿孔。腹膜炎范围扩大，说明局部腹腔内有渗出或阑尾穿孔。但是，在小儿、老人、孕妇、肥胖、虚弱者或存在盲肠后位阑尾炎时，腹膜刺激征象可不明显。

3. 右下腹包块

如体检发现右下腹饱满，扪及压痛性包块，固定，边界不清，应考虑阑尾周围脓肿的形成。

4. 结肠充气试验（Rovsing征）

患者仰卧位，用右手压迫左下腹，再用左手挤压近侧结肠，结肠内气体可传至盲肠和阑尾，引起右下腹疼痛者为阳性。

5. 睾丸回缩试验（La Rogue征）

压迫麦氏点压痛区，可见右睾丸回缩，移去压迫，睾丸回原状。坏疽性阑尾炎常为阳性。

6. 皮肤感觉过敏征

右髂前上棘、脐与右耻骨脊之间的三角区皮肤由 $T_{10\sim12}$ 神经分布。因内脏体壁神经反射，在急性阑尾炎早期，尤其是阑尾有梗阻者，此三角区皮肤痛觉过敏。针刺或捏提该三角区皮肤，患者感疼痛为阳性。但如阑尾已坏死穿孔，此过敏现象将消失。

此外，以下体征对于阑尾位置判断也具有一定意义。

（1）腰大肌试验（Psoas征）：患者左侧卧位，右大腿后伸，出现右下腹疼痛症状者为阳性。此试验说明阑尾位于腰大肌前方，为盲肠后位或腹膜后位。

（2）闭孔内肌试验（Obturator征）：患者仰卧位，右髋和右大腿屈曲，然后被动向内旋转，出现右下腹疼痛症状者为阳性。此实验提示阑尾靠近闭孔内肌。

（3）抬腿试验：患者仰卧位，用手轻压于右下腹部，嘱患者将伸直的右下肢逐渐抬高，至一定高度时感右下腹痛加剧为阳性。因阑尾被挤压在收缩的腰大肌与手之间，见于盲肠后位阑尾炎。

（4）股动脉试验：于右腹股沟韧带下方压迫股动脉，若腹痛加重，说明阑尾靠近髂动脉。

（5）直肠指检：若直肠右前方有触痛，提示阑尾位于盆腔或阑尾炎症已波及盆腔。若阑尾周围脓肿波及盆腔，则可触及痛性肿块，或可有波动感。

### （三）实验室检查

急性阑尾炎患者的血常规检查中，白细胞计数和中性粒细胞的比例增高。白细胞计数升高到 $(10\sim20)\times10^9$/L，可发生核左移。部分单纯性阑尾炎或老年患者白细胞可无明显升高。尿常规检查一般无阳性发现，盲肠后位阑尾炎累及输尿管或膀胱时，尿内可见少许红细胞、白细胞。血尿明显说明存在泌尿系统的原发病变。

### （四）影像学检查

1. 腹部X线片

作为不典型急性阑尾炎的辅助性检查，可见右下腹盲肠和回肠末端反射性肠腔积气或液气平面；偶见阑尾结石影；若阑尾腔外气体影，提示阑尾穿孔。临床X线的主要目的还在于鉴别其他急腹症，如消化道穿孔、肠梗阻，以及胸部疾病如肺炎等。

2. B超检查

有时可发现肿大的阑尾或脓肿。其用于急性阑尾炎的诊断，方便、安全、可靠、可重复观察，尤适用于小儿阑尾炎或其他可疑阑尾炎患者。

3. 螺旋CT扫描

作为诊断急性阑尾炎的检查手段，国外报道较多。国内作为急性阑尾炎的诊断方法尚少。可获得与B超相似的效果，尤其有助于阑尾周围脓肿的诊断。当诊断不肯定时可选择应用，以发现与急性阑尾炎相混淆的其他腹部病变。

4. 核素扫描

近年国外文献虽有报道应用核素标记白细胞扫描，直接显示阑尾及周围软组织的炎症，作为急性阑尾炎的诊断。因其设备条件、患者经费等原因，目前临床单纯用于诊断急性阑尾炎者甚少。

5. 腹腔镜检查

对于高度怀疑急性阑尾炎又尚不能确诊的患者，采用腹腔镜检查既可明确诊断，同时又能施行阑尾手术，不失为一举两得的诊治方法。

## 四、鉴别诊断

有许多急腹症的症状和体征与急性阑尾炎很相似，需与其鉴别。尤其当阑尾穿孔发生弥漫性腹膜炎时鉴别诊断则更难。有时需在剖腹探查术中才能鉴别清楚。需要与急性阑尾炎鉴别的包括其他脏器病变引起的急性腹痛，以及一些非外科急腹症，常见的有以下几种。

### （一）胃十二指肠溃疡穿孔

为常见急腹症，发病突然，临床表现与急性阑尾炎相似。穿孔溢出的胃内容物可沿升结肠旁沟流至右下腹部，容易误认为是急性阑尾炎的转移性腹痛。患者多有溃疡病史，临床表现与全身情况均较阑尾炎重。体征除右下腹压痛外，上腹仍具疼痛和压痛，腹壁板状强直等腹膜刺激症状也较明显。胸腹部X线检查如发现膈下有游离气体，则有助于鉴别诊断。

### （二）急性胆囊炎

总体上急性胆囊炎的症状和体征均以右上腹为主，但当胆囊肿胀下垂至右下腹时，其腹痛与反跳痛可出现于右下腹，易与阑尾炎相混淆。B超检查可以鉴别。

### （三）右侧输尿管结石

有时表现与阑尾炎相似，但输尿管结石以腰部酸痛或绞痛为主，疼痛向会阴部、外生殖器放射。右下腹无明显压痛，或仅有沿右侧输尿管径路的轻度深压痛。尿常规检查可见大量红细胞，B超检查或X线片在输尿管走行部位可呈现结石阴影。

### （四）急性肠系膜淋巴结炎

多见于儿童。往往先有上呼吸道感染史，高热出现早，无转移性腹痛表现，腹部压痛部位偏内侧，范围不太固定且较广，无反跳痛和肌紧张。

### （五）妇产科疾病

右侧宫外孕破裂是在育龄妇女中最易与急性阑尾炎混淆的疾病。宫外孕破裂表现为突然下腹痛，常有急性失血症状和腹腔内出血的体征，有停经史及阴道不规则出血史；检查时宫颈举痛、附件肿块、阴道后穹隆穿刺有血等。急性输卵管炎和急性盆腔炎，下腹痛逐渐发生，可伴有腰痛；腹部压痛点较低，直肠指诊示盆腔有对称性压痛；伴发热及白细胞计数升高，常有脓性白带，阴道后穹隆穿刺可获脓液，涂片检查细菌阳性。卵巢囊肿蒂扭转有明显而剧烈腹痛，腹部或盆腔检查中可扪及有压痛性的肿块。妇科双合诊及B超检查、后穹隆穿刺均有助于诊断和鉴别诊断。

### （六）其他内科疾病

急性胃肠炎时，恶心、呕吐和腹泻等消化道症状较重，无右下腹固定压痛和腹膜刺激体征。胆道系统感染性疾病，易与高位阑尾炎相混淆，但有明显绞痛、高热，甚至出现黄疸，常有反复右上腹痛史。右侧肺炎、胸膜炎时可出现反射性右侧腹痛，但以呼吸系统的症状和体征为主。此外，回盲部肿瘤、

Crohn 病、梅克尔憩室炎或穿孔、小儿肠套叠等，亦需进行临床鉴别。

上述疾病有其各自特点，应仔细鉴别。如患者有持续性右下腹痛，不能用其他诊断解释以排除急性阑尾炎时，应密切观察或根据病情及时手术探查。

## 五、治疗

### （一）手术治疗

急性阑尾炎经保守治疗被控制仍有复发的可能，同时延误治疗有发生坏疽、穿孔、门静脉炎及腹膜炎的威胁。为此，急性阑尾炎一经确诊，若无手术禁忌证，应早期施行阑尾切除术。早期手术者阑尾炎还处于管腔阻塞或仅有充血水肿时就手术切除，此时手术操作较简易，术后并发症少。如化脓坏疽或穿孔后再手术，不但操作困难且术后并发症会明显增加。

1. 不同临床类型急性阑尾炎的手术方法选择不相同

（1）急性单纯性阑尾炎：行阑尾切除术，切口一期缝合。条件允许情况下，也可采用经腹腔镜阑尾切除术。

（2）急性化脓性或坏疽性阑尾炎：行阑尾切除术。腹腔如有脓液，应仔细清除，用湿纱布蘸净脓液后关腹。注意保护切口，一期缝合。

（3）穿孔性阑尾炎：宜采用右下腹经腹直肌切口，利于术中探查和确诊。切除阑尾，清除腹腔脓液并冲洗腹腔，根据情况放置腹腔引流。术中注意保护切口，冲洗切口，一期缝合。术后注意观察切口，有感染时及时引流。

（4）阑尾周围脓肿：阑尾脓肿尚未破溃穿孔时应按急性化脓性阑尾炎处理。如阑尾穿孔已被包裹形成阑尾周围脓肿，病情较稳定，宜应用抗生素治疗或同时联合中药治疗，促进脓肿吸收消退，也可在超声引导下穿刺抽脓或置管引流。如脓肿扩大，无局限趋势，行 B 超检查确定切口部位后手术切开引流。切开引流以引流为主，如阑尾显露方便，也应切除阑尾，阑尾根部完整者施单纯结扎。如阑尾根部坏疽穿孔，可行 U 字缝合关闭阑尾开口的盲肠壁。术后加强支持治疗，合理使用抗生素。

2. 术前准备

急性阑尾炎一般状态较好者不需特殊准备；对不能进食或呕吐严重者，应根据情况适当补液；急性阑尾炎合并腹膜炎者需进行抗生素治疗；妊娠期阑尾炎应肌内注射黄体酮，以便减少子宫收缩，以防发生流产或早产。

3. 阑尾切除术的操作要点

（1）麻醉：局麻，硬膜外麻醉或腰麻。后者多用于阑尾位置较高或估计阑尾与周围组织有粘连时。小儿用全身麻醉。

（2）切口选择：诊断明确的采用右下腹麦氏切口（图 7-1），该切口符合解剖学要求，肌肉、筋膜损伤少；切口距离阑尾近；瘢痕愈合良好，不易发生切口疝。如诊断不明确或腹膜炎较广泛应采用右下腹经腹直肌探查切口，以便术中进一步探查和清除脓液。切口应加以保护，防止被污染。

（3）寻找阑尾：阑尾部恒定位于盲肠 3 条结肠带的会合处，沿结肠带向盲肠顶端追踪，即能找到阑尾。尽量不用手接触阑尾，更不可用手指挖出阑尾。如充分的显露仍不能找到者，需考虑盲肠后位阑尾的可能，将盲肠向左侧推开，使盲肠的外下方清楚暴露。切开盲肠外侧的后腹膜，游离盲肠并将其向内上方翻起，即可找到阑尾。

（4）处理阑尾系膜：用阑尾钳钳夹阑尾系膜向外提出，但不能直接钳夹阑尾本身（图 7-2）。如系膜菲薄，可用血管钳贴阑尾根部戳孔带线一次集束结扎阑尾系膜，包括阑尾血管在内，再剪断系膜；如阑尾系膜肥厚或较宽，一般应分次钳夹、切断结扎或缝扎系膜。阑尾系膜结扎要牢固。

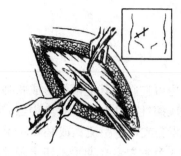

图 7-1 右下腹麦氏切口

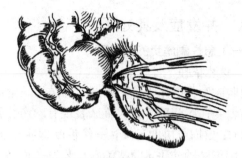

图 7-2 阑尾钳钳夹阑尾系膜

（5）处理阑尾根部：在距盲肠 0.5 cm 处用钳轻轻钳夹阑尾后用丝线或肠线结扎阑尾（图 7-3），在距阑尾根部 0.5 cm 的盲肠壁上，用 4 号丝线做一荷包缝合，缝线仅穿过浆肌层，暂不打结（图 7-4）；再于结扎线远侧 0.5 cm 处切断阑尾，残端用碘酒、酒精涂擦处理（图 7-5）；于盲肠壁上缝荷包线将阑尾残端埋入（图 7-6）；荷包缝合不宜过大，防止肠壁内翻过多，形成无效腔。也可做 8 字缝合，将阑尾残端埋入同时结扎；最后，在无张力下再将系膜绑扎在盲肠端缝线下覆盖加固。近年来也有主张阑尾根部单纯结扎，不做荷包埋入缝合。因幼儿肠壁较薄，荷包缝合时易穿破肠壁，因此不宜应用于小儿阑尾切除术中。

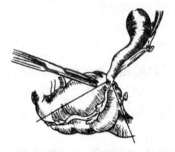

图 7-3 结扎阑尾

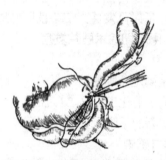

图 7-4 阑尾根部荷包缝合

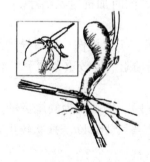

图 7-5 切断阑尾，碘酒涂擦

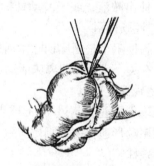

图 7-6 将阑尾残端埋入

4. 腹腔镜阑尾切除术

腹腔镜阑尾切除术优势在于切口小，疼痛轻，分离精确和直观，能够暴露腹腔其余部分，粘连发生率更低。在年轻女性患者中粘连导致不育症的发生率是 20% ~ 30%，因此，不少医生不提倡简单的开腹阑尾切除手术，而选择复杂和昂贵的腹腔镜手术。其手术方法同开腹手术，但要求有熟练的腹腔镜操作技术，血管多用钛夹结扎。

（二）急性阑尾炎的非手术治疗

仅适用于单纯性阑尾炎及急性阑尾炎的早期阶段，患者不接受手术治疗或客观条件不允许，或伴存其他严重器质性疾病有手术禁忌证者。主要措施包括选择有效的抗生素和补液治疗，也可经肛门直肠内给予抗生素栓剂。

### 六、并发症及其处理

#### （一）急性阑尾炎的并发症

**1. 腹腔脓肿**

腹腔脓肿是阑尾炎诊治不及时的结果。阑尾周围脓肿最常见，也可在腹腔其他部位形成脓肿，常见部位有盆腔、肠间隙等处。临床表现有麻痹性肠梗阻的腹胀症状、压痛性包块和全身感染中毒症状等。B超和CT扫描可协助定位。一经诊断即应在超声引导下穿刺抽脓冲洗或置管引流，或必要时手术切开引流。阑尾脓肿非手术疗法治愈后复发率很高。因此，应在治愈后3个月左右择期手术切除阑尾，其效果比急诊手术好。

**2. 内、外瘘形成**

阑尾周围脓肿如未及时引流，少数病例可形成各种内瘘或外瘘，脓肿可向小肠或大肠内穿破，亦可向膀胱、阴道或腹壁穿破，此时脓液可经瘘管排出。X线－钡剂检查或者经外瘘置管造影可协助了解瘘管走行，有助于选择相应的治疗方法。

**3. 化脓性门静脉炎**

急性阑尾炎时阑尾静脉中的感染性血栓，可沿肠系膜上静脉至门静脉，导致化脓性门静脉炎症。临床表现为寒战、高热、肝大、剑突下压痛及轻度黄疸等。虽属少见但病情严重，会产生感染性休克和脓毒症，治疗延误可发展为细菌性肝脓肿。行阑尾切除并大剂量抗生素治疗有效。

#### （二）阑尾切除术后并发症

**1. 出血**

主要是阑尾系膜的结扎不牢，引起系膜血管出血。表现为腹痛、腹胀和失血性休克等症状，或因内翻残端出血呈下消化道出血。处理的关键在于预防，阑尾系膜结扎要确切，系膜肥厚者应分束结扎或缝扎止血，结扎线距切断的系膜缘要有一定距离。一旦发生出血表现，应立即输血补液，必要时再次手术止血。

**2. 切口感染**

切口感染是最常见的术后并发症，是造成切口不愈合的最主要原因。在化脓或穿孔性急性阑尾炎中多见。术中加强切口保护，切口冲洗，彻底止血，消灭无效腔等措施可预防切口感染。一旦感染，可先行试穿抽出脓液，或于波动处拆除缝线，排出脓液并放置引流，同时加抗生素治疗。

**3. 粘连性肠梗阻**

粘连性肠梗阻也是阑尾切除术后的较常见并发症，与局部炎症重、手术损伤、切口异物及术后卧床等多种原因有关。术后早期离床活动可适当预防此并发症。粘连性肠梗阻病情较重者须手术治疗。

**4. 阑尾残株炎**

阑尾残端保留过长超过1 cm或者粪石残留，术后残株可炎症复发，仍表现为阑尾炎的症状。也有报道由双阑尾畸形遗留一条阑尾所致。应行B超、钡剂灌肠透视检查等帮助诊断。症状较重时应再次手术切除阑尾残株。

**5. 粪瘘**

少见。产生术后粪瘘的重要因素是阑尾基部及盲肠壁肿胀脆弱、包埋不妥。常见有阑尾残端单纯结扎，其结扎线脱落；盲肠组织水肿脆弱，术中缝合时裂伤。粪瘘发生时如已局限化，不至于发生弥漫性腹膜炎，类似阑尾周围脓肿的临床表现。一般经非手术治疗，多在4～8周内粪瘘可闭合自愈。若超过3个月未愈，可进行内口修补和瘘管切除。

## 第二节　慢性阑尾炎

慢性阑尾炎（chronic appendicitis）多由急性阑尾炎转变而来，少数也可开始即呈慢性过程。

### 一、病理

主要病变为阑尾壁慢性炎性细胞浸润及不同程度的纤维化。多数慢性阑尾炎患者的阑尾腔内有粪石，或者阑尾粘连，淋巴滤泡过度增生，使管腔变窄。也可因纤维组织增生，管壁增厚，导致管腔狭窄不规则，甚至闭塞。这些病变妨碍了阑尾的排空，压迫阑尾壁内神经而产生疼痛症状。

## 二、临床表现

患者既往常有急性阑尾炎发作病史，也可能症状不重亦不典型。经常有右下腹疼痛，有的患者仅有隐痛或不适，剧烈活动或饮食不节可诱发急性发作。有的患者有反复急性发作的病史。主要的体征是阑尾部位的局限性压痛，位置较固定。左侧卧位体检时，部分患者在右下腹可扪及阑尾条索。

## 三、诊断

慢性阑尾炎诊断的重要原则是除外回盲部的肿瘤，如盲肠癌、阑尾类癌、良性腺瘤、息肉、憩室等；以及除外特殊性感染，如结核、嗜酸性肉芽肿、阿米巴、克罗恩病等。钡剂灌肠及纤维结肠镜均为有效的诊断方法。X 线钡剂灌肠透视检查，可见阑尾不充盈或充盈不全，阑尾腔不规则，72 h 后透视复查阑尾腔内仍有钡剂残留，即可诊断慢性阑尾炎。

## 四、治疗

诊断明确后需手术切除阑尾，并行病理检查证实诊断。慢性阑尾炎常粘连较重，手术操作尤应细致。术中应特别注意回肠和结肠探查。

临床医生应注意：虽然术前的临床表现、影像学检查及术后病理诊断都能诊断为慢性阑尾炎，但手术切除阑尾后，右下腹慢性疼痛仍会存在的患者为数不少，故在术前谈话时应充分说明这一可能出现的情况。

# 第三节 特殊类型阑尾炎

一般成年人急性阑尾炎诊断多无困难，早期治疗的效果非常好。如遇到婴幼儿、老年人及妊娠妇女患急性阑尾炎时，诊断和治疗均较困难，容易贻误病机，应特别加以重视。

## 一、小儿急性阑尾炎

婴儿和幼儿的阑尾腔多呈漏斗状，基底部较宽大，不易发生由淋巴滤泡增生或者粪石所致阑尾管腔阻塞。因此，新生儿急性阑尾炎很少见。年龄较大的儿童，阑尾腔渐变细，与成人的阑尾几乎无区别。

### （一）小儿急性阑尾炎的临床特点

小儿盲肠较游离，异位阑尾炎的发病率较高，约占同龄阑尾炎的 10%，年龄愈小比例愈高。小儿阑尾壁薄，大网膜发育不良，因而阑尾容易穿孔，且穿孔后炎症不易局限。小儿腹腔表面积相对较大，因而腹膜炎的全身中毒症状严重。压痛和肌紧张，仍系小儿急性阑尾炎的重要体征。由于小儿的盲肠位置较高较游离，其压痛范围较大，且位置较高和偏内侧。小儿对水、电解质代谢和酸、碱平衡的调节功能较差，急腹症易引起水电质和酸碱平衡紊乱。由于较小儿童不能准确描述病史，难以早期确诊，穿孔率较高，并发症和死亡率也较高。因此，凡小儿有腹痛，甚至婴儿有呕吐、腹泻和原因不明的发热时，应考虑急性阑尾炎的可能，设法进一步检查以确诊或排除这一可能性。

### （二）小儿急性阑尾炎的治疗原则

早期手术，并配合输液、纠正脱水，应用广谱抗生素等。由于小儿急性阑尾炎病情发展较快，易穿孔而发生腹膜炎，死亡率也很高，故一旦诊断明确，应及早做手术治疗。手术操作基本上同成人型急性阑尾炎，常规作麦氏切口，而位置略较成人典型切口高。至于残端的处理，因幼儿肠壁较薄，荷包缝合时易穿破肠壁，因此不宜勉强做荷包埋入残端。幼小婴儿有时阑尾根部粗而盲肠小，残端翻入后有成为肠套叠起点的可能，因此可以不予翻入，而取周围系膜组织覆盖缝严，以免残端暴露而发生粘连。围术期注意纠正失水、酸中毒和低钾。婴幼儿肾功能发育尚未完备，注意避免使用有损肾功能的药物。

## 二、老年急性阑尾炎

老年急性阑尾炎是指 60 岁以上的急性阑尾炎患者，占该病患者总数的 1% ~ 4%，随着社会老龄人口增多，老年人急性阑尾炎的发病率也相应升高。其发病原因、病理、临床表现和诊断原则与成人型基本相似。

### （一）老年人急性阑尾炎的临床特点

老龄的病理生理变化是影响老年急性阑尾炎的关键因素。老年人对疼痛反应迟钝，腹痛一般不剧烈，转移性腹痛出现较晚或不明显；老年人腹肌萎缩，腹肌紧张常不明显；免疫功能下降，防御机能减退，全身反应如体温、脉搏和白细胞数变化不如青年人明显并且炎症较易扩散而不能局限；老年人动脉大多硬化，一旦阑尾发炎而致动脉栓塞，容易发生坏疽、穿孔及腹膜炎。因其腹痛及腹膜刺激表现均较中青年患者轻，容易与内科疾病相混淆，延误诊断及手术时机，增加了疾病的危险性。加之老年人常伴有糖尿病、心血管和肺部疾病，麻醉和手术意外可能性大，使病情更趋复杂严重。

### （二）老年人急性阑尾炎的治疗原则

仍以早期急症手术为主。为了顺利度过手术和减少术后并发症，宜加强手术前准备和围术期护理。老年人术后易发生肺炎等感染性并发症，手术前后均应给予广谱抗生素。

## 三、妊娠期急性阑尾炎

妊娠期急性阑尾炎发病率约为 0.1%，妊娠中期发病率有所提高，可能与胎儿生长较快有关。妊娠期急性阑尾炎的诊断是比较困难的，常因症状、体征不典型而被忽略以致延误治疗。一旦发生穿孔和腹膜炎，威胁母子生命，应慎重对待。

### （一）妊娠期急性阑尾炎的特点

妊娠期子宫增大，盲肠和阑尾被推挤向右上腹，妊娠 5 个月阑尾位于髂嵴水平，8 个月在髂嵴上两横指，压痛部位也随之上移。同时腹壁被抬高，炎症阑尾刺激不到壁层腹膜，所以使压痛、反跳痛和肌紧张均不明显。大网膜和小肠被推移，难以包裹炎症阑尾，穿孔后炎症不易局限。一旦发生流产或早产后子宫缩小，脓液易扩散引起弥散性腹膜炎，使病情复杂化。这些因素致使妊娠期急性阑尾炎难于诊断，炎症发展易致流产或早产，威胁母子生命安全。同时，增大的子宫影响手术操作，增加意外损伤因素。

### （二）妊娠期急性阑尾炎的治疗原则

妊娠不是阑尾切除手术的禁忌证，威胁胎儿存活的因素不是阑尾切除术本身，而是耽误手术时机。因此，不论妊娠早、中和后期，及时施行阑尾切除术均是明智之举。特别是妊娠后期的腹腔感染难以控制，更应及早手术。围术期应加用黄体酮，以减少子宫收缩，防止发生流产或早产。妊娠中、后期由于盲肠及阑尾向上、外、后方移位，手术切口宜偏高。妊娠后期一般可做腹直肌旁切口，便于同时进行剖宫产。手术操作要轻柔，以减少对子宫的刺激。尽量不用腹腔引流。术后使用广谱抗生素，应同时顾及药物对胎儿的毒副作用。加强术后护理。临产期的急性阑尾炎如并发阑尾穿孔或全身感染症状严重时，可考虑经腹剖宫产术，同时切除病变阑尾。

# 第四节　阑尾肿瘤

阑尾类似于一根管型的小储袋样结构，位于盲肠。其长度平均为 8 ~ 10 cm，被认为是胃肠道的一部分。虽然通常认为阑尾对人体来说是一个无明显功能的器官，但其可能为淋巴系统、内分泌及外分泌系统的一员。当阑尾细胞出现不正常的或者是不可控的增生生长时，就会发生阑尾肿瘤。阑尾肿瘤可分为良性及恶性，而后者也就是通常所说的阑尾癌。

## 一、阑尾良性肿瘤

### （一）阑尾黏液囊肿

阑尾黏液囊肿为一种良性肿瘤，临床罕见，发病率约为 0.14%。在阑尾切除术中的发现率为 0.07% ～ 0.3%，女性多见，男女比例为 1 ∶ 3。临床上往往缺乏典型症状及体征，多数患者是在术中或术后病理确诊的。

1. 病因

阑尾黏液囊肿是阑尾根部因慢性炎性反应而发生梗阻，阑尾腔内黏液细胞不断分泌黏液积存于阑尾腔内形成。阑尾黏液囊肿到一定程度时黏液细胞则失去功能，不再分泌黏液而黏液物不能正常排出，阑尾逐渐扩张形成膜性黏液性囊肿（图 7-7）。有时黏液可以穿透阑尾脏层直至浆膜外，形成壁内黏液湖或阑尾周围黏液性肿块，甚至引起腹膜种植形成腹膜假性黏液瘤。

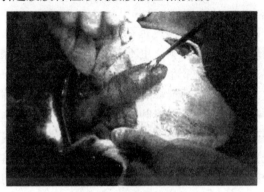

图 7-7　阑尾黏液囊肿

2. 病理

病理学可见充满黏液的阑尾腔，黏膜扁平，无肿瘤性上皮的证据。后期由于腔内压力增加，可形成憩室，上皮也可移位至黏膜下（假侵犯），当黏液囊肿破裂，黏液分泌上皮也可随之进入腹腔。腹膜假性黏液瘤的形成，被认为一方面是由于黏液自破裂囊肿溢出所致，另一方面认为溢出黏液中含有黏液分泌功能的细胞，其附着于腹膜表面并继续分泌，从而形成腹膜假性黏液瘤。

3. 临床表现

阑尾黏液囊肿体积小时，常无任何特异性症状，多为其他手术时偶然发现，临床仅表现为右下腹隐痛，但在囊肿膨胀生长过程中可能会诱发阑尾炎表现。偶尔体积较大者右下腹可触及包块，仍需手术探查病理明确。囊肿可与肠道粘连形成肠梗阻，或形成肠套叠、肠扭转、囊内出血、感染破裂及恶变等多种并发症。

4. 诊断及鉴别诊断

因阑尾黏液囊肿缺乏特异性临床表现，术前诊断困难，往往需要术后病理明确诊断。术前的辅助检查对该病的诊断可以提供一些帮助。

（1）辅助检查：阑尾黏液囊肿的主要辅助检查有 X 线片、钡灌肠、B 超和 CT 检查。

X 线片可见囊肿边缘钙化影。

钡灌肠最典型表现为阑尾腔不显影，盲肠与回肠之间有占位性病变，回肠被推向内上方，盲肠被推向外上方，盲肠壁可有外来压迹，但黏膜正常。

B 超检查是本病的主要诊断方法，较为简便快捷。B 超检查可见回盲部囊实性肿物，包膜完整，内部回声呈网格状，透声差，有密集点状回声，后方回声稍增强。

CT 检查既能对囊肿定位又能定性。扫描可见右下腹不规则低密度灶，边界较清楚，内部密度欠均匀，可有钙化；增强扫描见囊壁呈环形均一强化，强化程度同肠壁，囊内无强化，周围组织有炎性浸润时可与囊肿壁粘连，后腹膜可增厚，若见到囊性肿物与盲肠壁相连则更支持诊断（图 7-8）。CT 检查中应与阑尾周围脓肿相鉴别，后者一般为圆形，边缘不规则，欠清楚，密度不均，囊壁较厚，增强扫描强化不均，周围组织炎症表现较显著。

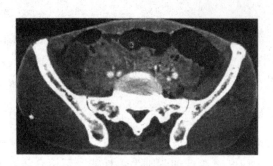

图 7-8　阑尾黏液囊肿的 CT 表现

（2）鉴别诊断：如果手术前考虑阑尾黏液囊肿诊断，则需进一步与阑尾周围脓肿及结肠癌相鉴别。

5. 治疗

手术是治疗阑尾黏液囊肿的唯一方法。阑尾远端 2/3 的囊肿，较小、与周围无粘连且阑尾根部完整者行阑尾切除术，即使术后病理证实为囊腺癌，也不必二次手术扩大切除范围，因为此处病灶并不侵及周围淋巴结。当囊肿侵犯阑尾近 1/3 或与邻近盲肠回肠有粘连时，则宜行右半结肠切除术。也有学者提出根据病变部位选择手术方式，位于阑尾远端囊肿，选择囊肿在内单纯阑尾切除术；囊肿受累阑尾根部和盲肠发生粘连者，应做阑尾和盲肠切除；若囊肿较大，怀疑有恶变可能，应行盲肠切除或右半结肠切除。如果囊肿已与其他小肠肠袢粘连，或已经引起肠扭转、肠套叠等并发症，往往需将受累的肠袢一并切除。此外，阑尾腔内黏液较多，腔内压高，且囊壁薄时易引起阑尾破溃，黏液球经破口溢出导致腹腔内广泛转移。故术时应先保护腹腔，术中应遵循无瘤观念，轻柔操作，用敷料将囊肿与周围组织隔开，尽量不使囊肿破裂，避免穿刺和切开探查操作，谨防黏液外溢造成医源性种植引起腹膜假性黏液瘤发生。手术中一旦发现囊肿破裂，应尽量清除溢出的黏液，须用氟尿嘧啶局部冲洗，术毕以生理盐水和氟尿嘧啶反复冲洗腹腔，术后也可用氟尿嘧啶少量多次注入腹腔。术中也可用 5% 甲醛溶液局部固定或用 2.5% 碘酊灼烧，再用噻替啶冲洗腹腔，预防腹腔黏液瘤的发生。

对于已经形成腹膜假性黏液瘤的患者，大多数学者同意行严格的病灶切除，包括彻底清除腹腔内胶样腹水；甚至为确保足够的切除范围行大网膜切除术和双侧卵巢切除术。术中应行腹腔灌洗或腹腔温热疗法，术后辅以化疗或放疗。本病极易复发，对于复发病灶仍需再次手术切除病灶。有学者指出，术中行肿瘤细胞减瘤手术联合腹腔内热灌注化疗及联合术后周期化疗可以提高腹膜假性黏液瘤患者生存率。

**（二）阑尾黏液性囊腺瘤**

阑尾黏液性囊腺瘤也是一种少见的阑尾良性肿瘤，仅占阑尾切除手术标本的 0.3%。另据相关文献报道其发病年龄 11～90 岁，发病高峰年龄 61～70 岁，发病男女比例为 1∶4，平均发病年龄为 55 岁。

1. 病因、病理

阑尾黏液囊腺瘤的腺上皮呈不典型增生或腺瘤性息肉，腺瘤阻塞阑尾，使黏液潴留阑尾腔内导致压力增高，黏液可穿透浆膜层，表现为阑尾周围和腹膜后黏液性肿块，可伴卵巢黏液性囊腺瘤。黏液性囊腺瘤的特点是阑尾壁有不典型腺体浸润，并穿越黏膜肌层，或有腹膜种植形成腹膜假黏液瘤，不发生血性和淋巴转移。

2. 临床表现

临床表现与阑尾黏液囊肿相似，阑尾黏液性囊腺瘤临床表现不一，可无临床症状，常于体检超声检查中发现，或表现为急性阑尾炎的症状和体征，或由于患者触及腹部包块而就诊。阑尾黏液性囊腺瘤可并发急性阑尾炎，也可并发肠扭转及肠坏死、肠套叠、肠梗阻、囊肿继发感染及出血，从而引起相对应的临床表现。

3. 诊断及鉴别诊断

本病术前确诊较为困难，误诊率高，仅靠术后病理证实。临床上遇下述情况应考虑本病的可能：①有阑尾炎、阑尾脓肿病史。②右下腹肿块，生长缓慢、表面光滑、囊实性，经抗感染等治疗无明显消退。

③B 超及 CT 提示右下腹囊实性肿块，囊壁厚薄均匀，呈长条状或椭圆形，与盲肠关系密切，可有钙化。④标本剖开有淡黄色或白色黏液胶胨状液体。

临床上阑尾黏液性囊腺瘤与黏液囊肿难以区分，因本病罕见，因此其各种辅助检查，如超声检查、CT 等方法及鉴别诊断可参照阑尾黏液囊肿。

4. 治疗

手术也是治疗阑尾黏液性囊腺瘤的唯一方法。手术方式的选择及注意事项与阑尾黏液囊肿相同。

## 二、阑尾腺癌

阑尾腺癌的发病率约占阑尾切除术后标本的 0.1%，每年约 0.2/10 万患者发病。阑尾腺癌占胃肠道肿瘤的 0.2% ~ 0.5%，占阑尾原发恶性肿瘤的 5% ~ 8%。发病的平均年龄为 60 ~ 65 岁，男性发病率高于女性。

阑尾腺癌又主要可分为三类：黏液腺癌、结肠型腺癌和印戒细胞癌。其中约 60% 是黏液腺癌，其次是结肠型腺癌，印戒细胞癌则极其罕见。

此病发病原因尚不清楚，可能与免疫功能低下、炎性反应反复发作和上皮再生等有关。有研究指出，患有慢性溃疡性结肠炎的患者，容易造成病变肠上皮细胞发育不良及细胞恶变，从而一半左右的患者造成阑尾炎性受累，诱发恶变。阑尾腺癌多发生于阑尾的根部，呈浸润性生长，恶性程度高。

### （一）阑尾黏液腺癌

阑尾黏液腺癌是阑尾恶性肿瘤的一种，临床罕见，占阑尾腺癌 60% 以上。发病原因尚不明确，以 60 岁以上老年人多见，男女均可发病，男女之比为 3 ：1。

1. 病理

黏液腺癌肉眼观：阑尾腔不同程度囊性扩张，囊内充满黏液，黏膜面有时见结节状、绒毛状肿物，但无明确肿块形成。镜下观：肿瘤细胞呈高柱状，胞质透亮，充满黏液，核位于基底部，细胞呈现不同程度异型性，大多分化良好。细胞呈乳突状或腺管状排列弥漫性生长。若肿瘤穿破阑尾壁进入腹腔内形成腹膜假性黏液瘤。依据细胞异型及阑尾壁有无恶性腺体侵犯，将黏液性肿瘤分为黏液囊肿、黏液性囊腺瘤和黏液性囊腺癌。

2. 临床表现

阑尾黏液腺癌临床症状不典型，右下腹痛或右下腹包块是该病的主要表现。肿瘤多位于阑尾基底部，临床表现隐匿，当并发感染，临床上出现右下腹痛、发热等症状，因此常常被误诊为阑尾炎或阑尾周围脓肿。肿瘤长大或与周围组织粘连后常形成肿物。当黏液腺癌进一步发展甚至穿孔突破浆膜层，向腹腔、盆腔内播散转移，广泛种植在腹盆腔脏器及大小网膜表面，粘连形成肿块，或形成大量黏液性腹水，此临床病变称腹膜假性黏液瘤，此时的临床表现有腹痛、腹胀、腹部肿物及腹水征等。

3. 转移途径

（1）淋巴转移：阑尾的淋巴组织很丰富，主要在黏膜下层，呈纵行分布，回流入回盲部及右半结肠系膜淋巴结。所以，一旦癌侵犯黏膜下层易致淋巴转移，提示需行根治性右半结肠切除，尤其注意清扫右半结肠系膜淋巴结。

（2）直接浸润和种植：可出现大网膜、邻近肠系膜、盆腔腹膜转移，故手术时应妥善保护切口和术野，切勿分破肿瘤，应连同包裹的大网膜一并切除，以防局部种植复发。

4. 诊断

本病与阑尾黏液囊肿及阑尾黏液囊腺瘤一样，术前诊断较为困难，误诊率高，往往需靠术后病理证实。辅助检查如下。

（1）超声可探查到右中下腹实性或囊实性肿块及腹水，但因没有明确的诊断标准，术前很难明确诊断，当合并感染时，阑尾炎表现更使超声检查获益有限。

（2）CT 可表现为：①肿块往往较大，一般呈分叶状，囊壁及囊内分隔厚薄不均，局部可有壁结节向腔内突入，增强后实质部分呈不均匀中、高密度结节，花环样强化，囊性部分不强化。②病灶周围脂肪间隙因肿瘤浸润密度增高，与周围肠道、系膜血管粘连，并可向腹腔脏器的实质内浸润，可推压或侵犯盲肠，致肠壁偏侧性增厚、僵硬。③CT可提示腹膜假性黏液瘤形成（图7-9）。

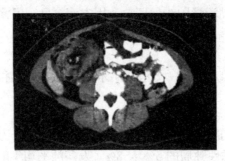

图7-9　腹膜假性黏液瘤的CT表现

（3）纤维结肠镜无特征性表现，主要作用是排除结肠肿瘤、肠结核等病变，同时有助于判断肿瘤有无肠腔内浸润。

（4）肿瘤标志物CEA、CA19-9等对阑尾黏液腺癌有一定辅助诊断价值。

5. 鉴别诊断

（1）阑尾黏液囊肿：单纯性黏液囊肿是由于非肿瘤性病变如炎性狭窄，黏液积聚而引起阑尾腔扩张，形成薄壁，单房性（偶为多房性）囊肿，腔内充满稠性黏液，囊肿直径通常＜1 cm，光镜下可见充满黏液的腔，黏膜扁平，无肿瘤性上皮的证据，由于腔内压力增加，可形成憩室，上皮也可移位至黏膜下（假侵犯），当黏液囊肿破裂，黏液分泌上皮也可随之进入腹腔。

（2）阑尾黏液腺瘤：该瘤为良性肿瘤，在生长中囊性变，上皮排列呈波浪状或绒毛状，形成黏液囊肿，无细胞性黏液在整个管腔中四散，就像黏液腺癌浸润一样，但黏膜肌层是完整的，病变可通过完整切除而治愈。

（3）卵巢交界性黏液性囊腺瘤：当阑尾黏液腺癌晚期侵及卵巢时，其形态与卵巢黏液性囊腺瘤相似，引起腹膜假黏液瘤，腹腔内肿物为大量多结节或葡萄状结构，大部分表面光滑，富于光泽，切面结节内充满胶冻状黏液物质，镜下见大量黏液上皮呈不同程度分化，大部分分化良好，免疫组化阑尾黏液腺癌时$CK_{20}^{2+}$、$Villin^{2+}$、$CK_{x2}^{2+}$、XK7-、WT-1-，而来源于卵巢时$CK_{20}^-$及$CK_7^+$。

6. 治疗

（1）手术治疗：首选右半结肠切除术。当一期以"阑尾炎"行阑尾切除术，而病理显示为黏液腺癌时，应在阑尾切除术后2周内施行二期右半结肠切除术。因为单纯阑尾切除和姑息性手术易导致肿瘤复发和转移。多数学者认为，此术式与单纯阑尾切除相比可减少复发，明显提高远期生存率，主张一旦确诊应行右半结肠切除。Pruvanov还建议对于绝经期妇女，在行右半结肠切除术时连同卵巢一起切除，可防止转移，提高生存率。因为Ronnett等通过病理和免疫组化分析，许多卵巢肿瘤患者是通过阑尾肿瘤转移的。多方研究报道，右半结肠切除术后5年生存率可达70%以上，而仅行阑尾切除者仅为20%～30%。由于阑尾腺癌多呈浸润性生长，肉眼诊断困难，术中若发现有肿块、阑尾管壁增厚、变硬，尤其是阑尾炎症不明显而合并有腹腔积液时，应即刻行术中冷冻切片检查，以便及时发现该病，避免或减少二次手术问题，降低术后复发率和延长生存期。

但目前也有国内外学者认为，如果阑尾病变比较局限，无外侵和淋巴结转移者，也可单纯切除阑尾；认为右半结肠切除的适应证为：肿瘤累及肠壁肌层；肿瘤位于阑尾根部；证实有淋巴结转移。还有学者认为，对于已有腹膜种植的阑尾黏液腺癌，行右半结肠切除术并无必要。

对已经形成腹膜假性黏液瘤的患者，目前的术式仍存在争议。最常采用的是减瘤手术，尽可能完整切除肿瘤，消除腹腔内肉眼可见转移灶。此手术难度较大，病变广泛时需要切除小肠、结肠或脾、子宫等，且术后复发率高。对于复发病例仍应积极手术治疗，可延长生存时间及改善生存质量。

（2）辅助化疗：目前针对阑尾黏液性肿瘤，同时有腹膜转移的病例，推荐术后静脉全身化疗，但目前尚无公认的化疗方案。NCCN结肠癌指南2011年第1版中新增脚注，表明阑尾的腺癌，也可以按照

NCCN 结直肠癌指南进行术后全身辅助化疗。而对于并发腹腔假性黏液瘤的患者，术中用 0.5% 5-Fu 溶液反复冲洗术野，术后早期行腹腔灌注化疗及热疗，能提高药物对肿瘤的作用，对肿瘤细胞更具有细胞毒性，使肿瘤局限、包裹，已得到多数国内外学者的认可。有学者提出腹腔灌注化疗等局部治疗十分重要，考虑大部分病例在确诊时已有腹腔内广泛转移，治疗应采用肿瘤细胞减灭外科治疗，并尽可能完整切除肿瘤，消除腹腔内转移灶，同时术后应早期行腹腔灌注化疗（氟尿嘧啶 + 丝裂霉素或加铂类）及热疗，目前已成为大部分转移性病灶的首选治疗。

### （二）阑尾结肠型腺癌

阑尾结肠型腺癌占阑尾腺癌的 30% ~ 35%。结肠型腺癌病变与结肠癌相似，可浸润周围组织并发淋巴结转移，病理早期为结节状或息肉状突向阑尾腔内，临床上所见腺癌大多已经浸润阑尾壁，使阑尾变粗形成一实性包块，沿阑尾根部浸润到盲肠壁。晚期则可出现淋巴结和血运转移。

临床表现与黏液性腺癌一致，缺乏特异性，右下腹痛及右下腹肿物为主要表现。后病情发展，可出现结肠癌相关表现，如营养不良、肠套叠、肠梗阻等。诊断方法及鉴别诊断可参考阑尾黏液性腺癌及结肠癌诊治标准。

结肠型腺癌的病变通常位于阑尾根部，为高度恶性，局部多呈浸润性生长，易沿血行和淋巴途径转移，具有结肠癌的特点，应行根治性右半结肠切除术为妥，并尽可能争取早期手术，术后静脉全身化疗。

### （三）阑尾腺癌预后

一些临床及病理因素影响阑尾腺癌的预后，这些因素包括腹膜征象和最初的临床表现，术前疾病的范围，腹膜播散的程度，组织学亚型或分级和肿瘤细胞灭减术的完全性。有研究结果显示，术前 CEA 水平、分化程度和临床分期是影响患者预后的独立因素。

1. 并发症

急性阑尾炎、阑尾穿孔、腹水、右下腹包块等主要并发症，是本病的主要临床特点，也是临床诊断困难的重要原因。并发症的多少与其死亡率成正比相关，有并发症死亡率是无并发症者 2 ~ 3 倍。有腹水与穿孔者预后差，有学者注意到阑尾腺癌伴穿孔易引起肿瘤远处转移和广泛种植。

2. 临床分期

临床分期是影响阑尾腺癌预后的重要因素，据 Walter 等报道，0 期、Ⅰ 期、Ⅱ 期、Ⅲ 期和Ⅳ期患者的 5 年生存率分别为 95.7%、88%、75.2%、37.1% 和 25.6%。Nitecki 等研究表明Ⅳ期的 5 年生存率仅为 6%。

3. 病理因素

Yoon 等通过临床病理的多因素分析表明，高组织学分级和高病理分期与低生存率呈线性关系。Ito 等报道，高分化和中低分化患者的 5 年生存率分别为 100% 和 46%。有学者研究发现阑尾腺癌的 5 年生存率为 42% ~ 57%，其中黏液腺癌、结肠型腺癌和印戒细胞癌的 5 年生存率分别为 46%、42% 和 18%，黏液型腺癌患者的预后优于结肠型腺癌，印戒细胞癌患者的预后最差。

4. 手术方式

尽管不同术式对预后的影响尚没有定论，但有学者认为，右半结肠切除术与单纯阑尾切除术相比，能获得更好的预后。进行肿瘤细胞减灭术及术中腹膜化疗术，能够改善伴有腹膜假性黏液瘤的黏液型腺癌患者的临床预后。

5. 化疗

目前用全身化疗作为替代方案治疗转移性阑尾癌的数据非常有限，近年来临床上主要采取术中 5-FU 及热蒸馏水充分浸泡腹腔，术后给予腹腔温热化疗，常用药为 5-FU、顺铂及丝裂霉素，明显提高了 5 年生存率，特别对复发患者能延长再次复发时间。而根据术后病理分型及分期，术后全身静脉化疗也应有选择性进行。

# 第八章

## 肛周脓肿

### 第一节　肛周脓肿概述

　　直肠肛管周围脓肿（perianorectal abscess）是指直肠肛管周围软组织内或其周围间隙发生的急性化脓性感染，并形成脓肿。本病占外科疾病的3%～5%，占肛肠疾病的8%～25%，任何年龄均可发生，以20～40岁青壮年多见，老年及儿童时有发生，男女发病比例为（3～4）∶1。脓肿破溃或切开后常形成肛瘘。脓肿是肛管直肠周围炎症的急性期表现，而肛瘘则为其慢性期表现。常见的致病菌有大肠杆菌、金黄色葡萄球菌和绿脓杆菌，偶有厌氧性细菌和结核杆菌，常是多种病菌混合感染。研究发现若脓液培养为大肠杆菌或厌氧菌，则感染源多来自直肠，脓肿破溃或引流术后多有肛瘘形成，几乎都需再次手术，若培养为金黄色葡萄球菌，则感染源多来自皮肤，脓肿破溃或引流术后形成肛瘘的机会减少，很少需要再次手术，因此脓肿引流术中未找到内口时，细菌培养可作为预后的参考。塞，引起肛腺炎，肛腺炎首先易发生括约肌间感染（图8-1）。直肠肛管周围间隙为疏松的脂肪结缔组织，感染极易蔓延、扩散，感染向上可达直肠周围形成高位肌间脓肿或骨盆直肠间隙脓肿；向下达肛周皮下，形成肛周脓肿；向外穿过外括约肌，形成坐骨肛管间隙脓肿；向后可形成肛管后间隙脓肿或直肠后间隙脓肿。以肛提肌为界将直肠肛管周围脓肿分为肛提肌下部脓肿和肛提肌上部脓肿：前者包括肛门周围脓肿、坐骨直肠间隙脓肿；后者包括骨盆直肠间隙脓肿、直肠后间隙脓肿、高位肌间脓肿（图8-2）。因此，因肛腺感染引起的直肠肛管周围脓肿的发病过程可分为三个阶段（图8-3）。

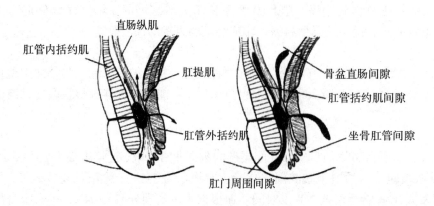

图8-1　直肠肛管旁间隙的感染途径

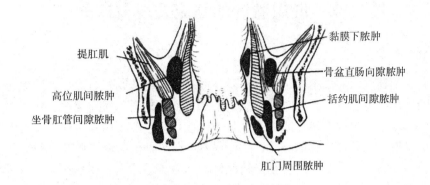

图 8-2　直肠肛管周围脓肿的位置

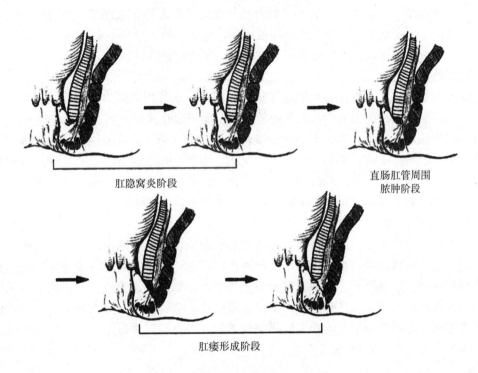

图 8-3　直肠肛管周围脓肿感染三个阶段

（1）肛隐窝炎症阶段：感染发生后渗出液积存于隐窝内，加之肛门括约肌因炎症刺激收缩，以致引流不畅，使感染加重。

（2）肛管直肠周围脓肿阶段。

（3）肛瘘形成阶段：直肠肛管周围不同部位的脓肿，由于自行破裂或人工引流后，脓肿逐渐消退，病灶局限形成不同类型的肛瘘。

另外，少部分直肠肛管周围脓肿其感染并不来源于肛腺，如来源于肛裂、血栓性内外痔感染、内痔或直肠脱垂注射治疗后，也可来源于败血症、脓毒血症、肛周皮肤感染、直肠炎、炎症性肠病、肛门直肠外伤等，而营养不良、贫血、糖尿病、结核及血液病等易并发直肠肛管周围脓肿。因此，又将肛管直肠周围脓肿分为瘘管性脓肿和非瘘管性脓肿两大类，前者在脓肿破溃或单纯切开引流后几乎要再次手术，后者脓肿引流后有可能痊愈。

## 第二节　肛周脓肿的临床表现与诊断

### 一、临床表现

一般症状是患者先感到肛门周围出现了一个小硬块或肿块，突然剧烈疼痛，红肿发热，坠胀不适，坐卧不安，夜不能眠，全身体温升高，同时伴随怠倦不舒，食欲缺乏，大便秘结，排尿不畅。深部脓肿还会引起会阴及骶尾部胀痛，出现发热、寒战等全身中毒症状。一般 1 周左右即可形成脓肿，在肛门周围或直肠内指诊时可以摸到波动、柔软的脓腔，用注射器穿刺可抽出脓液。此时，经切开排脓，或自溃流脓后，疼痛就会缓解或消失、体温下降、全身情况好转。但流脓的伤口却不愈合，或暂时愈合后又反复发作流脓，经久不愈，就成了肛瘘。不同位置肛周脓肿症状略有不同，其表现如下。

（一）肛门周围脓肿

肛门周围皮下脓肿最常见，多由肛腺感染经外括约肌皮下部向外扩散而成。常位于肛门后方或侧方皮下部，一般不大。主要症状为肛周持续性跳动性疼痛，行动不便，坐卧不安，全身感染性症状不明显。病变处明显红肿，有硬结和压痛，脓肿形成可有波动感，穿刺时抽出脓液。

（二）坐骨肛管间隙脓肿

坐骨肛管间隙脓肿也比较常见。多由肛腺感染经外括约肌向外扩散到坐骨直肠间隙而形成。也可由肛管直肠周围脓肿扩散而成。由于坐骨直肠间隙较大，形成的脓肿亦较大而深，容量为 60 ~ 90 mL。发病时患侧出现持续性胀痛，逐渐加重，继而为持续性跳痛，坐立不安，排便或行走时疼痛加剧，可有排尿困难和里急后重；全身感染症状明显，如头痛、乏力、发热、食欲缺乏、恶心、寒战等。早期局部体征不明显，以后出现肛门患侧红肿，双臀不对称；局部触诊或直肠指检时患侧有深压痛，甚至波动感。如不及时切开，脓肿多向下穿入肛管周围间隙，再由皮肤穿出，形成肛瘘。

（三）骨盆直肠间隙脓肿

盆腔直肠间隙脓肿较为少见，但很重要。多由肛腺脓肿或坐骨直肠间隙脓肿向上穿破肛提肌进入骨盆直肠间隙引起，也可由直肠炎、直肠溃疡、直肠外伤所引起。由于此间隙位置较深，空间较大，引起的全身症状较重而局部症状不明显。早期就有全身中毒症状，如发热、寒战、全身疲倦不适。局部表现为直肠坠胀感，便意不尽，排便时尤感不适，常伴排尿困难。会阴部检查多无异常，直肠指检可在直肠壁上触及肿块隆起有压痛和波动感。诊断主要靠穿刺抽脓，经直肠以手指定位，从肛门周围皮肤进针。必要时做肛管超声检查或 CT 检查证实。

（四）其他

有肛门括约肌间隙脓肿、直肠后间隙脓肿、高位肌间脓肿、直肠壁内脓肿（黏膜下脓肿）。由于位置较深，局部症状大多不明显，主要表现为会阴、直肠部坠胀感，排便时疼痛加重；患者同时有不同程度的全身感染症状。直肠指检可触及痛性包块。结核性肛门直肠周围脓肿与以上情况不同，常常是慢性发病，经数日或数月后才形成脓肿，疼痛不剧烈，伴有低热，局部红肿，高突不明显，破溃后流出的脓液清稀色白、脓口凹陷，周围皮肤发青或呈青白色，常有数个流脓的外口，经久不愈。全身检查可发现肺部、大肠或其他部位有结核病灶，脓液培养可见结核杆菌。

### 二、诊断与鉴别诊断

（一）诊断

以局部检查为主。

1. 视诊

观察局部脓液及皮肤状态。脓液厚稠、色黄、量多，多是金黄色葡萄球菌等所致的急性炎症。混有绿色脓液，应考虑绿脓杆菌感染；浓稠色黄而臭，多属大肠杆菌感染；脓液呈清稀米泔样，多属结核杆菌感染。脓血相混，夹有胶冻样物，应考虑癌变。皮肤红、肿、热、痛是急性炎症的表现，皮肤不变色或色暗，无明显热痛，多是慢性炎症，如结核等。

2. 指诊

指诊对了解脓肿的形态、性质、有无瘘管、瘘管走行，波及肌肉层次等都有重要意义。

3. 探针检查和亚甲蓝检查

用以确定内口的位置。

4. 内镜检查

观察直肠内有无内口、脓血及其他病变。

5. 脓液细菌培养和活组织检查

确定致病细菌和病变性质。

6. 直肠腔内超声检查

直肠腔内超声检查能够准确诊断肛周脓肿，尤其是对通常方法难以确诊的高位脓肿的诊断效果尤佳。超声显像脓肿多表现为肛管直肠周围软组织内低回声或液性暗区，为圆形或椭圆形，亦有不规则形，边界模糊不清，后壁回声稍强。其中超声显示不均匀低回声型，为脓肿早期（图8-4），软组织充血水肿改变，尚未形成脓液；超声显示不均匀液性暗区，为脓肿形成中期，软组织为蜂窝织炎伴部分液化；超声显示均匀性液性暗区，为脓肿后期（图8-5），软组织坏死明显，大量脓液形成，超声显示强回声与低回声混合型，临床多因脓肿迁延时间较长，部分软组织机化，纤维组织增生，多是瘘管形成所致。有研究根据手术记录与超声检查报告相对照，其结果显示，直肠腔内超声对肛周脓肿之位置、范围、深度及与肛管直肠、肛门括约肌之关系，判断准确率为100%，对低位脓肿内口位置判断准确率为93.9%，高位脓肿内口位置判断准确率为95.8%。

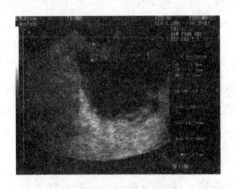

图8-4 肛周脓肿超声影像

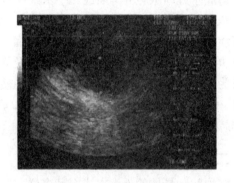

图8-5 肛周脓肿超声影像

7. 核磁共振（MRI）

其检查准确率不低于直肠腔内超声，无疼痛等优点，但费用偏高。

**（二）鉴别诊断**

肛门直肠脓肿应与下列相鉴别。

（1）放线菌性脓肿多数发生在黏膜下与皮下，全身中毒症状重。局部脓肿、溃疡、瘘管常并存。脓肿浅在，脓液稀薄，其中有黄色颗粒（菌块）。

（2）结核性脓肿多发生在肛提肌以下的间隙中，常与全身其他部位原发结核并存，身体虚弱，发病缓慢，疼痛轻微；局部症状轻，脓液稀薄，混有坏死组织。

（3）汗腺炎性脓肿发生在肛门周围皮下。一般无明显全身症状，脓肿浅在，分散而在皮下相互通连。脓液黏稠呈白色，有臭味。

（4）毛囊炎和疖肿病变在肛门周围皮下，浅在，肿胀中心与毛囊开口是一致的，其中有脓栓。多数自行破溃。

（5）远端流注肛门旁脓肿多发生在骨盆直肠间隙和坐骨直肠间隙。脓肿发现前多有全身症状；脓液稀薄多而流不尽，X线检查，可见原发骨质改变。

（6）骶前囊肿、畸胎瘤发生部位在直肠后壁，脓腔不明显，脓腔壁硬，触之腔内有分叶感和异物感。无明显压痛。全身症状轻，局部非急性感染期症状也不明显。X线检查，骶骨与直肠之间有肿块，其中多有不均匀的钙化阴影。

（7）梅毒性脓肿多发生在皮下或坐骨直肠间隙，局部症状轻，脓液稀薄而污秽有臭味。全身症状有梅毒表现体征。有性病史。血液检查，梅毒反应阳性。此种脓肿极少见，但亦不可忽视。

（8）肛门皮肤毛囊炎和疖肿与肛窦无病理联系，疖肿有时很大，病灶只在皮肤或皮下。

（9）骶髂骨结核性脓肿病程长，病史清楚，有全身症状，X线片有骨质变化，与肛门和直肠无病理联系。

（10）肛门旁粉瘤肿物圆形，表面光滑，经过缓慢。与肛窦无关，肿物有完整囊壁，内容物呈白色粉粥状，无感染则局部无明显炎症，无全身症状。

（11）平滑肌瘤肿物圆形，表面光滑，质实坚硬，无急性炎症，与肛窦无关。全身无症状。应做病理检查，排除平滑肌瘤。

（12）血栓外痔感染化脓发生在肛缘，无明显全身症状，脓液中混有黑色凝血块，常不形成肛瘘。

（13）克罗恩病导致的肛周脓肿中，常有直肠及消化道其他部位炎症改变。

# 第三节　肛周脓肿的治疗

## 一、非手术治疗

适应于肛周脓肿的早期或无手术条件时采用、可以缓解症状，减轻患者痛苦，但达不到根治的目的。肛周脓肿的非手术治疗包括：抗生素治疗：常选用对革兰阴性杆菌有效的抗生素；温水坐浴；局部理疗；口服缓泻剂或液状石蜡以减轻排便时疼痛。根据肛腺感染理论，非手术治疗并没有处理内口，其所称的治愈也仅仅是局部脓肿的红肿暂时消退及临床症状的暂时好转。从长远来看，绝大多数一定会复发或发展成为肛瘘。因此，非手术治疗不宜单独使用，应当结合手术疗法。对于是否需要使用抗生素目前存在争议，如南卡罗来纳州医学院 Andre Hebra 教授指出：抗生素的使用在肛周脓肿的治疗中是没有意义的，除非患者合并有糖尿病或免疫力低下。

## 二、手术治疗

肛周脓肿具体的手术方式多种多样。但手术必须注意以下问题：①定位准确：一般在脓肿切开前应先穿刺，抽出脓液后再行切开引流。②切口：浅部脓肿行放射状切口，深部脓肿距肛缘旁 2.5 ~ 3 cm 行前后方向的切口，避免损伤括约肌，但切口应尽可能靠近内侧。③引流彻底：切开脓肿后，用示指深入脓腔，分开脓肿间的纤维隔，以利引流。④脓液送培养：术中应将脓液送需氧菌及厌氧菌培养及细菌药敏试验，以便术后有针对性地应用抗生素，控制感染。目前，常见的手术方式包括：

### （一）切开排脓术

这是治疗脓肿使用最悠久的方法。小的脓肿采用切口皮下浸润麻醉方法即可（图 8-6），而深部脓肿宜用腰麻或骶麻。切口应选择在脓肿波动最明显，即自然破溃的位置。切口方式有环状、放射状和两侧切开法等。一般距肛缘近的采用环状，较远的用放射状，大而深的用两侧切开、对口引流法。脓肿切开后应将左手示指插入肛管内，右手持血管钳分离切口，使切口扩大，排脓通畅。脓液排净后再用生理盐水或甲硝唑溶液冲洗脓腔。如脓腔内有间隔，应用手指将间隔分离，使引流通畅。术后留置引流胶条或纱条，术后每日坐浴换药。

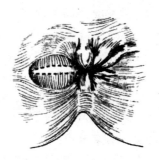

图 8-6　肛周皮下脓肿切开引流术

1. 高位黏膜下脓肿切开法

宜在肛门镜下沿直肠纵轴平行切开直肠内脓肿区最膨隆部分。切开时可不用麻醉，但要注意有无损伤血管，排脓后如无出血，留置胶条引流。如有出血，应寻找出血点结扎止血。

2. 骨盆直肠窝脓肿切开法

宜在骶麻或腰麻下进行。内口在齿线附近的耻骨直肠肌或肛提肌上脓肿，为保存肛门括约肌，切口应选择在患侧坐骨直肠窝，外括约肌外侧。切开皮肤及皮下组织后，宜用血管钳分离至耻骨直肠肌，在示指插入直肠内导引下，分离开耻骨直肠肌，使脓液由坐骨直肠窝溢出，脓液溢净后用生理盐水冲洗脓腔，如已发现内口，可由内口经脓腔留置一标志线，待脓净炎症控制后，再行二次手术。对肛提肌上脓肿不能一次切开，这样会造成肛门失禁。处理方法有两种，一种是能找到内口的可行切开挂线术或留置线做标志等待二次手术。另一种是找不到明确的内口，切开引流，待后按高位肛瘘处理（图 8-7 至图 8-10）。

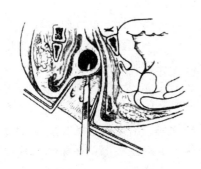

图 8-7　直肠黏膜下脓肿切开引流术

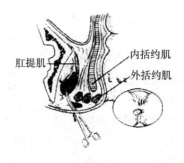

图 8-8　切开后止血钳钝性分离进入脓腔

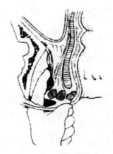

图 8-9　手指进入坐骨直肠间隙探查

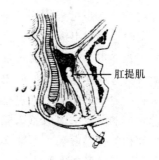

图 8-10　脓腔内置入冲洗引流管

（二）一次性根治法

1. 能否找到脓肿的原发灶

能否找到脓肿的原发灶是脓肿根治术成功与否的关键，胡伯虎等总结可综合运用以下方法寻找原发灶。

（1）压迫排脓法：即用双叶肛门镜或扩张器暴露脓肿部位的肛隐窝，然后压迫脓肿，仔细观察脓液排出的部位，即内口所在。该法是确定原发病灶的最简便可靠手段。

（2）双合诊法：用示指插入肛管，拇指在皮肤，触摸脓肿波动最明显，皮肤及黏膜最薄区，即是内口及外口的位置。

（3）肛门镜检查：一般原发灶处有隐窝炎，局部充血明显，隐窝加深形成凹陷。可见有脓性分泌物或肛乳头炎。

（4）探针检查：一般采用有钩圆头探针，在双叶肛门镜下探查脓肿部位的肛隐窝，感染隐窝多凹陷加深，探针进入容易，如有脓液溢出即是内口；也可切开脓肿后由脓腔内探查，用示指在肛管内触摸，探针头下最薄，只隔一层黏膜处，即是内口。但要切忌盲目乱戳，人为造成假内口，使手术失败。

（5）直肠肠腔内超声检查。

2. 对于不同部位的脓肿行根治术的方法

（1）低位肌间脓肿根治术：对脓肿位于低位内、外括约肌之间，穿越外括约肌皮下部、浅部的脓肿，找到原发内口后，可行一次性切开。方法是局麻或骶麻下，首先寻找感染原发病灶–内口。一般内口多位于脓肿的放射状肛隐窝处，压迫脓肿后，如此处有脓液溢出，即是内口。如内口不明确，可在有明显波动或炎性充血水肿的肛隐窝处用有钩探针进一步寻找，钩出脓液处即是内口。然后沿探针放射状切开全部脓肿，切除或结扎切除原发病灶处肛隐窝，切断部分内括约肌，外括约肌皮下部或浅部。扩大创面，使呈三角形，引流通畅。术后换药，通过肉芽填充愈合。

（2）高位肌间脓肿根治术：骶麻下，用双叶式扩张器扩开肛管，暴露脓肿、压迫脓肿观察肛隐窝脓液溢出部位，寻找原发病灶。由原发病灶处插入探针，沿探针纵行切开直肠黏膜及内括约肌，使脓腔引流通畅，脓液排空后，如有出血，应结扎出血点。然后沿皮肤做一放射状引流切口，并切开部分内括约肌，使引流创面扩大。术后由基底部留置引流纱条，每日坐浴后换药至创面愈合。

（3）双侧坐骨直肠窝脓肿根治术：骶麻，截石位。先在后正中处肛隐窝用有钩探针寻找原发病灶，压迫脓肿见有脓液溢出后，沿探针切开原发部位的肛隐窝、内括约肌、外括约肌皮下部、浅部及深部，结扎内口两侧黏膜及感染病灶，扩创使呈三角形，引流通畅。此时可在脓肿的两侧作两个半环形切口，用盐水冲洗脓腔后，作对口引流，不再切开皮肤，优点是可提前愈合时间，减少瘢痕。如脓腔深、比较复杂，也可将其全部切开开放。

（4）骨盆直肠窝脓肿根治术：宜采用切开挂线术。找到原发病灶后，沿坐骨直肠窝皮肤作切口，用血管钳分离耻骨直肠肌排脓，然后按切开挂线原则，切开外括约肌皮下部及浅部，在深部和耻骨直肠肌挂线。术后处理高位肛瘘。

## （三）切开引流术

对肛提肌以上深部脓肿、后蹄铁型脓肿等复杂性肛门直肠周围脓肿，防止一次性根治切断括约肌引起排便失禁等后遗症，也可采用切开排脓，用生理盐水彻底清洗脓腔后对肛提肌以上部分通过外口经脓腔仔细找到原发内口后引出橡皮筋引流处理，对后蹄铁型或较大脓肿也可采用留置橡皮筋对口引流处理。采用不损伤括约肌手术治疗高位肛周脓肿。我国学者积累了丰富经验，也引起了国外的重视，如 Michael 在他的《结肠直肠外科手术图谱》一书中主张瘘的处理取决于它与外括约肌的关系，低位瘘易在脓肿引流的同时被切除。复杂的瘘最好通过挂线的方法处理，通过齿状线的内口瘘管、脓腔壁上的瘘管开口，放置一个烟卷大小的环状引流管置入脓腔并由脓腔切口引出。切开瘘管内口与脓肿切口之间的皮肤，系紧挂线。当水肿和炎症消散后，可能会较好地了解外括约肌的平面。当上述操作没有发现瘘管则有可能在脓肿形成之前瘘管已经消失并永远找不到，这种情况只要行脓肿切开及引流即可。

如果肛周脓肿在双侧出现，则这两个脓腔总是通过浅部或深部的肛门后间隙相通。第一次手术必须处理好。对于双侧脓肿，肛腺隐窝具有一个指向肛门后间隙的深陷处，脓肿可扩展到双侧坐骨直肠窝。因此，找到齿状线处的内口及潜在的肛门后深部间隙中的瘘管十分重要，压迫齿状线对发现内口有帮助。引流方法复杂，需要切开中线两侧的任何一侧并进入肛门后间隙，做一距肛缘 2.0 cm 的近后中线切口，向深方进入肛门后间隙。对一个体形较大的患者需要很深的切入，进入肛门后深部间隙后，再将两侧脓肿切开，明确脓腔与深部后间隙的关系。分别在后中线切口与两侧脓肿切口之间的深部后间隙中的瘘管内放置环状引流管。齿状线内口与深部后间隙之间的瘘管穿过内及外括约肌的，也应予以挂线处理，通过紧线使肛周逐渐切割内、外括约肌，这样不会引起肛门失禁。

### （四）肛周脓肿负压引流术

负压伤口治疗（NPWT）是近年来开展的一种治疗新方法，包含封闭负压引流（VSD）和负压辅助闭合伤口（VAC）两个关键技术。1993 年德国外科学者 Fleichmann 等提出 VSD 并用于四肢感染性创面的治疗。1997 年美国外科学者 Argenta 等运用封闭负压吸引原理提出 VAC 技术。作用机制是增加血运，减少渗液，达到抑制细菌和促进肉芽生长的作用。国内郑伟琴等用于肛周脓肿的治疗，采用苏州麦克林医疗器械公司的材料，包括容量为 200 mL 的负压球和引流管。每日冲洗甲硝唑并持续负压吸引，待引流液少于每日 5 mL 时拔除引流管。该法具备高效的引流系统，体现为全方位、高负压下被引流区的"零积聚"，具有止痛、抗感染、促进创面愈合三大作用。姚健等采用在肛周脓肿隆起处戳微小孔（3 mm）两个，置两根一次性使用 14 Fr 硅胶尿管，一根持续冲洗，另一根持续负压引流，治疗 40 例，平均住院时间 6 d，随访 1 ~ 10 个月，脓肿有 2 例复发，有 5 例形成肛瘘。与切开引流组比较无统计学意义。并总结本法具引流彻底，痛苦小，修复快等特点，值得进一步做临床规范化研究。

### （五）微创材料封堵术

微创材料封堵术的主要方法是采用各种材料封堵内口，使之封闭修复，从而达到治愈目的。1991 年 Hjortrup 首次采用纤维蛋白封闭剂封堵瘘管的方法治疗肛瘘，其治愈率 14% ~ 90%，复发率 15% ~ 86%，2006 年 Lynnoconn 首先报道使用猪小肠黏膜下层材料填塞治疗 20 例因克罗恩病所致肛瘘，为治疗肛周脓肿提供了新思路。目前报道较多的封堵材料有脱细胞异体真皮基质（acelluar dermal martix，ADM）和医用生物胶蛋白。前者方法是根据脓腔大小修剪材料，将材料拉入内口后缝合，外口开放。后者是作为乳白色凝胶物，经过自带导管系统输送到脓腔顶端，导管边送边退，达到封堵效果。国内赵英武等有小样本报告，据称疗效达到 100%。但尚缺乏大宗病例报告证实。

### （六）切开缝合引流术

对于某些类型的大切口在清创后远端作适当的缝合，既可以缩短愈合时间，也可避免肛门变形。而对于多间隙脓肿多采用弧形加放射状切口，即坐骨直肠间隙部位做弧形切口，内口与肛管后间隙部位做放射状切口。先在一侧坐骨直肠间隙脓肿顶部，距肛缘 2 cm 处，由前向后做弧形切口。排脓后，沿小切口向肛门后做弧形切口，切开两侧坐骨直肠间隙，显露脓腔。再用探针从肛管从肛管后深间隙脓腔探入，由内口出，然后从内口与肛管后间隙之间做放射状切口。然后用双氧水及甲硝唑冲洗伤口，用丝线全层间断缝合两侧坐骨间隙的切口，最后适当向上方和肛门后延长切口，使其引流通畅。此术式短期疗效很好，但在临床上肛周脓肿愈合后到再次复发积脓的时间无法测定，所以此种手术的远期疗效不能判定。张树峰等对 62 例高位肌间脓肿行分段缝扎治疗，全部治愈，无窦道发生。

## 三、肛周脓肿的免疫治疗

目前有学者考虑，肛周脓肿多数是因免疫失调导致的人体正常菌群紊乱与肠道细菌感染的结果，多为混合感染，其次为肠源性细菌所致，若感染的病原菌为肠球菌，对多种抗生素易形成耐药情况，难以治疗；且肠球菌的耐药基因可以转移给其他菌属细菌，其广泛的耐药性已成为当今世界性难题。部分学者提出用自身培养的菌落制备成菌疫苗进行免疫性治疗，对肛周脓肿抽取内容物进行培养，再分离菌落在斜面培养基上进行纯培养，后用无菌生理盐水洗下，制成一定浓度菌液，对提取的菌液灭活，进行疫苗注射，对肛周脓肿有一定疗效。

## 四、肛周脓肿的新仪器辅助治疗

应用新电子仪器在肛周脓肿中的治疗处于不断探索中，主要有 $CO_2$ 激光机及一些肛肠综合治疗仪。相信随着科学技术的不断进步，电子仪器在肛周脓肿治疗中将会发挥更大的作用。

### 五、特殊类型肛周脓肿的治疗

对由克罗恩病、溃疡性结肠炎或结核杆菌感染等所致的特殊类型的肛周脓肿明确诊断后，行相关病因治疗，再视情况行肛周脓肿的外科治疗。具体如下。

#### （一）炎性肠病并发肛周脓肿的治疗

以病因内科治疗为主，手术治疗为辅。药物控制肠道症状后，有些肛管慢性溃疡患者可以自愈。传统的药物治疗主要有：①氨基水杨酸栓制剂，如柳氮磺胺吡啶。②糖皮质激素，如泼尼松。③免疫抑制剂，如硫唑嘌呤；另外，近年来研究发现生物制剂：a. 肿瘤坏死因子（TNF）α 抗体（如英夫利西单抗）在诱导缓解和维持治疗中起重要作用；b. 多种生长因子如表皮生长因子（EGF）、转化生长因子和角质细胞生长因子（KGF）通过增强肠屏障功能在克罗恩病，溃疡性大肠炎治疗中发挥着重要作用，同时干细胞移植对难治性克罗恩病，溃疡性大肠炎亦是一种可行方法。在治疗期间并发急性细菌感染，脓肿形成，应尽早切开引流并进行抗感染治疗。

#### （二）抗结核杆菌的治疗

在肛周脓肿手术原则的基础上及时予以全身常规抗结核化学药物治疗，在很短时间就可治愈。其手术应注意彻底搔刮脓腔腐烂坏死组织至新鲜，引流通畅。

### 六、预防

（1）防治便秘和腹泻：便秘时贮存在直肠内的粪便易堵塞肛隐窝，引起隐窝炎，最终形成脓肿。大便干燥硬结，排便擦伤肛隐窝也易引起感染。腹泻日久，可刺激隐窝发炎，稀便也易进入隐窝，诱发感染。所以防治便秘和腹泻对预防肛周脓肿和肛瘘形成有重要意义。

（2）及时治疗肛隐窝炎和肛乳头炎：不要使其发展成肛周脓肿和肛瘘。

（3）及时治疗可引起肛周脓肿的全身性疾病：如克罗恩病、溃疡性结炎、肠结核等。

（4）坚持每日排便后坐浴，洗净肛门对预防感染有重要意义。

（5）如感肛门灼热不适可及时放入氯己定痔疮栓等，然后就医，及时诊治。

总之，肛周脓肿的治疗原则是：明确病因后，除特殊情况需行抗感染等内科治疗外，首选外科手术治疗，手术尽可能地减小损伤、减轻痛苦、提高疗效、缩短切口愈合时间、规范手术、降低复发率及并发症，这也是未来肛周脓肿治疗发展的方向。

微信扫码
◆临床科研
◆医学前沿
◆临床资讯
◆临床笔记

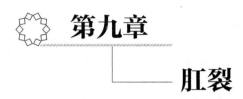

# 第九章

## 肛裂

## 第一节　肛裂概述

肛裂（anal fissure）是齿状线下肛管黏膜纵向全层裂开后形成的缺血性溃疡。以肛裂出现 8～12 周为界，分为急性和慢性两大类。以排便时和排便后周期性剧烈锐痛、少量鲜红色便血为主要临床症状，常有便秘时用力过度努振或特发性腹泻病史。肛裂是肛门直肠疾病中的一种常见病，临床处理依然存在争议。普通人群确切的发病率不明，大约 80% 有肛门症状的人不会去就诊。国内目前无大样本肛裂流行病学统计资料。王文进等对沧州城乡 5 724 名居民调查中发现，肛裂患病率 7.60%，患病高发的年龄段为 30～49 岁。马秋丽等在广州市进行围生期产妇前瞻性调查，共收集有效调查表 6 528 份，肛裂发病率 31.68%，发病年龄 18～40 岁，中位年龄 25.6 岁，孕产妇可能为高发人群。据国外统计数据，人一生中发生肛裂的概率约为 11%。在意大利，肛裂是仅次于痔的在肛肠科医师处就诊的第二大疾病英国 2005—2006 年期间因肛裂住院的概率为居民的万分之 1.56。肛裂的男女发病率无明显差别，可发生于任何年龄段，好发于青壮年。65 岁以上人群少见，这个年龄段如果发生肛裂，需要考虑其他病理改变。接近 75%～90% 的肛裂发生于肛管后正中线上，超过 25% 的女性和 8% 的男性肛裂位于前正中线，另有 3% 的患者前正中和后正中线上均有肛裂。发生在侧方的肛裂应警惕为其他疾病所致，如克罗恩病、结核、梅毒、艾滋病、皮肤病（银屑病）或肛管癌等。

## 第二节　肛裂的病因病理

### 一、病因

肛裂的病因一直存在争议。1908 年 Ball 最早提出皮肤撕裂说；1919 年 Miles 提出栉膜带学说；1937 年 Blaisdell 根据外括约肌的解剖学排列，提出栅门说；1959 年 Eisenha mmer 发现肛裂底部的肌束是内括约肌而不是外括约肌皮下部，提出肛裂的病因是内括约肌痉挛或纤维化；1977 年 Arnous J 提出上皮纤维化学说；1982 年 Shafik 试图从胚胎学解释肛裂为何易呈慢性过程，提出上皮残留学说。虽然这些学说无法完整恰当地解释肛裂的发病原因和病理过程，但是，对肛裂的病因进行了有益的探索。

干硬粪块的排出导致肛管裂伤被认为是肛裂的一种常见因素。Jensen 研究发现，经常吃水果、粗粮和蔬菜可以降低肛裂的发生率，而常吃肉食、精面及含油脂较多的酱料等可导致高肛裂的发生率升高。但 1977 年 Hamanel 调查了 772 例肛裂患者，发现仅 10% 患者治疗前有排便困难，因此把干硬粪便撕裂皮肤而引起肛裂作为肛裂的病因，无法合理解释其全部病理过程。

19 世纪 70 年代中期，有学者提出：不管什么原因引起的肛管持久性的裂口都和肛管静息压增高有关。1986 年 Gibbons 首次提出肛裂是由内括约肌痉挛导致肛管局部缺血致创面经久不愈而形成。Gibbons 分析括约肌痉挛对肛管血供的影响时发现，括约肌痉挛引起肛管压力升高超过小动脉压时，肛管皮肤区的血管灌注压可降至 35 mmHg。在下肢，此灌注压可发生缺血性溃疡和下肢静息痛，同样的病理改变也可能发生于肛管。1989 年 Klosterhalfen 通过尸体直肠下动脉血管造影发现，正常人两侧肛门动脉的分支在肛管后正中线处吻合者仅有 15%，85% 的受检者两侧肛门动脉的分支在后正中线无吻合，该区域小血管密度低，为乏血管区域。肛门动脉穿经内括约肌间隔处发出的小支与肌纤维呈垂直方向进入肌内，括约肌痉挛性收缩可压迫血管，造成肛管后正中线区域缺血，为内括约肌痉挛学说提供了解剖学依据。1994 年 Schouten 用多普勒激光皮肤血流测定仪和肛门直肠压力测定仪同时检测包括肛裂在内的各类肛门病患者共 178 例，发现肛管后正中线区域血流灌注压明显低于肛管其他区域。慢性肛裂患者的平均肛管最大静息压（MARP）明显高于对照组和其他肛门病患者，而肛管皮肤血流灌注压（ADBF）却明显低于其他组。为 Gibbons 的理论提供了临床证据。1994 年 Farouk 用动态测压也证实，肛裂患者肛管静息压过高，肛管压力和血液灌注压呈负相关。1996 年 Schouten 用多普勒激光皮肤血流测定仪检测健康人群肛管皮肤血流量发现，与其他三个区域相比，后正中线区域血流灌注压最低。Schouten 在一个包含正常对照组的大队列研究中发现，所有肛裂组肛管静息压最高；后正中线血流灌注压最低；肛管麻醉后，肛管静息压降低，后正中线血流灌注压升高；行侧方内括约肌部分切断术的慢性肛裂患者，术前 MARP 明显高于对照组，肛裂处血流明显少于对照组的肛管后中线区域；术后 MARP 明显下降，同时肛裂处血流量明显上升，6 周内 27 例中有 24 例肛裂愈合，MARP 与 ADBF 均恢复至正常值，表明内括约肌张力降低使肛管静息压降低，可以改善皮肤血供，促进肛裂愈合。1997 年 Lund 发现，局部使用麻醉剂后，肛裂的疼痛消失而 MARP 并未下降，提示痉挛并非继发于肛裂引起的疼痛；1999 年 Lund 用组织学方法观察肛管各象限皮肤区及内括约肌区的血管分布时发现，齿线上下各 1 cm 的间距中，后方的小动脉数明显低于其他区域。以上的研究为内括约肌痉挛引起肛管压力升高，造成肛管后正中乏血管区缺血性溃疡，是肛裂发生的根本原因理论提供了可靠依据。

高括约肌张力导致肛管后中线区域灌注不良学说，可以较满意地解释肛裂的特有临床症状，如：好发于后正中线、基底肉芽组织缺如、裂口上皮不生长及缺血性痛等。按照此学说，也可以解释扩肛或内括约肌切开术为何有疗效。因此，目前认为，内括约肌张力增高导致肛管后正中区血流灌注不足，造成缺血性溃疡，是原发性慢性肛裂的病因。

内括约肌张力增高导致肛管后正中区血流灌注不足的诱因很多，情绪精神紧张可能是诱发因素之一。1980 年 Kumar 发现，精神紧张可使内括约肌反射性活动增强，肛管压力升高。1993 年 Regadas 报道，长期受到精神压力的困扰，可导致 β-肾上腺素能受体分子的改变，慢性肛裂患者的内括约肌显示对 β-受体激动剂的敏感性增加，精神因素可能是诱发肛裂的因素之一。1991 年，Shafik 发现，便秘患者发生肛裂，其内括约肌痉挛可能与肌内神经丛退变有关。

虽然大量证据提示，肛裂的病理生理实质是高肛压低血流。但也有研究表明，应用药物进行化学性括约肌切开治疗肛裂时，肛管静息压的下降并未与肛裂的治愈率成正比。说明肛管静息压下降，未必改善局部血供，因为肛裂局部的其他因素可能会影响到内括约肌的舒缩。Madalinski 认为，肛管区血流灌注可能不仅与内括约肌的机械收缩有关，也与肛裂区域的生化环境有关。当肛管不能产生足够的扩张时，组织就会被撕裂，进而改变肛裂区域局部的生化环境，使血管平滑肌和内括约肌收缩，即使肛管静息压下降，由于血管的收缩，导致血流灌注无法恢复正常，可能是使用化学性切除并不能治愈全部肛裂的原因。

饮食也会引起肛裂症状的改变，如进食辛辣食物，会加重肛裂患者的症状。Jirapinyo 发现，对牛奶过敏的婴儿，无论伴或不伴胃肠道症状，肛裂的发生明显高于正常孩子，婴儿肛裂可能是对牛奶过敏的特异性症状。应用药物，如尼可地尔（ATP 敏感的钾离子通道激动剂）可能会增加患肛裂的风险。Jenkins 报道，3% ~ 11% 的肛裂的发生与分娩有关，这种肛裂更易发生在肛门的前部。

此外，并非所有的肛裂都有内括约肌张力升高。肛裂伴有内括约肌张力降低的患者通常都伴有其他病理改变如艾滋病、肛交、性虐待、克罗恩病、结核感染、产伤，或与结直肠手术有关。也可能与高龄、糖尿病、周期性或慢性腹泻有关。

总之，肛裂是在长期的、多种诱因的基础上发生的一种疾病。这些因素包括肛管后壁解剖学结构上易于损伤、血供较差，以及皮肤弹性降低、内括约肌痉挛导致肛管压力升高、肛管损伤及损伤后局部生化环境改变等。

## 二、病理改变

肛裂分为急性和慢性两大类。急性肛裂表现为肛管黏膜的单纯撕裂；慢性肛裂病理特点为水肿和纤维化，典型的表现是：创面远端的哨兵痔和创面近端肥大的肛乳头。另外，在裂口的基底部常可看见内括约肌纤维。

肛裂的病理组织变化一般可分为三期。

### （一）急性期

可见皮肤浅表裂口、新鲜色红、边缘整齐、创面清洁，裂口深者可见内括约肌纤维。指诊创面软、有弹性、触痛明显。显微镜下可见病灶处充血、血管扩张、间质中小静脉瘀血、白细胞浸润并可见条索状平滑肌束、皮下层胶原纤维排列紊乱、增生不明显。

### （二）慢性期

形成溃疡，一般深达皮下组织，呈梭形或椭圆形。创面肉芽增生，色灰白，有脓性分泌物，底部见内括约肌纤维，触诊创面触痛明显，边缘硬，弹性差。显微镜下可见血管扩张、充血、间质水肿，内有大量淋巴细胞浸润，小静脉血栓形成，病灶和周围组织纤维性增生。

### （三）并发症形成期

见于病程较长、反复发作患者。为陈旧性梭形溃疡，裂口深达肛门内括约肌及邻近组织，创缘不整齐，僵硬，随着炎症的扩散，局部形成前哨痔、肛乳头肥大、皮下瘘等并发症。前哨痔是由于肛裂感染，局部淋巴回流不畅或溃疡慢性炎症刺激，组织增生形成。肛窦炎和肛乳头肥大是由于裂口邻近肛乳头红肿、增生，部分形成息肉样肿物脱出。皮下瘘为溃疡处肛窦感染破溃，在溃疡的基底部形成潜行的窦道与肛窦相通，使溃疡裂口难以愈合。

# 第三节 肛裂的临床表现与诊断

## 一、临床表现

肛裂主要有三大主要症状，即疼痛、便血、便秘。但随着病情的发展，可伴有肛门潮湿、肛门瘙痒，甚至引起全身症状，严重影响着患者的日常生活、工作及学习等。

### （一）疼痛

疼痛是肛裂主要的症状，表现为典型的伴随排便而出现的周期性疼痛。初期表现为便时痛，便后痛减。后期不仅便时痛，且便后疼痛不减，甚至加重，可持续数小时甚至到下次排便时间。其疼痛特点非常明显，即开始排便时疼痛，排便后有一短暂疼痛减轻的间歇期，接着又出现更加剧烈的持续疼痛，形成所谓的"肛裂疼痛周期"，或"周期性疼痛"（图9-1）排便时的疼痛一般认为是创伤性疼痛，便后持续疼痛多是内括约肌痉挛所致，直至内括约肌疲劳，疼痛才会缓解。疼痛发作期，便时疼痛十分显著，患者常形容像是排"玻璃碴"样疼痛，便后常迫使患者卧床休息或静止休息，严重影响着患者的日常生活、工作及学习等。慢性期患者已能忍受了排便时的疼痛，但少数患者在打喷嚏、咳嗽和排尿动作时也可发生肛门疼痛，可能与肛乳头肥大、粪便残渣附着或肛隐窝炎等引起。

### （二）出血

肛裂的出血时有时无，主要由于粪便损伤创面所致，一般出血量不多，粪便干硬时可见大便带血，或滴血，或手纸带血，血色鲜红。

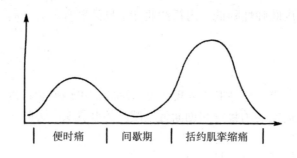

| 便时痛 | 间歇期 | 括约肌挛缩痛 |

图 9-1 肛裂周期性疼痛

### （三）便秘

肛裂患者多伴有便秘，便秘既是肛裂的发病原因之一，又是肛裂的主要伴随症状。因肛裂患者恐惧排便时疼痛，常有意推迟排便时间，减少排便次数，结果使粪便在直肠内停留时间延长，水分被完全吸收，大便变得越发干硬，再次排便就会更加损伤裂口，疼痛加重，形成"疼痛→恐惧排便→久忍大便→粪便水分被重吸收→粪便愈加干燥→再次排便→裂口损伤更深→疼痛更加剧烈"，以致形成恶性循环。为使大便变软，患者多长期服用泻剂，还会因长期腹泻，致肛管狭窄，或形成泻剂依赖性便秘。此种便秘称为直肠型便秘，粪便堆积于直肠处，滞留过久，排出困难，患者有肛门下坠感、排便不净感、残留感，直肠指诊可触及粪块，但患者排便意识淡漠，不能及时地对进入直肠的粪便产生排便反射。

### （四）瘙痒

一般肛裂创面只有少量血清样分泌物，创面常可继发感染，形成肛缘脓肿或皮下瘘，肛裂创面和皮下瘘的分泌物多为脓性，可刺激肛缘皮肤引起肛门湿疹和肛门瘙痒，并污染内裤，自觉肛门潮湿，瘙痒不适等。

### （五）全身症状

剧痛可影响患者休息，加重精神负担，甚至引起自主神经功能紊乱，有的患者会因排便恐惧，有意减少进食量，长期下去，可引起轻度贫血和营养不良，妇女还可出现月经不调，腰骶部疼痛，肛裂感染期可有发热，肿痛和流脓血等。

### （六）肛裂的临床分类

1. 根据肛裂发病的缓急分类

（1）急性肛裂：肛裂裂口新鲜，无肛乳头肥大、裂痔等并发症。

（2）慢性肛裂：肛裂裂口陈旧，形成溃疡，合并有创口硬结、肛乳头肥大、裂痔。

2. 根据肛裂发病的病程分类

（1）早期肛裂：裂口新鲜，尚未形成慢性溃疡，疼痛较轻者。

（2）陈旧肛裂：裂口已呈棱形溃疡，同时有前哨痔、肛隐窝炎或肛乳头肥大，并有周期性疼痛者。

3. 根据肛裂创面的情况分类

Ⅰ期肛裂：即新鲜肛裂或早期肛裂，肛管皮肤表浅损伤，创口周围组织基本正常。

Ⅱ期肛裂：肛管已形成溃疡性裂口，但尚无并发症，无肛乳头肥大、前哨痔及皮下瘘。

Ⅲ期肛裂：裂口呈陈旧性溃疡，合并肛乳头肥大、前哨痔。

Ⅳ期肛裂：裂口呈陈旧性溃疡，合并肛乳头肥大、前哨痔、皮下瘘和肛隐窝炎。

## 二、诊断

根据病史及典型的排便周期性疼痛，结合以下专科检查，即可做出明确诊断。

### （一）肛门视诊

肛裂检查以肛门视诊为主，即患者放松肛门，医生用双手拇指将肛缘皮肤轻轻向两侧分开，可见肛管皮肤有棱形裂口，多见于肛门前、后位，以后位居多，偶见于肛管其他部位。急性肛裂的特点是裂口新鲜，色红，底浅，边缘柔软。慢性肛裂的裂口呈棱形，色白，底深，边缘不整齐，质硬。裂口旁结缔组织增生而形成"外痔"。指诊时因肛门括约肌痉挛可引起剧烈疼痛，需注意（图9-2、图9-3）。

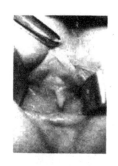

图9-2　肛裂出血并肛乳头肥大

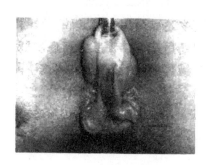

图9-3　肛裂出血并前哨痔

### （二）肛门指诊

肛门指诊可引起肛门剧烈疼痛，一般不做，必要检查时在裂口处及其周围涂抹表面麻醉剂，或局部用0.5%～1%利多卡因作浸润麻醉，等痛觉消失后再行肛门指诊检查。Ⅰ期肛裂指诊时，手指在肛管内可摸到边缘稍有突起的纵形裂口。Ⅱ期、Ⅲ期肛裂指诊时可摸到裂口的边缘隆起肥厚、坚硬，可有肥大的肛乳头，肛管多狭窄。Ⅳ期肛裂指诊时还可伴有脓性分泌物，肛管狭窄严重。

### （三）肛镜检查

肛门镜检查更容易引起剧烈疼痛，一般不做此项检查。如有必要，可在裂口处及其周围涂抹表面麻醉剂，或局部用0.5%～1%利多卡因做浸润麻醉，等痛觉消失后再行肛镜检查。肛镜检查时可见裂口处呈椭圆形或梭形溃疡，Ⅰ期肛裂的溃疡边缘整齐，底呈红色；Ⅱ期、Ⅲ期肛裂的溃疡边缘不整齐，底深，呈灰白色，溃疡上端的肛隐窝呈深红色，可见肥大的肛乳头；Ⅳ期还可见深大的肛隐窝，在裂口下端轻轻按压，可见有少量脓性分泌物从裂口下端溢出。

## 三、鉴别诊断

### （一）肛门皲裂

皲裂是发生在肛缘和肛管处皮肤任意部位的浅表裂口，不局限在前位或后位，多较表浅，局限于皮下，不涉入肌层。常呈放射状裂口，多见于肛门皮肤病，如湿疹、皮炎及肛门瘙痒症等。虽也有疼痛，但无肛裂的典型的周期性疼痛，局部常可见丘疹、角质化和增生等皮肤病变。

### （二）肛管损伤

可发生于肛门的任何部位，有外伤史和便秘史，特点是新鲜表浅撕裂、色鲜红，有出血，一般可自愈。

### （三）肛管结核性溃疡

溃疡可发生于肛周任何部位，形状不规则，边缘不整齐，溃疡面呈干酪样坏死，边缘呈潜行性，呈卵圆形，疼痛不明显，无裂痔形成，可有结核病史，分泌物培养可发现结核杆菌，活组织病理检查可明确诊断。

### （四）梅毒性溃疡

多见于女性患者，初起为肛门部发痒、刺痛，搔破脱痂后形成溃疡，溃疡常发生在肛门两侧，裂口一般不痛，常有少量脓性分泌物，呈棱形，边突起，色红，底灰白色，常伴有腹股沟淋巴结肿大，患者有性病史，分泌物涂片检查，可见梅毒螺旋体，Wasserman试验阳性。

### （五）软性下疳

软性下疳又名Chancroid，有不洁性行为病史，肛周有较多个圆形或卵圆的溃疡同时发生，质软，有潜行边缘，底部有灰色坏死组织，常伴有少量脓性分泌物，肛门疼痛明显，以排便时为甚，双侧淋巴结肿大，阴茎或阴唇可同时伴溃疡，分泌物涂片检查，可见Ducrey杆菌。

### （六）肛管上皮癌

溃疡形状不规则，边缘隆起、坚硬，溃疡底部凹凸不平，表面覆盖坏死组织，伴有特殊臭味，后期可见肛门狭窄或失禁现象，活组织病理检查可明确诊断。

### （七）克罗恩病的肛管溃疡

克罗恩病后期常伴发肛管溃疡或肛瘘，或溃疡与肛瘘并存。溃疡位置不固定，形状不规则。同时伴有贫血、腹痛、腹泻、间歇性低热或体重下降等克罗恩病的一系列特征。

# 第四节　肛裂的治疗及预后

肛裂的治疗原则应以纠正便秘、止痛和促进溃疡愈合为目的。早期肛裂一般采用保守治疗即可治愈，而陈旧性肛裂必须采用手术治疗才能彻底治愈。

## 一、内科治疗

### （一）一般治疗

1. 饮食调理

应避免饮食辛辣刺激、煎炸油腻之品，多食蔬菜、水果，多饮白开水，保持大便通畅。

2. 情志调理

消除恐惧心理，树立积极应对的信心，防止久忍大便形成恶性循环。

### （二）药物治疗

1. 内服药物

口服缓泻剂，避免便秘，是肛裂保守治疗的基本原则，若能避免粪块对肛管的损伤，多数表浅性肛裂常可不用任何治疗而愈合，可口服果导片、番泻叶等，但不能单纯依靠服用泻剂，长期服用泻剂，可形成顽固性泻剂依赖性便秘，而且长期腹泻还会引起肛管狭窄，所以服用泻剂的时间不宜过长，最好是通过饮食调理和定时排便，保持大便通畅。

2. 外用药

（1）坐浴法：①1：5 000 的高锰酸钾溶液坐浴，每日 1～2 次。②芒硝、金银花、马齿苋各 30 g，丹皮、红花、荆芥、防风各 10 g，煎水坐浴，每日 1～2 次。瘙痒时可加花椒 10 g，苦参 30 g，白矾 10 g，煎汤熏洗，每日 1～2 次。③十味熏洗汤：车前草 45 g，枳壳 20 g，五倍子、黄柏各 30 g，无花果 60 g，薄荷、荆芥、威灵仙、艾叶各 15 g，煎汤熏洗，每日 1～2 次。④祛毒汤：马齿苋、瓦松各 15 g，川文蛤、川椒、苍术、防风、葱白、枳壳、侧柏叶各 9 g，芒硝 30 g，煎汤熏洗，每日 2 次。

（2）敷药法：①蛋黄油：即以熟蛋黄在文火上煎，完全炭化后，继续煎，即可有黑红色浓稠蛋黄油，清洁肛门后，外用于肛裂创面，每日 1～2 次。②黄连膏：黄连粉、地榆粉各 15 g，冰片 0.5 g，上药加麻油 1 000 mL 调合即成，外涂肛裂创面，每日 2 次。③生肌膏：冰片 1 g，煅龙骨、儿茶、象皮面、炙乳香、炙没药、血竭、赤石脂各 3 g。上药研细末，混匀，外撒患处。④其他：如红霉素软膏、马应龙痔疮膏外涂患处，或局部涂抹利多卡因乳膏等药物。

（3）腐蚀法：陈旧性肛裂可用 10% 硝酸银溶液或硝酸银棒，涂抹溃疡创面，然后用生理盐水冲洗，通过烧灼作用，将肛裂的老化组织去掉，重新生长出新的组织。

### （三）其他治疗

1. 局部封闭法

（1）长效止痛剂封闭法：药物：复方薄荷脑注射液或复方亚甲蓝制剂。肛周消毒，距肛裂下端 1 cm 处进针，针头由浅入深达到肛门括约肌，沿肛裂基底及两侧做扇形注射，每次 5～10 mL，每周 1 次，注射 1～2 疗程即可痊愈。

（2）酒精封闭法：由于酒精可引起神经组织纤维形态上明显的退行性变化，因此有人称此法为一完美的化学"神经切断术"。肛裂处先后注射普鲁卡因和酒精，由于酒精对神经组织的影响，解除了疼痛和括约肌痉挛，增进了组织营养，兴奋了再生过程，因此收到应有的效果。具体操作：局部消毒后，在距肛裂外端 1 cm 处注入 0.5%～1% 利多卡因 10 mL，浸润于肛门皮下组织和部分括约肌内，针头不必取出，继而将 70% ~ 95% 的酒精 1 mL 注于裂损下 1 cm 深处。

（3）其他尚有激素封闭法、消痔灵封闭法、复方枸橼酸液封闭法等，具体操作方法大致相同。

2. 肛管扩张器疗法

使用扩张器放入肛管内，则可扩张肛管，预防括约肌痉挛，又可保持肛裂创面肉芽组织从基底向外生长，促进肛裂愈合。一般扩张器每日扩张 2 次，每次 1 ~ 2 min。

3. 烧灼法

即以高热烧焦裂伤，然后焦痂脱落逐渐形成新鲜创面治愈。目前使用二氧化碳激光束对准裂伤处进行烧灼。术后第二天便后坐浴，局部用烫伤灵油纱条换药，直至创面愈合。

4. 针灸疗法

通过对经络俞穴的刺激，疏通经络，调理气血，从而达到止痛止血和促进愈合的作用，常用穴有长强、白环俞、承山等，采用强刺激。

## 二、外科治疗

肛裂的治疗方法多达 100 余种，据不完全统计手术方法也有 32 种之多。各种治疗方法都是以消除症状、促进肛裂创面愈合为目的。一般肛裂初期，大多不必手术治疗，保守治疗即可治愈。若病程日久，溃疡久不愈合，边缘增生、肥厚、坚硬，或伴有裂痔、肛乳头肥大、皮下瘘时，均需手术治疗才能治愈。

### （一）手术适应证

（1）肛裂经保守治疗无效者。

（2）伴有裂痔、肛乳头肥大者。

（3）伴有裂口边缘脓肿或皮下瘘者。

（4）溃疡边缘肥厚、坚硬，久不愈合者。

（5）伴有肛门中、重度狭窄者。

### （二）术前准备

肛裂手术前应排空大便，或术晨清洁灌肠。局部麻醉或骶管麻醉者一般不需禁食水，正常饮食即可。

若采用腰麻或硬外麻醉时，术前 6 h 应禁食水，肛门局部毛发旺盛者应术区备皮。对于少数患者精神紧张者，术前晚可给予地西泮口服或肌内注射，以保证良好的精神状态。

### （三）手术方式

肛裂的手术方法主要有扩肛法、切除法、括约肌松解法等，但在具体应用中，手术方法不断改良，不断完善，都取得了显著效果。

1. 扩肛术

扩肛术又称肛门扩张术，适用于没有前哨痔及其他并发症的 I 期肛裂。该方法于 1829 年由 Recamier 予以推广，方法简单有效。

（1）手术方法：患者取侧卧位或截石位，肛周常规消毒麻醉成功后，术者将戴有无菌手套之双手食、中两指涂以润滑剂，先将右手示指伸入肛内，再伸入左手示指，两手腕部交叉或不交叉缓缓扩张肛管两侧，接着逐渐伸入两手中指，呈四指扩肛。扩张时间不限，一般维持扩张 3 ~ 5 min。扩肛时用力应均匀，切忌快速粗野，以免造成皮肤及黏膜撕裂。本法简单易行，无严重并发症和痛苦，目前广泛采用。

（2）并发症：扩肛用力过猛，可再次造成肛管及黏膜损伤，致使裂口更大，甚至形成血肿，伤面愈合后形成瘢痕，引起肛门狭窄。若用力过猛，内括约肌断裂严重，也可造成肛门失禁。若扩肛不到位，达不到治疗目的，术后复发率高。

2. 肛裂挂线术

适用于伴有潜行性瘘管的肛裂患者。

（1）手术方法：患者取侧卧位或截石位，肛周常规消毒麻醉成功后，用大圆针 7 号或 10 号丝线从肛门裂口下端 0.2 ~ 0.5 cm 处进针，贯穿肛裂基底部后从裂口上缘 0.2 cm 处出针，将贯穿丝线一端系一橡皮筋并引出，两端收紧结扎，结扎区及附近注射少量复方亚甲蓝长效止痛剂，外盖无菌纱布即可。橡皮筋约1周左右自行脱落，局部常规换药。

（2）并发症：橡皮筋结扎不紧，长时间不脱可致肛周皮肤过敏，出现潮湿、瘙痒等。

3. 肛裂切除术

适用于Ⅱ～Ⅳ期肛裂，即切除增生的裂缘、前哨痔、肥大的肛乳头及皮下瘘等，或切断部分内括约肌。本法能一次根治，具有创面引流良好，复发率低等优点。

（1）手术方法：患者取侧卧位或截石位，肛周常规消毒麻醉成功后，在肛裂正中作纵向切口，上自齿线，下到肛缘偏外0.5～1 cm，切开深度以切开溃疡中心，切断部分内括约肌至手指无紧缩感为度，此时肛管可容纳2指。同时将裂痔、肥大肛乳头、瘘管甚至充血水肿的肛隐窝一并切除，再将溃疡边缘的结缔组织切除，修剪创缘。用止血纱布或吸收性明胶海绵压迫创面，肛内置入排气管，加压包扎固定即可。

（2）并发症：切口过小，或切除增殖组织不全，容易复发；切口过大，愈合时间延长；切断括约肌过多，可致肛门收缩功能下降，出现漏液、漏便等现象。

4. 纵切横缝术

适用于Ⅱ～Ⅳ期肛裂，特点是恢复快。

（1）手术方法：患者取侧卧位或截石位，肛周常规消毒麻醉成功后，上齿线、下至肛缘将肛缘及其下病理组织切除，切断栉膜及部分内括约肌，同时将裂痔及肛乳头、瘘管一并切除，潜行分离切口边缘皮肤及黏膜，然后，用细丝线或可吸收线将黏膜与皮瓣做横行缝合3～5针，缝合时的张力不宜过紧，张力过大时，可在肛缘外1.0～1.5 cm处与缝合口做一平行减张切口，此切口开放或纵向缝合，术后用止血纱布或吸收性明胶海绵覆盖，肛内置入排气管，加压包扎固定。

（2）并发症：切除缝合后应控制饮食，减少排便次数，宜继发感染形成脓肿，甚至延长愈合时间。

5. 括约肌切断术

括约肌切断术即切断部分括约肌肌束以消除或减轻括约肌的痉挛，从而达到治疗的目的。Boyer曾提倡外括约肌浅层切断术，1948年Gabriel曾主张后中位部分内括约肌切断术，1967年Parks提出侧位内括约肌切断术，其他还有后位外括约肌切断术，侧位外括约肌切断术等，但目前采用较多的是后方正中位内括约肌切断术和侧方位内括约肌切断术。不管是后方正中位内括约肌切断术或侧方内括约肌切断术，均在肛管外侧1.5 cm处局麻下将肛门内括约肌在正后位或侧位切断，注意被挑出切断的肌束要深达齿线。另外，将肥大肛乳头及皮下瘘一并切除。

（1）后位内括约肌切断术。①手术方法：患者取侧卧位或截石位，肛周常规消毒麻醉成功后，用双叶肛门镜或用两把组织钳牵拉，充分暴露后正中位裂口，直接经肛裂处切断内括约肌下缘，切口上至齿线，下至肛缘，同时切除并发的裂痔、肛乳头及肛瘘等，术后创面开放，外敷止血纱布或吸收性明胶海绵，包扎固定。②并发症：创面损伤大，愈合时间长。

（2）侧位内括约肌切断术。①手术方法：患者取侧卧位或截石位，肛周常规消毒麻醉成功后，在肛门左侧或右侧距肛缘1.0～1.5 cm处做一弧形切口，长约2.0 cm，显露内括约肌后，在直视下用剪刀将内括约肌剪断，查无出血后缝合伤口。②并发症：止血不彻底易形成血肿，切口易并发感染形成脓肿。

6. 皮瓣移植术

国外做肛裂皮瓣移植术较多，常用的方法有Ruiz-Moreno法、Samson法、Nickell法、Carmel法等，操作复杂，恢复快，但不易成功，临床上应用不多。现仅将倒"Y-V"带蒂皮瓣移植术介绍如下：

（1）手术方法：患者取侧卧位或截石位，肛周常规消毒麻醉成功后，沿肛裂正中起自齿线上方0.5 cm处，做一纵切口直至肛缘，切断部分内括约肌肌纤维，并在肛缘外作分叉切口使呈倒"Y"形，再将肛门外的倒"V"形皮片游离，将皮片尖端向肛管内牵拉，并缝合于肛管内的纵切口处，使倒"Y"形切口变成倒"V"形缝合口，缝合后肛管应容纳2指为度，术后用止血纱布或吸收性明胶海绵覆盖，肛内置入排气管，加压包扎固定。

（2）并发症：术后切口感染，或并发皮下脓肿，致皮瓣移植失败。

## 三、预后

本病经过规范的治疗一般均可治愈，后遗症及并发症较少发生。关键是手术切除或括约肌切断要适当，比如内括约肌下缘充分切断，肛门狭窄要完全解除，术后一般是不会复发的。复发的因素往往与手术保守、不能充分手术到位有关。术后仍要保持大便通畅，防止干硬粪便损伤肛管，形成肛裂。积极治疗肛门其他疾病，如肛隐窝炎等，防止感染后形成溃疡和皮下瘘。

微信扫码
◆临床科研
◆医学前沿
◆临床资讯
◆临床笔记

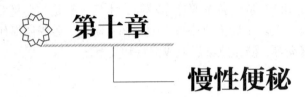

# 第十章
## 慢性便秘

## 第一节 便秘概述

便秘是临床以及日常生活中十分常见的症状，便秘的发生与患者的性别、年龄、饮食、职业、遗传、教育程度、家庭收入、地理分布和居住区域等多种因素有关。随着人们生活水平提高、工作压力增大和人口平均寿命增加，便秘发生率逐渐增高。根据国内文献报道，我国成人慢性便秘发生率为 4% ~ 6%，60 岁以上则为 22%；在发达国家，便秘发生率更高，2000 年美国为 14.7%，新加坡为 11.6%。慢性顽固性便秘严重影响人们的日常生活和工作，但又容易被忽视。

### 一、便秘的本质

便秘由多种疾病引起，由于引起便秘的原发疾病不同，其临床表现也有差别。便秘可继发于结直肠肿瘤、肠道器质性狭窄梗阻和脊髓损伤以及阿片类药物应用后等，但本章所阐述的便秘，主要指无明显器质性疾病的功能性便秘。

正常人的排便习惯存在一定的差异，90% 的人排便频率在 3 次 /d 到 1 次 /3 d，大约 60% 的人每天 1 次，30% 的人每天 2 ~ 3 次，10% 的人每 2 ~ 3 d 一次。排出的粪便应软长如柱，可盘曲 2 ~ 3 圈。粪便如果太稀则不成形；太干结则排便困难费力；均为不正常。

在罗马Ⅲ功能性便秘诊断标准中包括了 6 个症状：排便费力、排干粪球或硬粪、排便不尽感、排便时肛门直肠堵塞感、需要手法辅助排便、每周排便次数少于 3 次，要求至少 25% 排便 / 时间有以上症状，且在不用泻剂时很少出现稀粪。

### 二、便秘与性别、年龄的关系

#### （一）便秘多见于女性

国内外文献报道，便秘的发病率为女性均高于男性，女性是男性的 2 ~ 3 倍。有学者统计了有详细性别记录的 98 篇国内外文献，共报道的各种类型的出口梗阻型便秘 5 232 例，男女之比为 1 : 6.6。国内外文献统计结果表明，出口梗阻型便秘中尤其直肠前突的男女之比分别为 1 : 108.7 和 1 : 149.0，说明直肠前突是一种女性疾病。另外，国内外文献报道的直肠内脱垂和会阴下降综合征，男女比例也在 1 : 8以上，女性发病率高。

国内外文献中有详细年龄记载的文献 67 篇，共 4 081 例，平均年龄为 47.5 岁，也就是说人到中年的女性多发生便秘的症状。

#### （二）便秘多见于女性的原因

近年来的研究表明，女性便秘的病因除全身因素外，还与其生理因素和特殊的局部解剖结构有密切的关系。例如，由于女性的骨盆宽大、女性尿生殖三角区肌肉筋膜的薄弱，是发生直肠前突的解剖因素。妊娠和分娩造成损伤可导致直肠内脱垂和会阴下降。

顽固性便秘绝大多数发生于育龄妇女，那么，女性激素变化是否与顽固性便秘的发生有关呢？Kamm 将顽固性便秘女性患者月经周期中卵泡及黄体阶段性激素水平变化与健康妇女进行了比较，结果显示：便秘患者卵泡阶段黄体酮、17 羟孕酮等水平明显降低；黄体阶段雌激素、睾酮等水平显著降低。作者认为，女性类固醇激素持续减少可能与顽固性便秘发生有关。

女性患者随着年龄的增加，特别在绝经期，全身弹力纤维减少，当直肠阴道隔和会阴伸展开时，就不会完全恢复到原来正常的状态，或需持续一段时期才能恢复，这也是导致出口梗阻型便秘的病因。

### （三）妊娠期与便秘的关系

妊娠期间由于黄体分泌，孕激素分泌增多；从孕期 6 个月开始，子宫增大，压迫肠管，使肠蠕动减弱；子宫的增大，盆腔血管受压，静脉瘀血，导致肠蠕动功能减弱，引起便秘。

### （四）产育期与便秘的关系

孕妇产后由于腹壁松弛以及卧床休息，使得腹壁肌、膈肌、肠壁肌和肛提肌等参与排便的肌群张力减低，粪便向前推进的动力减弱，粪便在肠道过度滞留，水分过度吸收而导致便秘。盆腔内的女性生殖器官要承受腹腔的压力，由于盆腔支持组织的作用，正常情况下，能保持正常位置。这些支持组织包括结缔组织、筋膜和肛提肌。由于分娩过程中的损伤，造成盆腔支持组织的削弱和松弛，容易出现便秘的症状。

## 三、便秘对人体的危害

便秘是临床常见症状，在慢性消化道疾病中比其他的消化道症状更常见。一是发病率高，二是对人体影响的时间长。在日常生活中，有相当一部分人认为，便秘只不过是粪便难排解。殊不知，便秘对人体的危害是很大的，与许多疾病的发生发展也是相关的。长期便秘可对身体造成极大的伤害。轻则导致记忆力下降、注意力不集中等，严重影响日常生活和工作。

### （一）胃肠功能紊乱

便秘时，排便困难，粪便干燥，可直接引起和加重肛门直肠疾病，如直肠炎、肛裂和痔等。上述疾病又加重粪便在结直肠的潴留，形成恶性循环。粪便在直肠内长时间的潴留，过量的有害物质吸收可引起胃肠神经功能紊乱而致食欲缺乏、腹部胀满、嗳气、口苦和肛门排气多等现象。

### （二）诱发心脑血管疾病

临床工作中常发现，便秘可诱发心脑血管疾病甚至猝死。目前研究表明，因便秘而诱发心脑血管疾病发作者有逐年增多的趋势。

### （三）对大脑的功能的影响

长期的便秘可影响大脑的功能，代谢产物长时间停留在肠道，细菌的作用产生大量的有害物质，如甲烷、酚、氨等。这些物质部分扩散到中枢神经系统，干扰大脑功能，突出表现是记忆力下降、注意力分散和思维迟钝等。

### （四）便秘与结肠癌的关系

便秘可能引起结肠癌。临床研究发现，便秘患者结肠癌的发病率是正常人的 4 倍多，原因是便秘使排泄物在结肠停留时间过长，粪便内的致癌物质长时间作用于结肠所致。因此，防止便秘既可以减少脑出血等急症的发生，也可预防结肠癌。

### （五）便秘与老年痴呆病的关系

日本东京大学的研究者发现，有 30% ~ 40% 的老年痴呆患者在他们青壮年时，患有顽固性便秘或者体形肥胖。

## 四、便秘的病因

引起便秘的病因较多，有肠道肿瘤和炎性病变、结直肠的神经肌肉病变、内分泌紊乱、与饮食和排便有关的因素以及精神因素等。如果人们在日常生活中，认识到便秘的本质，了解引起便秘的原因，其中相当一部分病因能够预防，使便秘的症状减轻以至治愈。便秘的病因有七大类、近 100 种之多。

**（一）不良的饮食和排便习惯**

①饮食中含纤维素少。②运动量少。③人为地抑制便意。④滥用泻药。⑤环境的改变。

**（二）精神因素**

精神疾病、神经性厌食和抑郁症。

**（三）内分泌紊乱**

①甲状腺功能低下。②甲状腺功能亢进。③低钙血症。④高钙血症。⑤糖尿病。⑥老年性营养不良。⑦催乳素升高。⑧雌激素降低。⑨铅中毒。

**（四）医源性因素**

①药物因素：可待因、吗啡、抗抑郁剂、止泻剂、抗胆碱剂、铁剂。②长期卧床或长期制动。③盆腔手术：直肠、肛管、子宫手术。

**（五）结直肠外的病变**

①中枢神经病变：各种脑部病变、脊髓损伤、肿物压迫、多发性硬化症等。②支配神经病变：Chagas 综合征、帕金森病、盆腔神经损伤等。

**（六）结直肠功能性疾病**

直肠内脱垂、直肠前突、盆底疝、盆底痉挛综合征、耻骨直肠肌综合征、会阴下降综合征、内括约肌失弛缓症；特发性结肠慢传输；肠易激综合征（便秘型）等。

**（七）结直肠器质性病变**

①结直肠机械性梗阻：良性和恶性肿瘤、扭转、炎性狭窄、肛裂和痔等。②结肠神经或肌肉病变：先天性巨结肠、成人巨结肠等。

## 五、便秘发病机制

近年来，采用病理组织学、电生理学、放射影像学和肠动力学等多种手段对顽固性便秘的发生机制进行了多方面的研究，从形态和功能等方面阐明了顽固性便秘的一些病理生理基础。

**（一）结直肠神经肌肉病变**

Muraay 对 30 例慢性便秘儿童全层直肠活检标本进行了黏膜肌层、环形肌和纵形肌组织学检查并测量了其厚度比率，发现所有便秘患儿直肠有灶性肌纤维空泡形成或肌纤维溶解，黏膜肌层变薄，环形肌和纵形肌比率下降，环形肌显著萎缩，且肌肉病变呈进行性发展。Schouten 对 39 例慢传输型便秘患者结肠标本用抗神经细丝单克隆抗体 $NF_2$ 和 $NF_{11}$ 检测，结果其中 29 例染色的肠肌间神经丛较正常者明显减少或根本不染色，此种变化有 17 例见于全结肠，12 例见于部分结肠，提示便秘患者结肠神经纤维显著减少或消失，作者认为内脏神经的病理改变可能是慢传输型便秘的重要病理基础。Kamm 用气球膨胀法测定 26 例严重顽固性便秘患者的直肠感觉，发现其感觉阈较正常人显著增高，诱生排便信号所需容量增加；同时用双极环路电极测定直肠黏膜电感觉，证实便秘患者感觉阈较正常人显著增高；气球膨胀的感觉阈与电刺激的感觉阈改变显著相关。结果提示，便秘患者有直肠黏膜感觉神经病变。Hoyle 对顽固性便秘患者的乙状结肠标本进行电生理检查，发现其非肾上腺素能、非胆碱能神经传导时间延长，抑制性传导后出现反弹性电活动，静息状态下平滑肌膜去极化时，产生动作电位放电较少。Shafik 行肛门括约肌活检发现，便秘患者内括约肌神经丛退行性变，认为此变化影响直肠抑制反射活动，导致内括约肌不能松弛，可能主要影响副交感神经的支配，导致交感神经活动过度，内括约肌异常收缩最终引起肌肥大。Bassotti 对便秘患者进行了肛直肠运动检查和延迟结肠运动（24 h）研究，发现顽固性便秘者肛门括约肌松弛容量、排便感阈及最大直肠耐受量均与正常对照差异显著；顽固性便秘患者高幅传播收缩（集团运动）幅度和时限显著减低。作者认为，慢传输型便秘可能有严重的神经性直肠运动障碍。直肠和膀胱具有共同神经起源并协同工作，其中一个功能失调可能导致另一个发生类似问题。据此，Thorpe 对便秘患者进行尿动力学、盆底肌电描记与膀胱内压测定等研究，结果发现 16 例便秘患者中 10 例有排尿梗阻，这些患者排尿过程中耻骨直肠肌有反常收缩。作者认为，神经源性盆底功能障碍是直肠和尿路症状的致病原因。Bassotti 研究认为，慢传输型便秘结肠胆碱能神经活动异常。相当部分顽固性便秘患者肌电检查有耻骨直肠肌或肛门外括约肌的反常收缩，直肠测压直肠压力增高，提示会阴神经损害。

### （二）肠神经肽的变化

某些神经肽类物质作为肠神经递质在肠神经信息传递中发挥作用。Milner 对顽固性便秘患者的乙状结肠标本，包括黏膜、去除黏膜的结肠壁、环形肌及结肠带进行了血管活性肠肽、神经肽 Y 及 P 物质浓度检测，发现顽固性便秘患者去黏膜的全层结肠壁血管活性肠肽含量较正常者显著增高。作者认为，血管活性肠肽的变化可能与便秘的结肠运动功能障碍有关。Lincoln 检测了顽固性便秘患者乙状结肠标本的 5- 羟色胺和多巴胺 β 羟基化酶分布，结果表明，便秘患者的黏膜和环形肌的整个吲哚水平显著增高，因此推测全吲哚水平变化可能与顽固性便秘的发生机制有关。Dolk 对顽固性便秘患者的升结肠、横结肠、降结肠和乙状结肠的黏膜、黏膜下、神经节及平滑肌中的神经纤维对各种神经肽的免疫反应进行了研究，结果发现，严重的顽固性便秘患者的肠壁内神经丛 CGRP 免疫反应性明显高于正常者。

### （三）女性激素水平变化

顽固性便秘绝大多数发生于育龄妇女，那么，女性激素变化是否与顽固性便秘的发生有关呢？Kamm 将顽固性便秘女性患者月经周期中卵泡及黄体阶段性激素水平变化与健康妇女进行了比较，结果显示：便秘患者卵泡阶段孕酮、17 羟孕酮、睾丸激素和雄激素等水平明显降低；黄体阶段雌激素和睾酮等水平显著降低。作者推测，女性类固醇激素持续减少可能与顽固性便秘发生有关。

### （四）一氧化氮（NO）的作用

NO 是胃肠道非肾上腺素能非胆碱能神经（NANC）所释放的重要抑制性递质，在胃肠运动及其病理变化中起着重要作用。含 NO 合成酶的 NANC 神经末梢释放 NO 到细胞外液中，作用于平滑肌细胞，激活细胞内的鸟苷酸环化酶，使 cGMP 浓度升高，再激活 cGMP 依赖性蛋白激酶，从而使平滑肌细胞舒张。在豚鼠结肠带的纵形肌的实验中，L-NNA 可减弱电刺激 NANC 神经所引起的舒张反应。电刺激支配鼠肛门内括约肌 NANC 神经所引起的舒张是由 NO 介导的。在人胃肠道平滑肌离体实验中，电刺激 NANC 神经后，结肠平滑肌和肛门内括约肌的舒张反应可因使用 NO 合成抑制剂而减弱。

### （五）产伤

分娩可引起支配盆底横纹肌的阴部神经损伤，胎儿过大、产程延长、应用产钳等因素均可造成阴部神经损伤，经产妇女引起阴部神经损伤的机会增多，大多数妇女损伤可很快恢复，少数人则因多次分娩反复损伤而不能恢复，造成排便困难而长期用力排便，导致会阴下降，进一步加重阴部神经损伤，形成恶性循环，最终发生顽固性便秘。

### （六）炎性刺激

慢性炎性刺激可引起耻骨直肠肌及肛门外括约肌痉挛，排便时肌肉不能有效舒张，各肌肉间的舒缩活动不协调形成自相矛盾的收缩，致使直肠压力增高，排便困难。长期发展造成神经损害、肌肉肥厚，加重排便困难，发生便秘。

## 六、诊断

尽管便秘是临床常见的症状，但不同的个体之间存在较大的差异。正常人排便没有一个固定的模式，一般认为，排便次数保持在 3 次 /d 到 1 次 /3 d 之间均属正常。

1980 年，便秘诊断的罗马标准终于发布并立即得到广泛认可，第一次使便秘的临床诊断得以标准化。经过 10 余年的临床应用和讨论，1999 年，便秘诊断的罗马 II 标准正式发表，使得便秘的分类诊断达成共识。目前，临床应用的已经是罗马 III 标准。

在便秘诊断的罗马 III 标准基础上，还需要对功能性顽固性便秘进行进一步的分类诊断，以选择相应的治疗策略。这就需要一系列特殊的检查手段，如肠道传输功能检测、肛肠压力和肌电图检测等。电子结肠镜在临床的普遍应用，对排除器质性疾病起到了决定性的作用；排便造影、盆腔造影技术、肠道传输试验对便秘的精确分类提供了可信的依据。

### （一）排粪造影

1978 年，Mahieu 设计并于 1984 年系统地报道了排便造影的方法和应用情况，为诊断出口梗阻型便秘提供了有效的手段。排粪造影是将糊状钡剂注入受检者直肠内，在 X 线电视系统下观察肛管、直肠在静息相和排便过程中的形态变化。通过测量肛直角、会阴下降、耻骨直肠肌压迹等参数变化，结合动态的形态变化，排粪造影能确诊直肠前突、直肠内脱垂、盆底痉挛综合征和耻骨直肠肌综合征。

### （二）结肠传输试验

食物进入体内后，经胃和小肠消化吸收后以糊状食糜形式排入盲肠，在结肠内推进的过程中，大部分水分和无机盐被吸收，残渣最终形成成形粪便排出体外。正常人此过程相对固定。对便秘患者而言，该过程必定大大延长。结肠传输试验就是客观地反映结肠内容物推进的速度，从而判断是否存在肠道传输减慢而引起的便秘。结肠传输功能测定的方法很多，包括应用染料、钡剂、放射性核素以及不透 X 线标志物等。其中不透 X 线标志物法操作简单、价廉，临床应用较广泛。通常采用 20 粒标志物，2.5 × 1 mm，高压蒸汽消毒后装入胶囊。口服胶囊后，每 24 h 摄腹部 X 线片 1 张，直至第五天，或 80% 的标记物排出为止。一般正常人的 80% 标记物排出时间在 72 h 以内。检查前应注意：从检查前3 d 直到检查结束期间，禁止用任何影响胃肠道运动的药物，如泻剂或止泻剂，禁止灌肠或开塞露协助排便，以免出现假阳性或假阴性结果。

### （三）肛肠测压

肛管及直肠末段有众多括约肌和盆底肌肉围绕，直肠壁内也有平滑肌。因此，正常时，肛管和直肠内存在一定的压力梯度以维持和协助肛门的自制。肛管压力高于直肠远段，而直肠远段压力又高于直肠近侧。在排便时，机体借助一系列协调的神经肌肉活动将直肠肛管的压力梯度倒置，以完成排便。在便秘患者，由于疾病的原因，某些肌肉功能紊乱，必然导致肛肠压力的异常。通过测定肛肠压力的异常变化，可以了解某些肌肉的功能状况，有利于疾病的诊断。常用的方法是将气囊或灌注式测压导管置入肛管和直肠内，通过压力转换器，将信号传导到生理测压仪或电子计算机，测定静息压、收缩压、直肠顺应性，以及直肠肛门抑制反射等指标。

### （四）盆底肌电图检查

盆底肌电图主要用来了解肛门内外括约肌和耻骨直肠肌功能，区分肌肉功能的异常是神经源性损害、肌源性损害还是混合性损害。检查前不需灌肠和禁食，但应排空直肠，清洗肛门。一般采用四道肌电图仪。患者取左侧卧位，显露臀沟，消毒铺巾。检查者左手示指插入肛门作引导，右手持同心针电极由臀沟尾骨尖下方刺入皮肤，向耻骨联合上缘方向前进，进针 1.0 ~ 1.5 cm 可至肛门外括约肌浅层，1.5 ~ 2.5 cm 可达内括约肌，进针 3.0 ~ 3.5 cm 可达耻骨直肠肌。同步记录 3 块肌肉在不同时相的动作电位时限、波幅、波形、频率及放电间隔时间。

### （五）电子结肠镜

纤维结肠镜虽然不能直接对便秘做出诊断，但其重要的价值在于排除结肠器质性疾病。因为便秘毕竟是一种良性的、多数属于功能性的疾病，在对便秘做出任何诊断和治疗之前，必须排除结肠肿瘤等器质性疾病。

## 七、治疗

### （一）非手术治疗

非手术治疗不但是所有功能性便秘的首选治疗方法，也是这类患者无论手术与否都必须长期坚持的一种生活习惯。

#### 1. 饮食疗法

饮食疗法是治疗和预防各种便秘的基础方法，包括多饮水、多进富含纤维素的食品。一般要求每天的饮水量在 2 000 mL 以上。食物纤维素在各种植物性食物中的含量高低不同，以菌藻类、芝麻、豆类等含量最高。例如：按每 500 g 食物中的纤维素含量来计算，海带 46 g，芝麻 31 g，蚕豆 33.5 g，黄豆 24 g，葡萄 11.3 g，韭菜 5.2 g，苹果 4.9 g，大米 3.5 g，芹菜 2.2 g，西红柿 1.4 g。

#### 2. 养成良好的排便习惯

首先应放弃已有的不良习惯，如：人为抑制便意、排便时看书导致排便时间过长和过度用力排便等。

在此基础上，利用正常的排便条件反射排便，如在早晨起床后结肠产生集团运动，可将粪便推入直肠引起便意（称为起立反射），故每天晨起后排便一次最好。但每人的排便习惯不一，也有人在餐后排便（利用胃结肠反射）。

3. 运动疗法

排便需提高腹内压，主要依靠膈肌、腹肌的力量，所以经常进行深呼吸运动，增强腹肌的力量，有利于粪便的排出，特别对于某些老年人，这一点非常关键。另外，体力活动可刺激结肠蠕动，加快肠内容物的推进，有利于排便。对于某些出口梗阻型便秘患者，长期坚持做胸膝位提肛锻炼有利于加强盆底肌肉的力量，增强其协调运动性，可以大大减轻症状，甚至治愈，特别是直肠内脱垂等。

4. 药物治疗

对于较严重的便秘患者，可酌情应用泻剂。但必须明确各类泻剂的特点，切忌滥用，否则可对结肠壁内神经元产生持久的损害。常用的泻剂包括以下几类。

（1）高渗性泻剂：高渗性泻剂又被称为容积性泻剂，常见的有硫酸镁、硫酸钠和甘露醇等，其共同的特点是口服后难以吸收，在肠内形成很高的渗透压，使水分滞留于肠腔内，使食糜容积增大，机械性刺激肠道蠕动而促进排便。该类泻剂主要应用于急性便秘或手术前、肠镜检查前的肠道准备，服用后需多饮水以防脱水。严禁应用于肠道有器质性狭窄的患者，以防急性肠梗阻。

（2）刺激性泻剂：有时被称为接触性泻剂。常见的有大黄、酚酞（果导片）、番泻叶、蓖麻油、双醋酚汀和波希鼠李皮等。主要机制是刺激肠壁内神经元导致肠蠕动增加，使肠内容物迅速向远段推进。这类泻剂长期应用可降低肠壁的敏感性，造成肠壁内神经元的损害，所以不宜久用。

（3）润滑性泻剂：常见的润滑性泻剂包括液状石蜡、香油和甘油等。这类油剂口服或使用后不被吸收，而且可以妨碍水分的吸收，对肠壁和粪便起单纯润滑作用，服用后可随粪便排出体外。这类泻剂对顽固性便秘、粪便干结、排出无力的老年体弱者最为适宜，可长期服用。如果每晚睡前服液状石蜡 20 mL，第二天起床可排便，且有利于养成定时排便的条件反射。但长期应用可使脂溶性维生素如维生素 A、维生素 D、维生素 E、维生素 K 的吸收减少，造成脂溶性维生素缺乏。

（4）促肠动力药物：促肠动力药物种类繁多，但应用最广泛的是 5-HT$_4$ 受体激动剂类药物。从初期的西沙比利到目前临床应用更多的莫沙比利类药物都属于 5-HT$_4$ 受体激动剂，对肠动力有较好的促进作用。由于西沙必利的心脏不良反应，自 2000 年 9 月 1 日起，全国各零售药店停止销售。莫沙比利是新一代胃肠动力药，为高选择性 5-HT$_4$ 受体激动剂，通过激活胃肠道的胆碱能中间神经元及肌间神经丛的 5-HT$_4$ 受体，使之释放乙酰胆碱，产生消化道促动力作用。但这类药物对顽固性便秘的治疗效果仍然有限，临床上可根据情况试用。

普芦卡必利（prucalopride，商品名为力洛）为苯并咪唑类 5-HT$_4$ 受体激动剂，可选择性地与肠肌间神经丛的 5-HT$_4$ 受体结合，增加胆碱能神经递质的释放，刺激结肠产生巨大推进性收缩波，促进近端结肠的排空，是选择性的促结肠动力药。

5. 灌肠及其他通便方法

灌肠是将一定量的溶液直接注入直肠和结肠，刺激结肠、直肠蠕动引起排便的方法。主要应用于急性便秘和重症患者的对症处理。一般用生理盐水或 1% 肥皂水灌肠导泻，温度控制在 39 ~ 40℃为宜；对于粪便嵌塞者可用"一二三"灌肠液，即：50% 硫酸镁 30 mL、甘油 60 mL、水 90 mL。有时也可用中药大承气汤灌肠。除灌肠外，开塞露法、肥皂条通便法也是简便易行的方法。

**（二）手术治疗**

通过非手术治疗，绝大多数便秘患者可以得到治愈或改善，但总有一小部分顽固性便秘患者最终需手术治疗。随着近年来对结直肠肛门解剖的研究以及对便秘发生的病理生理和组织学研究的不断深入，从理论上为部分顽固性便秘的手术治疗找到了理论基础。过去的观点认为，慢传输型便秘是一种功能性疾病，但近年来的研究越来越表明，慢传输型便秘实际上存在肠壁内神经丛的病理改变，如神经元变性、相关的肠神经递质含量减少等，因此，全结肠切除术逐渐被认可为治疗顽固性慢传输型便秘的最终手段。同样，对排便生理的更深入研究，导致了对直肠内脱垂和直肠前突，甚至耻骨直肠肌综合征的手术治疗的不断改进。目前已经开展的便秘外科手术方式大约有10余种，取得了较满意的效果。但是，我们必须清楚，便秘往往是两种甚至多种疾病或症状混杂在一起的综合征，必须严格把握手术指征，应以解除患者的症状为目的，而不是为了纠正某种解剖异常。

# 第二节　便秘的分类

目前，国内通常将功能性便秘分为三类。

## 一、慢传输型便秘（slow transit constipation，STC）

是由于肠道传输功能障碍、肠内容物通过缓慢而导致的便秘。包括全肠道传输减慢和结肠传输减慢两个亚型，临床上以结肠传输功能障碍最多见，全肠道传输减慢较罕见。这类便秘多见于育龄期妇女，往往病因不明，症状顽固。这类顽固性便秘与成人先天性巨结肠、成人特发性巨结肠以及肠易激综合征（便秘型）临床表现相似，需要仔细鉴别诊断。

## 二、出口梗阻型便秘（outlet obstructed constipation，OOC）

是由于盆底组织器官、肛管括约肌、直肠的形态功能异常导致的排便功能障碍，突出地表现为粪便不能顺畅地从肛管排出，结肠传输功能正常。这类便秘包括一组疾病，常见的有直肠内脱垂、直肠前突、盆底疝、耻骨直肠肌综合征、会阴下降综合征和内括约肌失弛缓症等。

## 三、混合型便秘（Mixed constipation）

同时具有结肠传输功能减慢和出口梗阻型便秘的特征。如结肠慢传输伴直肠内脱垂或直肠前突等。两种类型的便秘可互为因果，慢传输型便秘因粪便干结、排出困难而长期用力排便，可造成盆底疝、直肠脱垂、直肠前突等；出口梗阻型便秘者则因重复排便、排便不尽、排便用力而长期服用各类泻剂，特别是长期滥用刺激性泻剂可损伤肠神经系统，导致"泻剂结肠"，对泻剂产生依赖，最终导致慢传输型便秘。

# 第三节　结肠慢传输型便秘

结肠慢传输型便秘（Slow Transit Constipation，STC）是指结肠的运动功能障碍，肠内容物传输缓慢所引起的便秘，主要症状为排便次数减少、粪便干硬，常伴排便费力、腹胀。多发于育龄期妇女，且随着时间的推移其症状逐渐加重，少部分患者最终需行结肠全切除术或次全切除术。本病占功能性便秘的16%～40%，近年来随着生活质量日渐提高，结肠慢传输型便秘的发病率有升高的趋势。结肠慢传输型便秘已成为影响人们身心健康的重要因素之一。

## 一、病因

结肠慢传输型便秘的确切病因及发病机制尚未完全明了。慢传输性便秘的发病是一个多因素、多途径、复杂多变的过程，尚需进一步的研究探讨。

## 二、发病机理

### （一）肠道动力学的改变

1. 结肠动力学的变化

结肠的集团运动形式是维持肠腔内压力所必需的。研究发现结肠慢传输型便秘患者结肠集团运动减少，餐后集团运动亦显著减少。结肠慢传输型便秘患者肠道传输缓慢不仅局限于结肠，也可能是全胃肠运动功能的失调。部分结肠慢传输型便秘患者的结肠传输减慢可能是全胃肠动力障碍的主要部分。对结肠慢传输型便秘患者离体结肠肌条进行的研究发现，其结肠肌条对胆碱能刺激是高度敏感的，西沙比利可以降低其敏感性，这提示结肠慢传输型便秘患者可能存在平滑肌病。

2. 直肠肛管动力学的变化

结肠慢传输型便秘患者可伴有直肠感觉阈值显著增高，直肠最大耐受量增加，直肠排便收缩反应减弱。

3. 神经病变

结肠慢传输型便秘患者存在结肠胆碱能神经分布异常。用刺激汗腺反应的试验，发现几乎所有的结肠慢传输型便秘患者都存在节前交感胆碱能神经功能紊乱，提示可能是一种选择性末梢纤维神经病，便秘是该病的一种表现。

（二）肠道形态学的改变

大多数结肠慢传输型便秘患者常规病理检查时肠道并无异常，形态学改变主要表现在消化道的肠神经系统，肠神经系统主要是指黏膜下神经丛、肌间神经丛。其形态学改变包括以下几个方面：①嗜银性神经元数目减少，细胞体积变小、皱缩，轻度肿胀，染色不均匀。②神经节内胞核变异增多。③神经丝（neurofilament，NF）明显减少，甚至缺损。④肠肌间神经丛神经元和 Cajal 间质细胞变性。⑤肠神经节细胞空泡变性，重度神经节炎。⑥ S-100 蛋白免疫反应性异常增高。⑦神经纤维密度下降。

Cajal 细胞具有肠道慢波起搏器的功能。Lee 等将接受结肠切除的结肠慢传输型便秘患者与非梗阻型结肠癌患者的结肠标本进行比较研究，发现结肠慢传输型便秘患者多个层次 Cajal 细胞密度比对照组明显减少。我们的研究发现，结肠慢传输型便秘患者结肠内 c-kit 信使 RNA 和 c-kit 蛋白表达降低，提示 c-kit 信号通路在结肠慢传输型便秘患者 Cajal 细胞减少过程中起重要作用。我们进一步的研究发现腺病毒介导的干细胞因子（stem cell factor，SCF）基因转染可以激活 c-kit 信号通路，促进 Cajal 细胞恢复。

（三）胃肠调节肽的改变

Kreek 等认为阿片肽与结肠慢传输型便秘有关，杨岑山研究发现，便秘患者直肠远端黏膜和黏膜下层内源性阿片肽浓度增加，他们认为内源性阿片肽的增加导致直肠局部张力性收缩增强，肠道的推进性蠕动减弱，肠内容物不易通过直肠而导致便秘。也有学者认为内啡肽能延缓结肠通过时间而致便秘。

## 三、临床表现

国内文献报道的结肠慢传输型便秘患者中，其发病年龄在 45.8 ~ 78 岁，女性占 80.5%，男性占 19.5%。病程较长，多为数年，有的可达数十年。

主要表现为排便间隔时间延长，可 5 ~ 10 d 排便 1 次，所有患者依靠泻剂排便，且泻剂的用量愈来愈大，效果越来越差，甚至最后即使用泻剂也不能排便。患者排便时间较长，一般在 15 ~ 45 min，粪便干结，呈羊粪状、干球状。结肠慢传输型便秘患者多无特殊体征，部分患者可在左下腹触及增粗的肠管或充满粪团的肠管。部分患者有焦虑、失眠、抑郁等全身症状。

## 四、诊断

（一）症状

长期排便次数减少，通常 5 ~ 10 d 排便 1 次，粪便干硬，排便费力；长期腹胀、食欲缺乏、依靠泻剂排便，且用量愈来愈大，最后即使用药也不能排便。

（二）实验室检查

1. 结肠传输试验

为结肠慢传输型便秘首选的检查方法。目前主要采用不透 X 线标志物法，该方法简单易行、应用广泛、结果可靠。不透 X 线标志物法诊断标准：80% 的标志物在 3 d 内不能排出，仍在乙状结肠和以上部位。目前国内外对服用标记物后腹部照片时间不同，但诊断标准基本相同。

2. 排便造影

可了解是否合并存在肛门直肠的功能异常，即排便障碍型便秘（出口梗阻型便秘）。

3. 肛门直肠测压

主要用于了解是否合并存在排便障碍，包括不协调性收缩、直肠推进力不足和感觉功能的异常；对某些结肠慢传输型便秘的鉴别诊断有重要意义，如果肛门直肠抑制反射消失则诊断为先天性巨结肠。

4. 肛肠肌电图测定

可发现肛门内外括约肌和耻骨直肠肌有无在排便时产生反常的肌电活动。

5. 电子结肠镜检查

主要目的是排除肠道器质性病变，有时可见结肠黑变病。

6. 球囊排出试验

主要用于评价受试者排便动力或直肠的敏感性。正常人很容易排出 50 mL 体积的球囊，而结肠慢传输型便秘患者则只能排出较大体积的球囊，甚至当球囊充至 200 mL 以上方能将其排出。

## 五、治疗

对于结肠慢传输型便秘的治疗，首先是严格的内科治疗，在内科治疗无效时可考虑外科治疗。内科治疗包括：①多进食新鲜蔬菜和水果。②多饮水。③多运动。④养成良好的排便习惯。⑤正确认识便秘带来后果，调整好心态，避免出现由于过度精神紧张造成的精神症状。⑥合理应用药物，即达到通便作用，又防止药物带来不良反应。在医生指导下经过较长时间系统的内科治疗，确实排便困难者可考虑手术治疗。

### （一）外科治疗手术指征

结肠慢传输型便秘的外科手术，除手术引起的并发症外，手术治疗后有一定复发率，故应慎重。

有以下条件者可考虑手术治疗：①符合功能性便秘罗马Ⅲ诊断标准。②多次结肠传输时间测定证实结肠传输明显减慢。③病程在 3 ~ 5 年，系统的非手术治疗无效。④严重影响日常生活和工作，患者强烈要求手术。⑤无严重的精神障碍。⑥排便造影或盆腔四重造影，了解是否合并出口梗阻型便秘。⑦钡灌肠或电子结肠镜检查，排除结直肠器质性病变。⑧肛门直肠测压，无先天型性巨结肠的证据。

### （二）手术方式

目前，在结肠慢传输型便秘外科治疗中，面临三个方面问题：①患者对手术疗效要求高：不但希望有良好的排便和控便功能，而且要求术后不发生各种并发症。②结肠慢传输型便秘手术治疗后有一定复发率。③选择什么样的手术方式最合适，难以评估。中华医学会外科学分会结直肠肛门学组和中华医学会消化病学分会胃肠动力学组多次召开学术会议，内外科胃肠专家一起对便秘诊治问题进行专题讨论，先后发表了便秘外科诊治指南（草案）和中国慢性便秘的诊治指南。目前，结肠慢传输型便秘手术方式有以下几种：①全结肠切除回肠直肠吻合术。②次全结肠切除盲肠或升结肠直肠吻合。③阑尾或回肠造口顺行灌洗术。④回肠末端造口术。⑤结肠旷置术。应根据患者的不同情况选择不同的手术方式。

1. 全结肠切除回肠直肠吻合术

（1）适应证：结肠慢传输型患者。尤其适应于病史较长，年龄偏大的患者。

（2）手术方法：全结肠切除回肠直肠吻合术有开腹全结肠切除术和腹腔镜全结肠切除术，目前多采用后者。

（3）术中注意的问题：①用超声刀沿结肠壁分离结肠系膜，每次分离系膜不应过多，避免出血、延长手术时间。②因为结肠位于腹腔不同部位，术中要变换多个手术视野，操作较困难，术者要有耐心。③分离脾区结肠时，不应过度牵拉，避免损伤脾脏。④在分离肝区结肠时，避免损伤十二指肠。⑤行回肠直肠吻合时，认清回肠系膜方向，不要发生将旋转的回肠与直肠吻合。⑥彻底止血，以防术后出血。⑦腹腔用防止肠粘连的药物。

2. 结肠次全切除术

（1）适应证：结肠慢传输型患者。尤其适应于病史相对较短，年龄较轻的患者。

（2）手术方式：结肠次全切除术主要包括两大类：①保留回盲瓣、盲肠和部分升结肠的结肠次全切除术：常用的肠道重建方式有升结肠直肠吻合或盲肠直肠吻合术。②保留远端乙状结肠的结肠次全切除术：行回肠乙状结肠吻合术。目前，结肠次全切除术后，多采用升结肠直肠吻合或盲肠直肠吻合术。保留远端乙状结肠的结肠次全切除术多不采用。

保留回盲瓣、盲肠和部分升结肠的结肠次全切除后，肠管吻合方式分为顺蠕动（图 10-1）和逆蠕动（图 10-2）两种。顺蠕动吻合即以升结肠与直肠端端吻合，而逆蠕动吻合则以盲肠底部与直肠行吻合。1955 年，Lillehei 和 Wangensteen 提出了向左扭转结肠系膜的顺蠕动升结肠直肠吻合术（图 10-1A）。1964 年，Deloyers 设计了另一种向头侧扭转盲肠的顺蠕动升结肠直肠吻合术（图 10-1B）。1984 年，Ryan 和 Oakley 提出传统的盲肠直肠吻合术（图 10-1C），即直肠盲肠端侧吻合术，因操作烦琐在国内外运用较少。国内外文献中报道的结肠次全切除、盲肠直肠吻合术其实大部分为升结肠直肠吻合术。因为解剖学上真正的盲肠位于回盲瓣水平以下。结肠次全切除、升结肠直肠吻合术一般保留回盲结合部以上 5 ~ 10 cm 升结肠，直肠离断处在骶骨岬稍下方，可切除上 1/3 的直肠。手工或经肛门以吻合器行升结肠 - 直肠端端吻合。由于在吻合时，需将剩余升结肠、盲肠进行翻转，在一定程度上扭转回结肠血管，操作较复杂，且可能增加肠梗阻发生率。

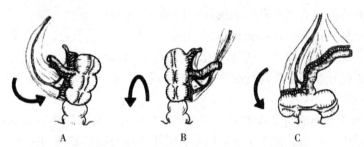

图 10-1　结肠次全切除、顺蠕动升结肠直肠或传统的盲肠直肠吻合术示意图

A、B. 升结肠直肠吻合；C. 直盲端侧吻合术

意大利学者 Sarli 于 2001 年首先报道了结肠次全切除、逆蠕动盲肠直肠吻合术（图 10-2）。该术式以盲肠底部与直肠中上段行吻合，不需要对结肠、盲肠进行位置上的大调整。目前，在中国、法国、俄罗斯等国家得到逐步推广。结肠次全切除、逆蠕动盲肠直肠吻合术开放手术操作步骤如下：①患者取截石位。②连同盲肠一起游离升结肠、横结肠、降结肠及乙状结肠。③保留回盲瓣以上 5 ~ 7 cm 离断升结肠。④在骶岬下方离断直肠。⑤切除阑尾。⑥直肠残端置入吻合器抵钉座（头端），升结肠切除断端置入吻合器器身，旋紧吻合器将盲肠牵入盆腔，以吻合器吻合盲肠底部和直肠残端。⑦结肠断端缝闭。

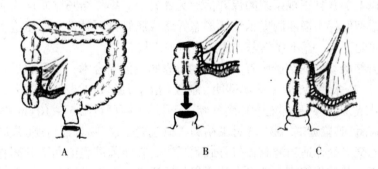

图 10-2　结肠次全切除、逆蠕动盲肠直肠吻合术示意图

A. 结肠次全切除、阑尾切除；B 和 C 端端逆蠕动盲肠直肠吻合

升结肠保留 5 ~ 7 cm 即可，以免导致术后便秘不缓解或复发。保留升结肠的作用主要是为了保留回盲瓣和便于器械吻合。目前，越来越多的学者尝试运用腹腔镜技术行结肠次全切除、逆蠕动盲肠直肠吻合术，并取得了良好的初步效果。

结肠次全切除后回肠乙状结肠吻合术是为了减少术后腹泻和肠梗阻发生率的另外一种选择，在临床工作和国内外文献中亦较少选用和报道。该术式希望能够通过保留的部分乙状结肠起一定的储存和吸收功能，此外更少的肠段切除和盆腔操作从理论上似乎可以减少肠梗阻发生率。关于保留 5 ~ 10 cm 远段乙状结肠是否可以减少术后腹泻和便秘复发的风险，目前的文献报道尚不能很好地回答这个问题。一些作者认为，结肠次全切除、回肠乙状结肠吻合术增加了术后便秘复发的概率，导致部分患者需改行结肠全切除术。由于不同研究中术前评估手段、手术适应证选择、手术方式等不同，因此很难分析患者便秘复发的确切病因。运用核素扫描的方法发现，更多的结肠慢传输型便秘患者核素滞留于左半结肠。所以，更有学者提出结肠切除远端必须超过乙状结肠和直肠交界处，认为此点是预防术后便秘复发的关键。

3. 顺行结肠灌洗术

（1）适应证：主要用于不能耐受较大手术的严重便秘患者，脊髓损伤后长期卧床的便秘患者。该手术优点是大便仍然从肛门排出，腹部的阑尾或回肠造瘘口不必戴造口袋，患者较容易接受。

（2）手术方法：①阑尾造瘘顺行灌洗术，经腹腔将阑尾造口于右下腹部，切开阑尾末端，以备行结肠灌洗。②回肠末端造瘘顺行灌洗术，经腹腔将末端回肠离断，回肠近端与升结肠行端侧吻合术，回肠远端造口于右下腹部，以备行结肠灌洗。

顺行结肠灌洗术是将灌洗管插入造口的阑尾或回肠，进行顺行灌洗。通过结肠灌洗可以训练结肠规律的蠕动，建立条件反射，达到正常排便规律的目的。对严重的结肠慢传输型便秘患者可缓解症状，解除痛苦，减轻患者的心理负担。灌注方法是用温开水 500 ～ 1 000 mL，规律灌洗，经过一定时间，可建立排便反射。目前国外已开展用腹腔镜行此手术，国内尚未见报道。

4. 回肠末端造口术

（1）适应证：主要用于不能耐受较大手术的严重便秘患者，脊髓损伤后长期卧床的便秘患者。该手术缺点是增加患者心理压力和术后护理工作。但是，对于不能行结肠灌洗的家庭，采用该手术方式较好。

（2）手术方法：经腹将末端 20 cm 左右的回肠离断，回肠远端关闭，回肠近端造口于右下腹部。

5. 结肠旷置术

结肠旷置术主要理论基础是结肠具有蠕动功能，蠕动使得粪便可直接由手术后新建的正常通道通过。此术式虽然阻断了近端肠管内容物的通过，但由于旷置的结肠本身的功能并未丧失，这段结肠的分泌、吸收等功能依然存在，其旷置结肠内的分泌物、黏液等可从远端流出。当粪便进入直肠，在其产生的压力尚未达到排便的反射压时，直肠与旷置结肠间就存在一定压力梯度差，此时直肠压力大于结肠的压力，故少部分粪便反流至旷置结肠，也正因此增加了重吸收水分的肠道黏膜面积，以及扩宽了贮存粪便的空间，故不易发生严重腹泻并发症，避免了从一个极端走向另一个极端。

（1）手术适应证：①有长期便秘病史，病程在 3 年以上，无便意或便意差，伴有腹胀、腹痛等。②经长期（至少半年以上）并且正规系统的保守治疗无效者。③排除结肠器质性疾病。④结肠传输试验明确诊断为结肠慢传输型便秘；钡灌肠提示结肠形态异常或肠管排列异常；排便造影排除出口梗阻型便秘。⑤胃及小肠蠕动功能正常。⑥不伴焦虑、忧郁等精神症状。

（2）手术方法：升结肠切断的结肠旷置、逆蠕动盲直肠端侧吻合术：①开腹后，探查结肠的情况。可发现病变结肠段充气、扩张明显，管壁菲薄透明，刺激（指叩）肠段均蠕动反应不启动或明显蠕动缓慢。②游离回盲部及部分升结肠，使回盲部能下移到盆腔，于升结肠距回盲瓣 5 ～ 10 cm 处切断肠管及其系膜，先将远端肠管的切口封闭，旷置远端结肠。③近端结肠行荷包缝合，将吻合器钉座（头端）纳入近端结肠内，收紧荷包缝合。④直乙交界处作适当游离，打开腹膜反折，在骶前筋膜前间隙分离直肠，直肠前分离时男性患者注意保护精囊腺及前列腺，女性患者注意保护阴道壁，向下继续分离。⑤扩肛并经肛门置入吻合器器身，尖端自腹膜反折处直肠右壁穿出，将近端升结肠及盲肠向内侧翻转，连接钉座与吻合器器身，合拢后收紧至安全刻度，旋紧吻合器时盲肠被牵入盆腔，将保留之回盲部与直肠行端侧吻合，从而使结肠成为一个 Y 状结构，旷置的结肠内容物亦可顺利排出。⑥吻合完成后，将吻合口上方升结肠、盲肠与直肠、乙状结肠并行缝合 5 cm。⑦用生理盐水、甲硝唑反复冲洗腹腔，盆腔置入引流管，关闭腹膜创面后逐层关腹。

升结肠不切断的结肠旷置、逆蠕动盲直肠端侧吻合术：①进腹后适当游离回盲部和部分升结肠，使回盲部能下移到盆腔。②在回盲部结合处以上 7 ～ 10 cm 升结肠，用消化道直线闭合器闭合升结肠不切断。③分离系膜，切除阑尾。④距回盲瓣外侧回盲部尖端置入吻合器钉座（头端）于盲肠内，扩肛并经肛门置入吻合器器身。距腹膜反折处 5 ～ 8 cm 直肠右前侧壁作为吻合口。⑤旋紧吻合器时盲肠被牵入盆腔，以吻合器吻合盲肠底部和直肠右前侧壁。完成盲直肠端侧吻合。⑥冲洗腹腔，盆腔置入引流管。

结肠旷置、回肠和直肠侧侧吻合术：游离末段回肠和直肠上段，行回肠和直肠侧侧吻合术，关闭肠间裂孔防止内疝。

改良结肠旷置术：①游离回盲部及部分升结肠，距回盲瓣 5～10 cm 切断升结肠及其系膜，远端升结肠关闭，近端升结肠及盲肠向内侧翻转，与直肠中上段行端侧吻合，其余结肠旷置保留。②吻合完成后，将吻合口上方盲肠、升结肠与乙状结肠并行缝合 5 cm。然后人工制作乙状结肠人工瓣膜，手术方法是在吻合口上方乙状结肠缝合形成三处皱襞，每处皱襞的间隔为 3 cm，针间距为 2 cm。本术式对保留回盲瓣的结肠旷置术进行了改良，增加了升结肠与乙状结肠的并行缝合和乙状结肠人工瓣膜。并行缝合改变了结肠内压力传导方向，人工瓣膜对粪便反流有节制作用，可有效防止术后旷置结肠的粪便反流，避免因粪便反流所诱发的腹胀和腹痛等并发症。

腹腔镜结肠旷置回肠直肠侧侧吻合分流术：①自回盲部向下寻找回肠 20～30 cm，牵拉至腹膜反折处，确定无张力。钳夹标记。②取下腹正中切口约 3 cm，进腹提出标记好的回肠，纵行切开，置入 25 mm 吻合器抵钉座，荷包缝合，收紧结扎荷包后还纳腹腔。③重新建立气腹后自肛门置入吻合器，根据结肠慢传输型便秘患者的年龄、症状严重程度和肛门括约肌功能等，调整吻合口的位置。于直肠前壁腹膜反折处上方 2～5 cm 行回肠直肠侧侧吻合。④检查回肠直肠吻合圈完整、吻合口有无血肿、有无张力。⑤关闭切口。

腹腔镜回肠直肠侧侧吻合分流术有望解决盲袢综合征和结肠失用性萎缩。近年结肠旷置、盲肠直肠吻合术治疗顽固性便秘的报道越来越多。该术式具有创伤小、并发症发生率低的优点，Pinedo 等也认为该术式有一定优势。但因旷置结肠为盲袢，术后腹胀、腹痛的症状仍然存在，影响了手术效果，有部分患者需要再次手术。腹腔镜回肠直肠侧侧吻合分流术有望解决盲袢综合征和结肠失用性萎缩的问题。由于进行了分流，减轻了结肠的负担，因此出现潴留的情况较少。钡灌肠也证实可以达到顺行灌肠的效果。

（3）结肠旷置术的优点：①保留回盲部和回盲瓣，保障水、电解质、胆盐和维生素 B$_{12}$ 的吸收。②保留盲肠和部分升结肠能起到类似于储粪袋作用。对排便有缓冲作用，改善术后腹泻症状。③操作方便，疗效可靠。④因只游离回盲部，腹腔干扰小，手术创伤非常轻微，术后恢复快，并发症低，临床效果满意。

（4）手术前后的处理：术前准备：结肠慢传输型便秘患者因其排便障碍，故肠道准备较之普通肠道疾病的手术要提前进行。通常要提前 5 d 以上，用刺激性泻药逐日加量，并在术前一天再结合其他肠道清洁方法达到肠道清洁的目的。

术中注意事项：术中操作要注意吻合口位置不能过高和过低，以吻合口位于直肠上段、腹膜反折以上为适中。因过高临床效果不好，过低易并发腹泻。

术后处理：禁食，持续胃肠减压。肛门排气后，进食流质饮食，第七天后改为半流质饮食。静脉补液，维持水和电解质平衡及营养支持。术后应用抗菌药物，预防感染。

心理治疗：在围术期要不断地给予患者心理治疗，从结肠的生理病理、排便的生理等方面，尽可能解除其对便秘的种种疑虑，增强患者战胜疾病、恢复生活的信心。

（5）术后并发症：部分患者在行结肠旷置术后出现了类似术前的症状，如腹胀、腹痛，尤其以左侧腹为甚；情绪烦躁；甚至呃逆频频，恶心欲吐等。使用泻剂协助排便之后上述症状则减轻或消失。经肠镜检查发现，旷置的残余结肠段有不同程度的干便积留，甚至有的形成粪石状，我们把这一系列症状称为"旷置结肠综合征"。

从临床上观察，此术式虽然阻断了近端肠管内容物的通过，但由于肠管本身的功能并未丧失，这段肠道的分泌、吸收等功能依然存在，其内的分泌物、黏液等可从远端排出，而远端的粪便在蠕动时也可能反流进入旷置的肠段。又由于它们的神经节、肌肉等病理改变，肠道动力的减弱，致旷置肠段的内容物无法被排出，日久即形成不同程度的干便积留，甚至是形成粪石，从而术后患者会出现左侧腹胀、积便感。

从结肠的病理学研究和临床观察可以得出，结肠旷置术造成的旷置结肠综合征是具有病理学理论支持的。有人对旷置的结肠行钡灌肠检查，结果显示 3 d 内旷置结肠钡剂基本排空，腹部透视亦无异常，说明旷置的肠管在缺乏小肠节段性蠕动张力的推动下仍存在自身运动，不会因"失用"而丧失其运动功能。对出现旷置结肠综合征的患者，我们分析认为这些反流的粪便在进入结肠后，由于水分的吸收，虽然粪质变干，但是毕竟量少，主要还是归因于其结肠本身的病变，由于结肠神经节、肌肉等病理改变，而导致肠道动力的减弱。

# 第四节　慢性顽固性便秘

慢性便秘是由不同的病因所引起的十分常见而又复杂的临床症状，主要是指不经常排便或排便困难以及排出干结的粪便。便秘病人可能就诊于不同的学科，但顽固性便秘常就诊于消化内科和肛肠或胃肠外科。美国每年有 400 万以上的人因便秘就诊，发病率约 2%；每年有 200 万～300 万便秘病人用泻剂辅助排便，住院病人的出院诊断中有便秘一项者有 92 万人，约 900 人死于便秘或与便秘有关的疾病。北京、天津地区普通人群的便秘患病率相近，分别为 4.6% 和 4.43%。60 岁以上老年人的便秘患病率明显增高，天津地区对普通人群的调查显示，60 岁或 60 岁以上的便秘者达 50% 以上，脑力劳动者多于体力劳动者，分别为 5.7% 和 3.4%。

## 一、定义

便秘不是一种疾病，而是一种可见于多种疾病的症状群，不同的病人有不同的含义，近年来，对慢性便秘的定义提出了量化的指标。在不用通便剂的情况下，1 周自发性排空粪便（spontaneous complete defecation，SCD）不超过 2 次，且 1/4 以上的时间内至少具有硬便、排便困难或排便不畅三项之一，为时 3 个月以上，称为慢性便秘。便秘病人可伴有腹痛、腹胀等症状。顽固性便秘病人常依赖于药物才能排便，或对各种治疗无反应。重度或顽固性便秘病人常焦虑不安，不能坚持工作和正常生活，生活质量受到明显影响。临床上，因便秘诊治的病人数量和耗资巨大。不少病人由于疗效不佳，滥用泻药，反而加重了病情。

## 二、病因

正常排便要求结肠和肛门直肠有正常的功能。粪便在结肠内以正常的速度通过，到达直肠后刺激直肠引起肛门直肠反射，再依赖于正常的盆底肌群的协调运动，使粪便顺利排出。以上排便生理上任何环节的异常均可导致便秘，包括：①平滑肌功能异常，导致肠内容物通过减慢，直肠感觉阈值增加，低级或高级中枢神经功能异常，排便反射敏感性降低。②肛门和盆底肌群的功能不协调，使排便时肛门括约肌呈反向性收缩，导致肛门出口阻力增加，排便困难。

全国便秘诊断、治疗标准研讨会对便秘的原因进行了详细地探讨，将便秘的病因分为六类二十七条。

1. 不合理的饮食习惯和不良的排便习惯

（1）饮食摄入量不足（食物含纤维素少）。

（2）过度吸收（粪便量少）。

（3）平日运动量少。

（4）人为抑制便意。

（5）滥用泻剂。

（6）环境改变。

2. 结肠、直肠功能性障碍及器质性病变

（1）结肠机械性梗阻：良性与恶性肿瘤、扭转、炎症（憩室炎、阿米巴病、结核、性病性肉芽肿）、缺血性结肠炎、吻合口狭窄、慢性套叠、子宫内膜异位症等。

（2）直肠、肛管出口处梗阻：①肛管，狭窄、痔、裂。②直肠，直肠前膨出、直肠黏膜内套叠、盆底痉挛综合征、会阴下降综合征。③结肠神经病变及结肠肌肉异常，先天性巨结肠、后天性巨结肠、传输性结肠运动缓慢、肠易激综合征。

3. 结肠神经异常

（1）中枢性：各种脑部疾患、脊髓损伤、肿物压迫、多发性硬化症。

（2）支配神经异常。

4. 精神障碍

①抑郁症。②精神病。③神经性厌食。

5. 医源性

①药物（可待因、吗啡、抗抑制剂、抗胆碱剂、铁剂）。②制动。

6. 内分泌异常及代谢性疾病

①甲状腺功能低下。②甲状旁腺功能亢进。③高钙血症。④低血钾症。⑤妊娠。⑥糖尿病。⑦垂体功能低下。⑧嗜铬细胞瘤。⑨原发性或继发性脱水。⑩铅中毒。⑪老年、营养障碍。

在国外，对便秘的分类方法较多，如有根据病因将其分为原发性和继发性的；有根据部位分为结肠型、直肠型的；也有根据病理分为功能性和器质性的。在这些便秘当中，与外科治疗关系密切的主要是结肠、直肠的器质性病变，如乙状结肠冗长、出口处梗阻等。

## 三、检查方法

为了制订合理的治疗方案，治疗前详细评估便秘的动力障碍类型非常必要。目前，用于调查便秘的方法有结肠通过时间测定、肛门直肠测压及排粪造影等（表10-1）。

表10-1　调查慢性便秘的有关检查方法

| 检查方法 | 检查目的 |
| --- | --- |
| 胃肠通过时间 | 测定通过时间和判断便秘类型 |
| 肛门直肠测压 | 测定肛门括约肌功能和神经反射 |
| 直肠壁感觉和顺应性测定 | 测定排便阈值和直肠壁的顺应性 |
| 排粪造影 | 检测排粪功能及肛门直肠角的变化 |
| 肛门外括约肌肌电图测定 | 了解是肌源性或是神经源性异常 |
| 阴部神经潜伏期测定 | 了解是否存在神经传导的异常 |
| 超声内镜 | 判断有无肛门括约肌受损及其程度和方位 |

1. 结肠运输时间测定

结肠运输时间测定是采用不透X线标志物测算胃肠通过时间（gastrointestinal transit time，GITT）。包括全胃肠、结肠及不同节段结肠的通过时间。国内所制定的统一标准：口服1枚内装20粒不透X线标记物的胶囊72 h后摄片，结肠标记物剩余数72 h ≥ 4粒，可诊断为结肠慢传输型便秘（STC）。实际上STC的诊断不仅要根据72 h标记物剩余数的多少，还要看剩余标记物在各部结肠分布的情况，以助评估慢传输结肠病变的程度、部位和范围及是否有出口梗阻。结肠运输实验的结果易受到被检者的生活规律、情绪、饮食等多种因素的影响，所以不能仅凭检查的结果而轻易做出诊断。最近同位素扫描法被认为是肠道运输的金标准，常用 [111]In 标记颗粒检测从回盲部到直肠的运输过程，24 ~ 48 h可获得结果，但目前尚未普及应用。这是诊断结肠慢传输型便秘不可缺少的检查，但应与其他生理检查进行综合分析。

在多数情况下，结肠节段运输时间延长是出口处梗阻的结果，随着梗阻的解除这种异常可以恢复正常。只有在直肠排空功能正常或治疗后排空功能恢复正常后仍有便秘的情况下，结肠传输试验才能发现真正的原发性结肠慢传输型便秘。

2. 肛管直肠压力测定

病人取左侧卧位，先不做直肠指检，将球囊或探头置于肛管内，测量肛管静息压和最大缩窄压。然后将球囊送入直肠壶腹部测量直肠静息压，导管接拖动装置测括约肌功能长度。换双囊导管，大囊置于壶腹，小囊置于肛管，向大囊内快速充气 50～100 mL，肛管压力下降且时间 > 30 s 为肛管直肠抑制反射阳性。所测得肛管括约肌的压力、直肠容量及其顺应性以及肛管直肠抑制反射（RAIR）是否存在，并可协助诊断有无直肠前突和黏膜内脱垂。若 RAIR 存在，则可除外巨结肠症；若 RAIR 不存在或有疑问，则可行肛管直肠切断术以协助诊断。

3. 排粪造影检查

经肛管注入 300～400 mL 钡剂，让病人坐在特制的排粪桶上，X 线侧位透视下调整位置，使左右股骨重合并显示耻骨联合。以通过肠腔内钡剂的显影来观察直肠和盆底在动静态下的 X 征象，为功能性出口梗阻的诊断奠定了基础，特别是对直肠形态的改变判断已很准确。由于盆腔造影同步排粪造影可使盆腔同时显影，所以增强了对盆底病变的观察。四重造影进一步使直肠、盆腔、子宫、膀胱全盆脏器同时显影，使对肠疝、腹膜疝、子宫后倾、膀胱脱出等诊断更为准确。

4. 直肠感觉功能测定

包括直肠扩张试验和直肠黏膜电感觉试验，分别通过直肠内球囊注气或电感受测试直肠感觉阈值。方法是将球囊导管插入壶腹，每隔 30 s 注气 10 mL，当受试者刚开始有直肠扩张感觉时，记录注入的气体量，此即为直肠感觉阈值，以后每次注入 50 mL，当受试者出现排便紧迫感时，即为排便容量阈。继续注气当出现无法忍受的排便感觉时或疼痛时为最大耐受容量。慢性便秘病人直肠感受功能常常下降，而结直肠炎病人直肠敏感增加。

## 四、治疗

便秘治疗宜采取综合措施和整体治疗，以改善或恢复肠道动力及排便的生理功能。

1. 一般治疗

注重改变生活方式，对那些饮水量很少、膳食中纤维太少以及活动少的便秘病人，应鼓励增加晨起一次性饮水量、每日的膳食纤维摄取量和活动量。增加饮水和膳食纤维能增加和保留粪便内的水分，使粪便变软，体积变大。膳食纤维能加快胃肠通过速度。同时，应消除某些诱因尤其是引起便秘的药物因素。避免滥用泻药，因为长期服用大剂量刺激性泻药，可以损伤肠壁神经丛细胞，加重便秘。

2. 药物治疗

药物治疗的目的是软化粪便，促进肠道动力，刺激排便。临床上可根据便秘的程度、类型和性质，选用合适的通便剂（表10-2）。

表10-2　便秘的药物治疗

| 药物分类 | 举例 | 作用 |
| --- | --- | --- |
| 长性泻药 | 欧车前、麦胶等 | 强吸水性，增加容积，松软粪便，加强刺激 |
| 渗透性泻药 | 福松（聚乙二醇 2000） | 增加容积，松软粪便，加强刺激 |
| | 杜秘克（乳果糖） | |
| 盐类泻药 | 镁盐，如硫酸镁 | 高渗盐吸收大量水分，增加容积，松软粪便 |
| 润滑剂 | 液状石蜡、麻仁润肠丸 | 润滑和松软粪便 |
| 刺激性泻药 | 番泻叶、鼠李、酚酞、蓖麻油 | 刺激肠道动力和分泌 |
| 肠促动力药 | 西沙必利、普卡必利 | 作用于肠神经丛（ENS）的 5-HT$_4$ 受体，并刺激神经递质，刺激肠动力 |
| 软化剂 | 开塞露、灌肠 | 松软粪便，刺激排便 |
| 中药 | 通便灵、新清宁片 | 辨证施治 |
| 微生态制剂 | 培菲康、丽珠肠乐 | 纠正肠内异常菌群 |

3. 心理和生物反馈治疗

除药物以外，有些便秘病人需要接受心理或生物反馈治疗。严重便秘病人常有焦虑或伴有抑郁，有一半以上盆底痉挛综合征病人有应激史，包括手术、分娩等，焦虑可加重便秘，因而，这些病人需接受心理治疗。虽然抗抑郁、焦虑药有引起便秘的不良反应，但有些便秘病人由于症状严重，终日虑及如何排出粪便，精神异常焦虑，对该类病人抗焦虑治疗是必要的。

对一些盆底痉挛综合征的病人，如治疗不满意，可以选择生物反馈治疗，纠正病人在排便时肛门括约肌和盆底肌的不协调运动。该法系让病人在排便时腹肌用力，而盆底包括肛门外括约肌则放松，使之引起适宜的腹内压和肛门括约肌的压力梯度，从而达到排便的效果。

4. 外科治疗

便秘手术治疗的主要适应证是慢通过型便秘。对一般治疗和药物治疗无效、严重影响工作和生活的病人，可以考虑手术切除结肠。但在对慢通过型便秘手术治疗的评估中，应注意有无并发出口梗阻性便秘。对于出口梗阻性便秘的手术治疗指征，目前已逐渐取得一定的共识。由于出口梗阻性便秘常并发肛门直肠以及盆底的解剖结构异常，如直肠前膨出、直肠脱出等，因此对是否需要手术和怎样手术，应进行分析和判断，对手术后疗效做出术前预测。某些肛门痉挛的病人合并的直肠前膨出，在进行直肠前膨出纠正术后，仍可能存在排便困难，这在术前应充分估计到，要在病人全面理解，完全同意的基础上才能进行。

# 第五节　习惯性便秘

习惯性便秘（habitual constipation，HC）是指原发性持续性便秘。如果只是排便间隔时间超过 48 h，无任何痛苦时，则不属于便秘。习惯性便秘在临床上把它视为一个独立的疾病。便秘是指比健康时便次减少，粪质干硬、排便困难及患者有不舒适的感觉而言。笔者在临床上经常遇到这类患者，虽然中老年人较多见，但每个年龄组均可见到，在治疗上均感到棘手。

## 一、病因

1. 原发性（功能性）便秘的原因

正常情况下，从横结肠开始的推进性集团蠕动每日发生 3 ~ 4 次，使粪便进入直肠，引起便意。这种蠕动是胃 – 结肠反射引起，故常发生在进食后。一般正常人多于每日早餐前后形成了排便 1 次的习惯。便秘常见原因有：①结肠功能紊乱：如肠易激综合征。②食物过少或过精，缺少纤维残渣对结肠运动的刺激。③妊娠：妊娠后期平滑肌动力减低，可能是由于黄体酮的作用所致。④生活规律的改变。⑤某些药物：如鸦片、吗啡、可待因、抗胆碱能和神经节阻滞药、镇静药、抗郁药、某些制酸剂（碳酸钙、氢氧化铝）等。此外，经常应用灌肠和服用泻药，可使肠道的敏感度减弱，以致引起或加重便秘。

2. 便秘一般分类

①按病因性质分为原发性（功能性）便秘和继发性（器质性）便秘。②按解剖部位分为结肠性便秘和直肠性便秘。③按结、直肠平滑肌状态分为弛缓性便秘和痉挛性便秘。

## 二、临床表现

1. 一般表现

便秘患者由于粪块在乙状结肠和直肠内过度壅滞，常觉左下腹胀压感，且有里急后重，排便不畅等症状。痔疮常为便秘的继发症而出现。习惯用泻药或洗肠的患者，由于胃肠运动功能的紊乱，可有中上腹饱胀不适、嗳气、反胃、恶心、腹痛、腹鸣、排气多等表现。长期便秘部分患者可有食欲不振、口苦、精神萎靡、头晕、乏力、全身酸痛等症状。少数患者有骶骨部、臀部、大腿后侧隐痛与酸胀感觉，系由于粪块压迫第三、四、五骶神经根前支所致。

粪便形状常成为患者的特有的主诉。直肠便秘者排出的粪便多数粗大块状，而结肠便秘则多为小粒，类似羊粪状。硬便的机械性刺激引起直肠黏膜分泌黏液，常覆在硬粪的表面及缝隙间，有时呈黏液膜状排出。便秘患者有时于排便过程中，突然腹痛发作，开始排出硬便，继之有恶臭稀便排出称为"假性腹泻"。

2. 便秘者多无明显体征

痉挛性便秘者，可触及痉挛收缩的肠管；直肠便秘时，左下腹部可触及质硬肿块，系滞留的粪块，在排便后肿块消失。

3. 钡餐检查

对观察胃肠运动功能有参考价值。在张力减退性便秘者，可看到钡剂到达结肠后排空明显延迟，在左侧结肠内长期停滞，能显出扩张的直肠壶腹。痉挛性便秘者，可见钡剂在结肠内被分成许多小块，并可见由于逆蠕动已到达降结肠或乙状结肠的钡剂，有时又逆行到横结肠的征象。胃肠 X 线钡剂检查的更大意义在于排除肿瘤、结核、巨结肠症等器质性病变致梗阻而引起的便秘。

4. 直肠、乙状结肠镜及纤维结肠镜检查

可直接观察肠黏膜的状态、肿瘤、狭窄等，并可做组织活检，明确病变的性质。在习惯性便秘患者，由于粪便的滞留和刺激，结肠黏膜特别是直肠黏膜常有不同程度的炎性改变，表现为充血、水肿、血管走向模糊不清。在痉挛性便秘者，除炎症改变外，有时肠镜下可见肠管的痉挛性收缩，表现为肠壁向腔内聚拢，肠腔收缩变窄，推进肠镜困难，稍停片刻痉挛可缓解。

## 三、诊断与鉴别诊断

习惯性便秘的诊断须依靠病史，分析便秘的原因，配合指诊可做出便秘的诊断。必要时可进行胃肠道 X 线钡灌肠和（或）结肠镜检查，以排除器质性疾病，确定习惯性便秘的诊断。便秘患者的发病年龄有时可提供线索。如年幼开始就有顽固性便秘时，应想到过长结肠和先天性巨结肠症的可能；中年以上患者，排便习惯一向规律，逐渐发生顽固性便秘时，应注意除外结肠癌，选择必要的 X 线检查及结肠镜检查尤为重要。

## 四、治疗

根本的治疗在于去除病因。对于习惯性便秘者，应建立合理的饮食和生活习惯。纠正不良习惯、调整饮食内容，增加富含纤维素的蔬菜和水果，适当摄取粗糙而多渣的杂粮，如标准粉、薯类、玉米、大麦等。油脂类的食物、凉开水、蜂蜜均有助于便秘的预防和治疗。

合理安排工作和生活，做到劳逸结合。适当的文体活动，特别是腹肌的锻炼有利于胃肠功能的改善，对于长期脑力劳动，久坐办公室少活动者更为有益。

养成良好的排便运动习惯。建立每日按时排便运动产生条件反射。对神经衰弱的患者，可适当服用安慰剂调节自主神经中枢的功能。对有肛裂、肛周感染、子宫附件炎的患者，应及时给予治疗，消除其以反射方式影响排便，造成便秘。

经上述处理未能解除的顽固性便秘患者，主要应选择润滑性药物治疗，必要时可考虑酌情使用下列药物。如甘油或液状石蜡，硫酸镁或氧化镁、山梨醇、半乳糖果糖苷、酚酞、番泻叶、大黄苏打片、通泰胶囊。另外还可以采用温盐水或肥皂水灌肠以及使用开塞露或甘油栓剂均有一定疗效。

# 第六节　出口处梗阻型便秘

出口处梗阻型便秘（OOC）又称盆底肌功能不良，是一组导致顽固性便秘的常见疾病，过去对这一组疾病认识不清，目前国内、外报道逐渐增多，而且愈来愈受到人们的重视。

## 一、分类

出口处梗阻型便秘按盆底和肛门括约肌解剖结构与生理功能的病理变化分为盆底肌失弛缓综合征（SPFS）和盆底肌松弛综合征（RPFS）两类，依其病变盆底肌失弛缓综合征包括内括约肌失弛缓症（ISAI）、耻骨直肠肌痉挛（PRMS）、耻骨直肠肌肥厚（PRMH），后二者又称为耻骨直肠肌综合征（PRS）；盆底肌松弛综合征包括直肠前突（RC）、直肠前壁黏膜脱垂（AMP）、直肠脱垂（IRP）、直肠内套叠（IRI）、肠疝（EC）、会阴下降（PD）、骶直分离（SRS）、内脏下垂（SP）。由于 CFC 常以混合型便秘（MC）形式出现和出口处梗阻型便秘本身两类病变可同时以并发病的形式发生，为获满意确切疗效，必须在排除慢传输型便秘前提下对治疗以出口处梗阻型便秘某一病变为主的同时处理并发病，因而往往涉及联合治疗。

## 二、临床表现及诊断

其主要表现为粪便在肛管、直肠处排出受阻，临床以排便困难为主要表现，其次有排便不尽感，有时须用手法协助排便。诊断要点：①有长期排便困难史：排便有时须用手法助排便，如用手指伸入直肠内挖大便；或在阴道内、会阴部加压协助排便。②体格检查有下列不同表现：如直肠指诊，肛管内压力较高、直肠黏膜向前膨出、直肠黏膜松弛、摒便可将直肠内手指排出、盆底肌不松弛。③排粪造影：直肠不能排空。④气囊逼出试验：气囊不能或延迟排出。⑤结肠运输时间测定：仅在乙状结肠、直肠处有延迟。

## 三、分类及治疗

出口处梗阻型便秘是一组盆底肌功能不良的疾病的总称，临床上常见的有直肠前突、直肠内脱垂、耻骨直肠肌综合征 3 种类型。严重出口处梗阻型便秘须手术治疗。现分述如下：

### （一）直肠前突（rectocele，RC）

直肠前突多发生在直肠前壁向阴道内突出，类似疝突出，又称直肠前膨出。由于直肠前突多见于女性，当排粪时，直肠腔中高压的作用方向改变，压力朝向阴道，而不向肛门口（图 10-3）。部分粪块陷入前突内不能排出，而当排粪用力停止后，粪块又可"弹回"直肠内，排粪不全或可迫使病人做更大用力，导致前突逐渐加深，形成恶性循环，致使便秘症状逐渐加重，患者不得不用手指插入阴道压迫阴道后壁将粪便挤出，有利于粪便排出。其原因多数与分娩引起的直肠阴道隔的损伤和长期用力排便有关；有人发现它与会阴下降的程度正相关，会阴下降愈重，直肠前突也愈重。这就可以解释未婚妇女中有时也可以出现直肠前突，其原因为盆底下降伴有的子宫下降所引起的阴道松弛所致，并无直肠阴道隔损伤。值得注意的是直肠前突常常伴有直肠内脱垂，因为二者与盆底同时有脱垂与松弛之故。

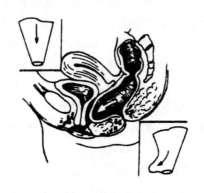

图 10-3 直肠前突

1. 分类

直肠前突可分为高位、中位和低位三型。低位直肠前突多因分娩时会阴撕裂所致，常伴肛提肌、球海绵体肌撕裂。中位直肠前突是最常见的类型，其薄弱区呈圆形或卵圆形，多位于肛提肌上 3 ~ 5 cm 处，也可延至近端 7 ~ 8 cm。这类直肠前突是由于直肠阴道隔松弛及随着年龄增大、经产、不良的排便习惯和腹腔压力增高出现渐进的直肠前壁松弛而造成。高位直肠前突由于阴道上 1/3 和子宫骶骨韧带的拉长造成，其缺损部位离肛缘约 8 cm，且通常与生殖器官完全脱垂和阴道后疝有关。

根据排粪造影所显示的影像，直肠前突的深度分为轻、中、重三度。正常应 < 5 mm；5 ~ 15 mm 为

轻度；15 ～ 30 mm 为中度；> 30 mm 为重度。

2. 临床表现及诊断

中老年妇女多见。主要症状为排便困难、费力、肛门阻塞感。Khubchandani 提出直肠前突所致的便秘可有以下特点：①不能排净大便。②排便时肛门处有持续压力下降感。③有肛门下坠感。④排便多需灌肠协助。⑤需在直肠周围加压才能排便。⑥须用手指插入阴道或直肠内才能排便。⑦将卫生纸卷或纸卷插入直肠诱导排便。⑧肛门处有陷凹或疝的感觉。

直肠指诊可确诊。膝胸位，于肛管上端的直肠前壁扪及易凹陷的薄弱区，嘱病人作用力排粪（摒便）动作时，该区向前下方突出或袋状更明显。排粪造影：是诊断直肠前突的可靠影像学依据。在造影照片上可见：①排便时直肠前下壁呈囊袋状向前突出，相应部位的直肠阴道隔被推移变形。②如果发现钡剂残留于前突的囊袋中，则是直肠前突导致排便困难的重要依据。③排粪造影还可显示直肠前突的深度和长度。排粪造影有钡液法和钡糊法，前者操作简便，后者较烦琐。但钡糊法与日常排粪较接近，且能显示钡剂滞留和嵌顿，其结果较真实、可信、可帮助决定是否应行手术治疗，是其优点。高位直肠前突应与阴道后疝相鉴别。阴道后疝是指阴道和直肠间的腹膜疝囊，其内容物包括小肠、肠系膜、网膜等。病人多有盆腔的沉重感和下坠感，特别是在站立时。这是由于疝囊内容物中肠系膜的重力牵引所致。诊断方法：当病人站立且有下坠感时，应用瓦尔萨尔瓦手法同时做直肠和阴道检查，若觉拇指和示指间有饱满感，表明有阴道后疝。若阴道后疝误诊为直肠前突而手术，则术中易损伤腹腔内容物，且直肠前突修补后很快复发。

3. 治疗

直肠前突若无坠胀及排便困难的症状，一般不必处理。只有引起严重症状时才予以治疗。首先应按松弛性便秘共同的非手术方法治疗。经非手术治疗无效可考虑手术治疗。对中度者酌情做联合治疗，对重度者手术修补效果最好；而国外许多学者则主张只要发现直肠前突，均须治疗，以免病情加重，同时认为在直肠前突未形成之前应注意治疗引起直肠前突之原因——便秘，一旦直肠前突形成则须治疗直肠前突之病因——直肠阴道隔薄弱，而不是直肠前突之结果——便秘。必须提出：单纯直肠前膨出较少见，绝大多数合并直肠内套叠，会阴下垂、肠疝等疾病，应同时给予处理，否则将影响治疗效果。

其手术指征为：①症状严重长达 1 年以上的单纯直肠前突。②排粪造影中直肠前突 > 3 ～ 4 cm，且有钡剂滞留在前突内一半以上。③若伴有直肠内脱垂或盆底疝及子宫脱垂后倒时，应结合同时处理。④无长期滥用含蒽醌的刺激性泻剂如大黄类等历史，无慢传输型便秘存在。

（1）套扎、注射、松解：作为一种联合疗法，其适用于直肠前突及合并盆底肌失弛缓综合征患者，鲁明良等用胶圈套扎法治疗直肠前突 48 例，有效率为 92.8%；曹树怀等用套扎注射法治疗直肠前突 50 例，总有效率为 100%，认为套扎疗法治愈率虽高，但远期疗效有待观察；喻德洪用硬化注射固定法治疗直肠前突 36 例，总有效率为 77.14%；李友谊用硬化注射加肛门内括约肌切断术治疗直肠前突合并内括约肌失弛缓症 34 例，总有效率为 100%；杨成荣等采取直肠前突修补缝扎加耻骨直肠肌切断术治疗直肠前突合并耻骨直肠肌综合征 56 例，总有效率为 100%。

（2）经肛门吻合器直肠黏膜环切术治疗：适用于直肠前突及其合并盆底肌松弛综合征者。梁秀芝报道用 PPH 治疗直肠前突合并痔脱出及直肠脱垂（IRI）100 例，总有效率达 79%；贺平等报道治疗直肠前突合并直肠前壁黏膜肌垂 15 例，有效率为 93.3%；董全进等报道治疗直肠前突合并经肛门吻合器直肠黏膜环切术 24 例，有效率达 79.16%，并随访 1 ～ 38 个月，显效率为 100%。PPH 的应用使得直肠前突和直肠脱垂、套叠的黏膜以及痔核的切除标准化，并使缝线与荷包缝合位置均得以量化，通过直肠壁 270° 范围的黏膜紧缩，使疝入阴道及脱垂的黏膜切除部分后向上悬吊或牵拉收紧固定，在保证局部血供的前提下恢复了肛管的通畅性，保留了正常的肛垫组织，符合生理解剖，并能一次治疗两种及其以上相适应的出口处梗阻型便秘的病变，手术操作安全方便、损伤小、时间短、恢复快，但有吻合口出血、肛门坠痛，腹胀和腹泻等弊端，又因钉仓容量限制，对范围较大的病变尚需同时两次或分期治疗。

（3）手术修补：对重度直肠前突者以手术修补为宜，手术修补的原则是修补缺损，消灭薄弱区。手术途径有 3 种：①经直肠：喻德洪做经直肠切开修补 51 例，总有效率为 76.5%；张鹏用涤纶布修补 18 例，远期有效率达 100%。②经阴道：丁义江等用切开缝合修补注射硬化剂治疗 36 例，显效率达 94.4%；韩进霖等做荷包缝合治疗 30 例，总有效率为 100%；杨向东等做横行折叠缝合 45 例，有效率达 96.44%。③经会阴：李云峰等做经会阴切开缝合直肠阴道隔、提肛肌、内括约肌、会阴浅横肌治疗 24 例，有效率达 100%。

从临床报道资料看，直肠前突 3 种修补术式的疗效差别无可比性，远期疗效尚不能确定，可比之处为：从直肠修补直肠前突操作简便，可在局麻下完成手术，且可同时处理盆底肌松弛综合征中直肠腔内并发病，但存在术野小、操作难、易发生尿潴留、感染和直肠阴道瘘等弊病。而经阴道修补具有术野暴露好、易于操作、较少发生尿潴留和感染之优点，尤其是多次肛管手术后瘢痕性狭窄，扩肛困难的患者以及高位直肠前突以经阴道修补为宜。但也存在有阴道狭窄和疼痛之缺点；至于经会阴修补，其不损伤直肠和阴道腔壁，可避免感染和损伤引起的并发病症。

经直肠修补直肠前突有切开修补法和闭式缝合法两种，常见手术方式有三种，现述如下：

① Sehapayak 手术：麻醉可采用腰麻、骶麻或局麻。体位以患者俯卧位为宜，扩肛至 4 ~ 6 指。在齿线上方、直肠前正中做纵切口，长 5 ~ 7 cm，深达黏膜下层，显露肌层，沿黏膜下层向两侧游离黏膜瓣。根据前突宽度游离 1 ~ 2 cm，游离黏膜瓣时助手左示指插入阴道作引导，2-0 号铬制肠线间断缝合两侧肛提肌边缘 4 ~ 6 针，以修补直肠下端的直肠阴道隔薄弱区。剪除多余的黏膜瓣，然后间断或连续缝合黏膜切口（图 10-4）。Sehapayak 报道应用该术式治疗直肠前突 353 例，随访 204 例，其中 101 例（49.5%）症状消除，72 例（35%）症状明显改善，28 例（14%）症状有所改善，3 例（1.5%）无效，总有效率为 98.5%。尿潴留为最常见的术后并发症，其发生率为 44%，直肠阴道瘘 1 例，深部感染 4 例，轻度感染 15 例，感染率为 56.6%。

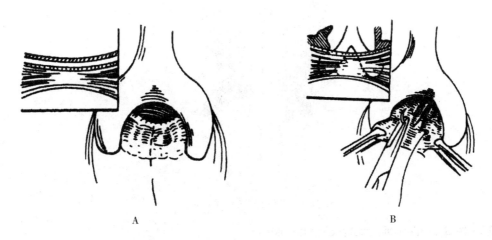

图 10-4 直肠前突 Sehapayak 手术

A. 切口；B. 缝合

② Khubchandani 手术：前面步骤同 Sehapayak 手术，在齿线上方 1.5 ~ 2 cm 行横切口，长 2 ~ 3 cm，在切口两端向上各做纵切口，每侧长约 7 cm。游离基底部较宽的黏膜肌层瓣（瓣内必须有肌层）。黏膜肌层瓣向上分离需超过直肠阴道隔的薄弱区。先间断横行（左右）缝合 3 ~ 4 针，纵行缝叠松弛的直肠阴道隔。再间断垂直（远近）缝合 2 ~ 3 针，上下折叠直肠阴道隔，缩短直肠前壁，降低缝合黏膜肌层瓣的张力，促进愈合。切除过多的黏膜，将黏膜肌层瓣边缘与齿线间断缝合，然后间断或连续缝合两侧纵切口（图 10-5）。Khubchandani 报道应用该术式治疗直肠前突 59 例，其中 37 例（62.7%）疗效优良，10 例（16.9%）良好，8 例（13.6%）好，4 例（6.8%）差。3 例发生肠管狭窄，未经手术治愈；3 例并发直肠阴道瘘，术后 6 个月自愈；18 例黏膜肌层瓣收缩，黏膜坏死及延期愈合，预防方法是黏膜瓣基底部要宽，并带有肌组织。本法适用于较大的直肠前突。

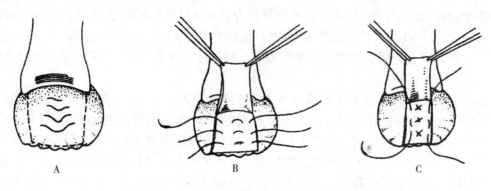

图 10-5　直肠前突 Khubchandani 手术

A.　U 形切口；B.　横行间断缝合；C.　纵行间断缝合

　　③ Black 手术（闭式修补术）：按前突大小，用血管钳钳夹直肠黏膜，用 2-0 号铬制肠线从齿线处自下而上连续缝合直肠黏膜及其肌层，修补缺损。缝合时应注意连续缝合须呈下宽上窄，以免在上端形成黏膜瓣影响排便（图 10-6）。Infantino 报告直肠前突 21 例，有 13 例应用 Block 法修补，随访 2 年，有效率为 80.9%，他认为本法简单、有效。但笔者认为本法仅适用于较小的（1～2 cm）直肠前突。

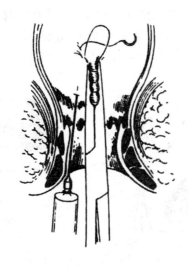

图 10-6　直肠前突 Black 手术

## （二）直肠内脱垂（internal rectal prolapse，IRP）

　　直肠内脱垂又称直肠内套叠、隐性直肠脱垂或不完全性直肠脱垂等，是指直肠黏膜层或直肠全层套叠入远端直肠腔或肛管内而未脱出肛门的一种功能性疾病。该病多发生于直肠远端，部分患者可累及直肠中段，近来的研究显示其中有相当一部分病例存在骶直分离。

　　1.　临床表现及诊断

　　本病多见于女性，中老年或老年发病。尽管出口处梗阻型便秘患者中男性明显少于女性，但男性患者以直肠内套叠为主。患者主诉直肠内有阻塞感、排便不全、便次多，每次粪量少。诊断靠下列检查：①直肠指检可发现直肠下端黏膜松弛或肠腔内黏膜堆积。②乙状结肠镜检查虽不能发现内套叠，因插入肠镜时已将套叠复位，但在内套叠处常可见溃疡、糜烂、黏膜红斑或水肿，常易误诊为直肠炎症性疾病。③排便动态造影是有价值的检查方法，可明确本病诊断。典型的表现是直肠侧位片可见黏膜脱垂呈漏斗状影像，部分患者有骶骨直肠分离现象。

　　2.　治疗

　　肠内脱垂致顽固性出口梗阻性便秘经非手术治疗无效后，可借助外科手术治疗改善症状。手术的目的就是纠正造成梗阻的形态学异常，去除病因，阻断其与便秘间的恶性循环。直肠内脱垂的手术治疗方法有两种类型，分为经肛门手术和经腹手术。

（1）经肛门直肠内脱垂手术。

①直肠黏膜间断缝扎加高位硬化剂注射疗法：目前国内外报道的手术方法包括直肠黏膜间断缝扎加高位注射术、多排直肠黏膜结扎术、纵行直肠黏膜条状切除术、经肛门吻合器直肠黏膜环切术（PPH）。本手术的机制在于消除松弛的直肠黏膜，恢复肠壁解剖结构。2004年至2006年中南大学湘雅二医院老年外科采用经肛门吻合器直肠黏膜环切术加高位消痔灵注射疗法治疗直肠黏膜内脱垂12例，术后近期取得较好的疗效，其机制是利用圆形吻合器切除齿线上部分松弛的直肠黏膜袖，使肛垫上移，达到恢复肛管解剖、维持正常排便功能的目的，同时黏膜下层可注射硬化剂，以加强固定效果。

②胶圈套扎术：在齿线上方黏膜脱垂处做3行胶圈套扎，每行1～3处，最多套扎9处，以去除部分松弛的黏膜。必要时可在套扎部位黏膜下层加注硬化剂。

③Delorme手术：本手术除能完全环行切除直肠内脱垂的黏膜（4～10 cm），还可同时修补直肠前突及切除内痔（图10-7），只要病例选择恰当，又无结肠慢传输型便秘、乙状结肠疝、乙状结肠套、肛提肌综合征、肠易激综合征等。也不适用于合并腹泻及外脱垂者。Watts等报道了113例Delorme手术，其中101例术后随访>12个月，其中30例复发，手术有效率为70.3%。并认为Delorme手术是一种简单、安全、有效的手术方法，适用于任何年龄的病人。但是，该手术的复发率高。

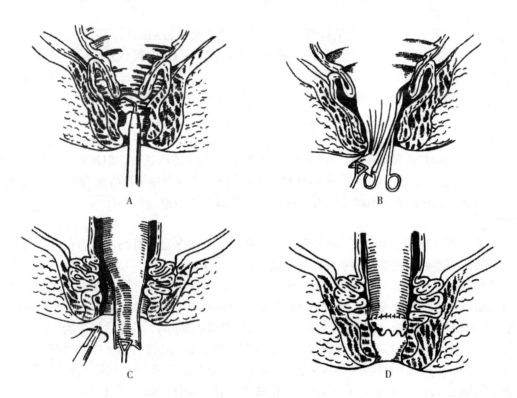

图10-7 Delorme手术

A. 切口；B. 分离；C. 分离完成；D. 缝合

（2）经腹直肠内脱垂手术。

①Ripstein手术：Ripstein手术是一种安全有效的手术方式，特别对于直肠脱垂或直肠壁全层内脱垂。Scultz等报道112例Ripstein手术后随访结果，结果表明直肠出血、肛门疼痛、里急后重症状较术前明显好转。直肠内脱垂病人的直肠排空困难明显好于术前。综述国外14篇文献，报道了2 338例Ripstein手术，手术的复发率为0～12%；另外手术并发症的发生率为0.8%～29.3%。该手术并发症较多，特别是大便梗阻，因此，选用该方法时应慎重。采用修补材料行直肠固定时，固定直肠的一侧，或者年龄大的病人将修补材料固定于骶骨，在直肠后固定直肠。

②功能性直肠悬吊和盆底抬高术：该手术包括以下4个方面：a. 改良的 Orrs 直肠悬吊，用丝线 U 形单侧悬吊直肠，留有直肠活动的余地；b. 盆底抬高，将下降的 Douglas 陷窝缝合至膀胱颈及子宫骶韧带水平；c. 切除过多的乙状结肠；d. 缝合缩短子宫圆韧带，将子宫抬高固定与纠正后倒。该手术方法是在纠正直肠内脱垂的同时，不损伤直肠的神经，全面纠正盆腔形态学的异常改变，达到功能性治愈的目的。刘宝华等采用功能性直肠悬吊术治疗 48 例，手术有效率 72.6%。

③腹腔镜手术：目前经腹腔镜治疗直肠内脱垂包括结肠部分切除后直肠内固定术和单纯直肠内固定术。

目前，直肠内脱垂各种手术方式的疗效报道不一致，在选择手术方法时应首选经肛门手术方式，因为该手术创伤小，病人容易接受；其次是经腹治疗直肠内脱垂创伤大、相当多的病人疗效欠佳。目前经肛门吻合器直肠黏膜环切术（PPH）治疗直肠黏膜内脱垂方法较理想，因为该方法能切除较多的直肠黏膜，并发症少，手术方法容易掌握。

### （三）耻骨直肠肌综合征

这是一种以耻骨直肠肌痉挛性肥大，致使盆底出口处梗阻为特征的排便障碍性疾病。组织学改变为耻骨直肠肌肌纤维肥大。确切病因尚不清楚，可能与先天异常、局部炎症（如坐骨直肠间隙脓肿）、滥用泻药及盆底肌痉挛等因素有关。

1. 临床表现及诊断

临床表现为：①进行性缓慢加重的排便困难。②排便需灌肠协助或服泻剂，泻剂用量逐渐加大。③排便时过度用力，常大声呻吟，大汗淋漓。④排便时间过长，每次常需 0.5 ~ 1 h。⑤便次频繁、有排便不畅感。⑥排便前后常有肛门及骶后疼痛，或直肠下段有重压感。诊断依据：①直肠指检：肛管紧张度增高，肛管长度延长，耻骨直肠肌较肥大，有时呈锐利边缘，常有触痛。②肛管压力测定：静止压及收缩压均增高，括约肌功能长度增加，可达 5 ~ 6 cm。③气囊逼出试验：50 mL 气囊自直肠排出时间延长（常超过 5 min）或不能排出。④盆底肌肌电图：耻骨直肠肌有不同程度的异常肌电活动。⑤结肠传输功能检查：有明显的直肠滞留现象。⑥排便动态造影：各测量值尚正常，但静止、摒便及排便相都存在"搁架征"。本病应与盆底肌痉挛综合征相鉴别，后者是以盆底肌群痉挛性收缩为主的一种功能性疾病，盆底肌肉反常收缩，病理检查无肌纤维肥大，保守治疗多数可以治愈。

2. 治疗

（1）渐进性肛管扩张术：Maria 报告用渐进性肛管扩张术治疗耻骨直肠肌综合征，能改善自主排便的频率。因肛管扩张器能阻止外括约肌和耻骨直肠肌静止期生理性收缩，从而降低耻骨直肠肌矛盾性收缩。方法：采用三种扩张器（直径为 20、23 及 27 mm），每日对病人行渐进性肛管扩张，由小到大，每次扩张 10 min，为期 3 个月。结果：13 例耻骨直肠肌综合征经以上治疗效果满意，自然排便增加到 0 ~ 6 次 / 周，无 1 例出现排便失禁。12 例治疗前需用缓泻剂平均 4.6 次 / 周，治疗后仅 2 例用缓泻剂 1 次 / 周。8 例治疗前需灌肠平均 2.3 次 / 周，扩张后仅 3 例需灌肠 1 次 / 周。肛管直肠测压：治疗前为 93 mmHg，扩张后下降至 57 mmHg，6 个月后平均压力为 62 mmHg。排粪造影检查：肛管直肠角测量，扩张前为 95°，扩张后增加至 114°，6 个月后为 110°。该法费用低，操作简便，能在家中治疗，并根据需要可多次重复扩张，也有助于生物反馈训练。

（2）A 型肉毒素（BTX-A）：A 型肉毒素为一复合物，含有神经毒素和血凝素，但仅神经毒素有临床治疗作用。毒素作用于神经肌肉连接处以及自主神经末梢，通过突触前抑制阻碍神经末梢释放乙酰胆碱，引起受胆碱能神经支配的骨骼肌麻痹，产生软瘫和麻痹现象，对抗和缓解肌肉痉挛，使各肌肉间的力量达到新的平衡，从而改善一系列与肌肉痉挛有关的临床症状。但其作用仅维持 6 ~ 8 周。Hallen 等报道 7 例盆底肌痉挛综合征（Anismus），经 A 型肉毒素局部注射治疗后，4 例临床效果明显，临床症状得到完全改善；2 例症状有所改善，但出现短期便失禁，1 例无效。Joe 报道 4 例盆底肌痉挛综合征，经 A 型肉毒素治疗后 2 ~ 4 d 内症状得以缓解，疗效良好，但 2 个月后有 2 例症状复发，无便失禁。A 型肉毒素一般直接注射于耻骨直肠肌肉处，每块肌肉选择 2 ~ 8 个注射点，通常用 6 U（1 U 相当于 0.04 ng）。不良反应有暂时性便失禁，但多可恢复。本疗法仍须继续观察其大宗病例的长期效果。

（3）若耻骨直肠肌有病理性改变，如肥厚、炎性增生致肛管狭窄，则须采用耻骨直肠肌部分切除术，以解除肛管狭窄引起的梗阻。

手术方法：术前按直肠前膨出经直肠切开修补术要求进行准备。采用腰麻，患者取俯卧位，屈髋至135°，从尾骨尖向下做正中切口至肛缘上方，长 3 ~ 4 cm，距肛缘 1 ~ 2 cm。切开至深筋膜，暴露尾骨尖，即为耻骨直肠肌上缘标志。术者左手示指伸入直肠，向上顶起耻骨直肠肌，弯血管钳沿肠壁与耻骨直肠肌之间的间隙小心分离，向两侧各分离出 2 ~ 3 cm，注意不要损伤直肠壁。用两把止血钳夹住游离好的耻骨直肠肌，在两钳间切除 2 ~ 2.5 cm 宽的耻骨直肠肌肌束，两断端缝扎止血。切除后，在直肠内可扪及 V 形缺损，若仍能触到纤维束，则应予以切除。伤口冲洗后置橡皮片引流，缝合皮下组织及皮肤。

耻骨直肠肌综合征的手术方式及疗效见表 10-3。

表 10-3 耻骨直肠肌综合征的手术方式及疗效

| 作者 | 年份 | 疾病 | 术式 | 病例 | 有效 |
| --- | --- | --- | --- | --- | --- |
| Wasserman | 1964 | 耻骨直肠肌综合征 | 后方部分切除 | 4 | 3 |
| Wallanee | 1969 | 耻骨直肠肌综合征 | 后方部分切除 | 44 | 33 |
| 河野通孝 | 1987 | 耻骨直肠肌综合征 | 后方部分切除 | 7 | 3 |
| Barnes | 1985 | 慢性便秘 | 后方切断 | 9 | 2 |
| Kamm | 1988 | 顽固性便秘及巨直肠症 | 侧方切断单侧 | 12 | 1 |
| | | | 侧方切断双侧 | 6 | 3 |
| 喻德洪等 | 1990 | 耻骨直肠肌综合征 | 后方部分切除 | 18 | 15 |

### （四）乙状结肠膨出

乙状结肠膨出是指在动态的排粪造影中见到冗长的乙状结肠阻碍肛管直肠排空。乙状结肠膨出占慢性便秘的 5%。

1. 病因和分类

Litshagi 及 Kaser 将肠膨出（小肠疝、阴道后疝、乙状结肠膨出）分为原发性及继发性两种。前者与多产、高龄、肥胖、便秘及腹压增高等因素有关；后者多因妇科术后，特别是经阴道子宫切除而致乙状结肠膨出。Nichols 根据病因将肠膨出分为 4 类：先天性，推出性，牵拉性和医源性。推出性是由阴道穹隆外翻所致；牵拉性则是膀胱膨出、直肠前膨出下端外翻牵拉所致。Jorge 根据排粪造影时乙状结肠襻最低位置与骨盆解剖标志间的关系将结肠膨出分为 3 度：Ⅰ度：乙状结肠襻未超过耻尾线；Ⅱ度：乙状结肠襻超过耻尾线但在坐尾线之上；Ⅲ度：乙状结肠襻低于坐尾线。

2. 临床表现及诊断

乙状结肠膨出的主要症状有便秘、排空不全、排便用力、腹胀、直肠膨胀感和腹痛等。诊断主要依据排粪造影的结果，排粪造影可准确、客观地评价乙状结肠膨出，在其诊断中起着主要作用。它可显示直肠子宫或直肠膀胱陷窝的深度，降入直肠子宫或直肠膀胱陷窝之乙状结肠或小肠的轮廓及其位置。

3. 治疗

经保守治疗无效，特别是Ⅲ期乙状结肠膨出可行手术治疗。如经腹将冗长乙状结肠切除，降结肠、直肠端端吻合，或用腹腔镜行冗长乙状结肠切除，乙状结肠吻合术。

### （五）肛管内括约肌痉挛性收缩或肛管内括约肌失弛缓症

直肠或直肠乙状结肠的扩张可立刻引起肛管内括约肌（IAS）反射性松弛，此反射称为直肠括约肌松弛反射，或称为直肠抑制反射，对排便很重要。若肛管内括约肌呈痉挛性收缩不能松弛，将导致出口处梗阻型便秘。

1. 临床表现与诊断

主要为无痛性排便困难，便意淡漠或无便意，大便干燥，部分病人有会阴部酸胀不适感。肛门直肠指诊内括约肌弹性增强，可有触痛，肛管压力增高，甚至指尖进入肛管都很困难。直肠内有较多粪便蓄积。

主要检查有：

（1）排粪造影：可观察到：①肛管不开放，直肠颈部呈对称性囊状扩张，在肛管直肠交界处呈萝卜根样改变。②静息相见直肠扩张明显，甚至出现巨直肠。③钡剂不能完全排空。

（2）肛肠压力测定：肛管的静息压主要靠内括约肌维持，故本病患者的静息压明显高于正常。此外，肛管内括约肌松弛反射幅度下降或不能引出，对诊断有肯定意义，表现在气囊扩张直肠时，肛管压力下降不明显或上升。

（3）直肠最大耐受量明显升高。

（4）盆底肌电图：内括约肌肌电图的放电频率和放电间隔，以及扩张直肠时有无电节律抑制，对诊断本病及鉴别其他出口梗阻性便秘有重要意义。

2. 治疗

（1）保守治疗：口服粗纤维食物，应用缓泻剂均可获得暂时效果，但不能治愈。在局麻下肛管扩张有一定疗效。生物反馈疗法，可训练机体控制功能，有较好的疗效。

（2）手术治疗：对严格保守治疗无效者，可考虑肛管内括约肌和直肠平滑肌部分切除术。Shafik 报告 146 例原发性排便过少患者行肛管内括约肌切断术，术后 132 例（90.4%）症状得到改善，排便次数及直肠压力也恢复正常，随访 3 ~ 7 年并无复发。因此，肛管内括约肌切断术是治疗肛管内括约肌痉挛性收缩的一种有价值的方法。

肛管内括约肌痉挛性收缩是一种肛管直肠功能紊乱性疾病，临床不太少见，多与长期忽视便意有关。本病诊断不难，直肠指诊时，内括约肌弹性增强，肛管压力增高，甚至指尖进入肛管困难。而耻骨直肠肌综合征指诊时，内括约肌松弛，可进入肛管，但仅在耻骨直肠肌段有狭窄或肥厚。治疗应以保守治疗为主，局麻下肛管扩张效果明显，保守治疗无效时可考虑手术治疗。

# 参考文献

［1］柏连松，张雅明. 柏氏肛肠病学［M］. 上海：上海科学技术出版社，2016.

［2］陈少明. 肛肠病诊疗新技术图解［M］. 沈阳：辽宁科学技术出版社，2015.

［3］杨云，刘建平. 中医肛肠疾病特色疗法新论［M］. 北京：阳光出版社，2015.

［4］魏东，高春芳. 现代结直肠肛门病学［M］. 西安：西安交通大学出版社，2016.

［5］安阿玥. 肛肠病学［M］. 北京：人民卫生出版社，2015.

［6］席作武. 肛肠病临床诊疗实训大全［M］. 西安：西安交通大学出版社，2015.

［7］李光新. 临床外科诊治精要［M］. 长春：吉林科学技术出版社，2016.

［8］陆庆革. 大肠癌中西医诊疗学［M］. 北京：科学技术文献出版社，2015.

［9］李银山，薛钜夫. 肛肠病门诊局麻治疗［M］. 北京：中国中医药出版社，2016.

［10］李春雨. 肛肠外科学［M］. 北京：科学出版社，2016.

［11］袁和学. 肛肠保健与疾病防治［M］. 沈阳：辽宁科学技术出版社，2015.

［12］曹吉勋. 新编中国痔瘘学［M］. 成都：四川科学技术出版社，2015.

［13］于永铎. 中国肛肠病诊治彩色图谱大全［M］. 沈阳：辽宁科学技术出版社，2015.

［14］冯月宁. 肛肠疾病图谱［M］. 北京：中国医药科技出版社，2016.

［15］王亚儒. 肛肠外科临床实践［M］. 天津：天津科学技术出版社，2014.

［16］汪建平. 肛肠外科手术学［M］. 北京：人民卫生出版社，2015.

［17］陈希琳. 肛肠疾病外科病理学图谱［M］. 北京：人民卫生出版社，2016.

［18］闫观升. 肛肠疾病综合治疗学［M］. 长春：吉林科学技术出版社，2016.

［19］高峰. 肛肠外科并发症诊疗学［M］. 长春：吉林科学技术出版社，2015.

［20］金定国，金纯. 肛肠病中西医治疗学［M］. 上海：上海科学技术出版社，2014.

［21］陈少明，席作武，邹振明. 现代肛肠外科学［M］. 北京：科学技术文献出版社，2015.

［22］刘宝林，张连荣，黄首慧. 实用肛肠外科诊疗学［M］. 北京：科学技术文献出版社，2014.

［23］方秀才，刘宝华. 慢性便秘［M］. 北京：人民卫生出版社，2015.